医学高职高专规划教材同步学习指导
湖南省精准健康扶贫基层卫生人才本土化培养规划教材

药理学学习指导

主　编　尹龙武　李新才
副主编　姚腊初　杨红霞　上官丹罡　滕淑静

供临床、护理、预防、中医、药学、检验、放射、康复等专业
学生及精准健康扶贫定向医学生使用

科学技术文献出版社
SCIENTIFIC AND TECHNICAL DOCUMENTATION PRESS
·北京·

图书在版编目（CIP）数据

药理学学习指导/尹龙武，李新才主编. —北京：科学技术文献出版社，2019.12
ISBN 978-7-5189-6051-4

Ⅰ.①药… Ⅱ.①尹… ②李… Ⅲ.①药理学—高等职业教育—教学参考
资料 Ⅳ.① R96

中国版本图书馆 CIP 数据核字（2019）第 193379 号

药理学学习指导

策划编辑：张宪安　　责任编辑：薛士滨　郭　蓉　　责任校对：文　浩　　责任出版：张志平

出　版　者	科学技术文献出版社	
地　　　址	北京市复兴路15号　邮编 100038	
编　务　部	（010）58882938，58882087（传真）	
发　行　部	（010）58882868，58882870（传真）	
邮　购　部	（010）58882873	
官方网址	www.stdp.com.cn	
发　行　者	科学技术文献出版社发行　全国各地新华书店经销	
印　刷　者	长沙鸿发印务实业有限公司	
版　　　次	2019 年 12 月第 1 版　2019 年 12 月第 1 次印刷	
开　　　本	787×1092　1/16	
字　　　数	444千	
印　　　张	20	
书　　　号	ISBN 978-7-5189-6051-4	
定　　　价	59.00元	

编 委 会 名 单

作者名单

主　　编　尹龙武　李新才

副　主　编　姚腊初　杨红霞　上官丹罡　滕淑静

编　　者　（按姓氏笔画排列）

丁　扬　岳阳职业技术学院

上官丹罡　湖南省肿瘤医院

王　野　常德职业技术学院

尹龙武　长沙卫生职业学院

邓凤君　益阳医学高等专科学校

李新才　益阳医学高等专科学校

杨红霞　永州职业技术学院

杨吟宇　益阳医学高等专科学校

肖　凌　益阳医学高等专科学校

张　琼　湘潭医卫职业技术学院

陈　琼　长沙卫生职业学院

易　娟　长沙卫生职业学院

罗　亚　湘潭医卫职业技术学院

罗　岚　岳阳职业技术学院

周　芳　岳阳职业技术学院

柳　宁　岳阳职业技术学院

姚腊初　益阳医学高等专科学校

彭　电　长沙卫生职业学院

彭　艳　长沙卫生职业学院

曾　慧　长沙卫生职业学院

滕淑静　岳阳职业技术学院

主编简介

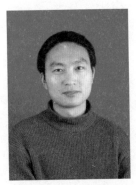

尹龙武，男，1982年2月生，长沙卫生职业学院药学院院长、副教授。2007年毕业于武汉大学药理学专业。现为湖南省高职高专学生毕业设计评审专家，湖南省高职高专学生专业技能抽查考核专家，中国药理学会会员，湖南省药学会药学教育专业委员会委员。主要从事各专业、各层次的药理学课程的教学和研究，以及职教研究和管理工作。主编和参编《药理学》《护用药理学》《临床药物治疗学》等规划教材12部。主持和参加各类课题14项，发表教研论文6篇。

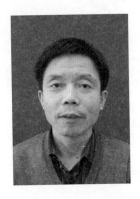

李新才，男，益阳医学高等专科学校教授，药理教研室主任，湖南省药理学会理事，全国优秀教师。1984年7月毕业于湖南医学院医疗专业。主要从事药理学教学与研究，研究方向为心血管疾病药物。主持和主要参与省厅级科研课题8项，在国家级刊物上共发表论文26篇，其中SCI 5篇，主编和参编国家级教材7部。

前　言

为了贯彻落实《国务院关于加快发展现代职业教育的决定》和《国务院关于印发国家职业教育改革实施方案的通知》等文件精神，推动我省医学职业教育发展，提升医学高职高专教学水平，积极推进学历证书和执业资格证书"双证书"制度，不断提升人才培训质量，特别是湖南省精准健康扶贫农村订单定向医学生的培训质量，根据湖南省卫生健康委员会领导指示，经益阳医学高等专科学校、湘潭医卫职业技术学院、岳阳职业技术学院、长沙卫生职业学院、常德职业技术学院、永州职业技术学院、娄底职业技术学院、湖南省卫健委培训中心等单位的院长、教务处长和有关系主任会议讨论，一致同意合作编写出版医学高职高专规划教材《人体解剖学学习指导》《生理学学习指导》《病理学学习指导》《药理学学习指导》《临床实践技能学习指导》五本配套教材。

人体解剖学、生理学、病理学、药理学是医学专业的主干课程，是最主要、最重要的医学基础课程，医学生必须学好这些基础主干课程，才能进一步学习其他医学基础课和临床课程。医学作为一门实践性很强的学科，不仅要求医师具有系统的理论知识，还必须具有熟练的医学专业技能。实践技能考试是医师资格考试的重要组成部分，只有通过实践技能考试，才有资格参加医学综合考试。

近几年来，随着专科层次的医学教育高职化，基础课被不同程度压缩，在有限的教学学时内，体现"必需、实用、够用"的原则，突出专业课程技术性和实用性，达到最佳的教学效果是十分重要的。因此，本套学习指导教材编写结合了医学教育特点，以高职医学生专业培养目标和岗位实际需要为出发点，促进学生熟练掌握基础知识。

本套教材的编写目标是为基层培养具有高尚职业道德和良好专业素质，掌握专业知识和技能，能独立开展工作，能为社区居民提供基本医疗卫生服务的合格的卫生人才。本套教材供医学高职高专各专业在校学生学习使用，尤其适合精准健康扶贫农村订单定向医学生学习使用。

本套教材的编写以《人体解剖学》《生理学》《病理学》《药理学》规划教材和教学大纲为依据，以培养目标为导向，以职业能力培训为根本，体现职业教育对卫生人才的要求，突出"三基"即基本理论、基本知识、基本技能，强调"五性"即思想性、科学性、先进性、启发性和实用性。

本套教材编写风格一是坚持创新，体现以学生为中心的编写理念，以实现和满足学生的发展为需求。二是贯彻现代职业教育理念，体现"以就业为导向，以能力为本位，以技能为核心"的职业教育理念。三是突出技能培养，提倡"做中学、学中做"的"理实一体化"思想，突出应用型、技能型教育内容。

章节编排按照《人体解剖学》《生理学》《病理学》《药理学》规划教材的章节编章，每章包括学习目标、学习要点、自测试题和自测试题答案四个部分。本套教材根据现行教学大纲和助理执业医师、执业护士考试大纲而编写，以帮助学生厘清思路、实施以点带面整体推进的单元整合教学策略，增强学生自主学习的兴趣和能力。《临床实践技能学习指导》依据《临床诊断学》《实验诊断学》《内科学》《外科学》等相关规划教材及《执业助理医师考试大纲》《卫生专业技术初级职称考试大纲》编写而成。

由于全国卫生技术资格考试和国家执业医师资格考试都采用客观选择题型，本书各章自测试题和附录模拟试卷也都采用客观选择题形式，分为Ⅰ型题、Ⅱ型题、Ⅲ型题和Ⅳ型案例分析题4大类。这有利于提高学生毕业考试、执业助理医师资格考试和卫生专业技术职称考试的应试能力。

参与本套教材编写的老师都具有丰富的教学经验，均为本书的编写付出了辛勤的劳动。本套教材的编写参考了许多国家级规划教材，并得到了湖南卫生健康委员会、各参编学校、科学技术文献出版社有限公司等单位领导的大力支持与帮助，在此一并表示诚挚的感谢！

由于学识水平和经验有限，加之时间仓促，本套学习指导教材难免会有不妥和有待完善之处，敬请广大读者批评指正。

医学高职高专规划教材同步学习指导
湖南省精准健康扶贫基层卫生人才本土化培养规划教材　　编委会主任

自测试题题型介绍

由于目前全国卫生专业技术资格考试和国家执业医师资格考试都采用客观选择题型。本书各章自测试题和附录模拟试卷也都采用客观选择题形式，分为Ⅰ型题、Ⅱ型题、Ⅲ型题和Ⅳ型题4大类。

Ⅰ 单选题（A1、A2型题）

由一个题干和五个备选答案组成，题干在前，选项在后。选项A、B、C、D、E中只有1个为正确答案，其余均为干扰答案。干扰答案可以部分正确或完全不正确，考生在回答本题型时需对备选答案进行比较，找出最佳的或最恰当的备选答案，排除似是而非的选项。

Ⅱ 共用题干单选题（A3、A4型题）

以叙述一个以单一患者或家庭为中心的临床情境，提出2~6个相互独立的问题，问题可随病情的发展逐步增加部分新信息，每个问题只有1个正确答案，以考查临床综合能力。

Ⅲ 共用备选答案单选题（B型题）

由2~3个题干和5个备选答案组成，选项在前，题干在后。一组题干共用上述5个备选答案，且每个题干对应一个正确的备选答案，备选答案可以重复选择或不选。

Ⅳ 案例分析题（临床医学各专业"专业实践能力"科目特有题型）

案例分析题是一种模拟临床情境的串型不定项选择题，用以考查考生在临床工作中所应该具备的知识、技能、思维方式和对知识的综合应用能力。侧重考查考生对病情的分析、判断及其处理能力，还涉及对循证医学的了解情况。考生的答题情况在很大程度上与临床实践中的积累有关。

试题由一个病例和多个问题组成。开始提供一个模拟临床情境的病例，内容包括患者的性别、年龄（诊断需要时包括患者的职业背景）、就诊时间点、主诉、现病史、既往疾病史和有关的家族史。其中主要症状包括需体格检查或实验室检查才可得到的信息。随后的问题根据临床工作的思维方式，针对不同情况应该进行的临床任务提出。问题之间根据提供的信息可以具有一定的逻辑关系，随着病程的进展，不断提供新的信息，之后提出相应的问题。每道案例分析题至少3~12问，每问的备选答案至少6个，最多12个，正确答案及错误答案的个数不定（≥1）。考生每选对一个正确答案给1个得分点，选错一个扣1个得分点，直至扣至本问得分为0，即不含得负分。

目　　录

第一章 绪 论

一、学习目标

（一）掌握药物、药理学、药效学、药动学的概念。

（二）熟悉药理学的任务。

（三）了解药理学发展简史、新药开发与研究。

二、学习要点

（一）药理学的性质与任务

药物是指可以改变或查明机体的生理功能及病理状态，可用于预防、诊断和治疗疾病的化学物质。

药理学是研究药物与机体（包括病原体）间相互作用及其规律的学科。其主要内容包括药物代谢动力学（药动学）和药物效应动力学（药效学）。

药动学研究机体对药物的作用及其规律，包括药物的体内过程及药物在体内随时间而变化的动态规律。

药效学研究药物对机体的作用及其机制，包括药物的作用、临床应用和不良反应等。

药理学的任务：①阐明药物的作用及其作用机制；②研究开发新药，发现老药新用途；③探索生命现象的本质和揭示疾病发生发展的规律。

（二）药理学发展简史

传统本草学阶段：我国最早的药物学著作是《神农本草经》，也是世界上最早的药物学著作之一。世界上第一部由政府颁发的药物法典是我国唐代的《新修本草》。明代李时珍所著的《本草纲目》是一部世界闻名的药物学巨著。

近代药理学阶段：19世纪初实验药理学的创立，标志着近代药理学的开始，药理学成为一门独立的学科。

现代药理学阶段：从20世纪初开始，药理学研究深入细胞、亚细胞及分子水平，形成了许多分支和边缘交叉学科。

（三）新药开发与研究

新药研究分为临床前研究、临床研究和售后研究。临床前研究主要包括药物化学和药理学研究，其目的是保证新药的有效性及安全性。临床研究包括Ⅰ期、Ⅱ期、Ⅲ期、Ⅳ期临床试验，其目的是以人为对象评价新药的安全性及有效性。

三、自测试题

Ⅰ 单选题（A1、A2 型题）

1. 有关药物的描述正确的是（　）

A. 药物和毒物有本质的区别

B. 药物是可以改变或查明机体的生理功能及病理状态，可用于预防、诊断和治疗疾病的化学物质

C. 药物是用来预防和治疗疾病的化学物质

D. 药物是能改变细胞代谢的化学物质

E. 药物是能影响机体生理功能的化学物质

2. 药理学是（　）

A. 研究药物效应动力学的学科

B. 研究药物代谢动力学的学科

C. 研究药物的学科

D. 研究药物不良反应的学科

E. 研究药物与机体（包括病原体）间相互作用及其规律的学科

3. 药效学的研究内容是（　）

A. 药物的效果　　　　B. 药物的临床应用　　　　C. 药物的不良反应

D. 药物对机体的作用及其机制　　　　E. 机体对药物的处理

4. 药动学的研究内容是（　）

A. 药物效应动力学

B. 药物的跨膜运动

C. 机体对药物的作用及其规律

D. 药物对机体的作用及其机制

E. 药物与机体的相互作用

5. 不属于药理学的内容是（　）

A. 药物对机体作用的规律　　B. 机体对药物作用的规律　　C. 药物的生产销售

D. 药物的作用原理　　E. 药物的临床应用

6. 药理学的任务不包括（　）

A. 研究开发新药　　　　　　　　　　B. 为合理用药提供依据

C. 药物新剂型与新技术研发

D. 探索生命现象的本质

E. 发现老药新用途

7. 我国最早的药物学著作是（ ）

A.《新修本草》　　　　　B.《本草纲目》　　　　C.《证类本草》

D.《神农本草经》　　　　E.《本草拾遗》

8. 关于新药开发的描述，下列错误的是（ ）

A. 分为临床前研究、临床研究和售后研究

B. 临床研究可分为Ⅰ、Ⅱ、Ⅲ、Ⅳ期

C. 新药经过临床试验后方可生产销售

D. 新药临床研究主要评价药物的安全性和有效性

E. 新药的疗效和不良反应均应优于老药

四、自测试题答案

1. B　　2. E　　3. D　　4. C　　5. C　　6. C　　7. D　　8. E

（尹龙武）

第二章　药物代谢动力学

一、学习目标

（一）掌握首关消除、药酶诱导剂、药酶抑制剂、恒比消除、恒量消除、半衰期、稳态血药浓度、生物利用度、肝肠循环等概念。

（二）熟悉药物跨膜转运，吸收、分布、代谢、排泄的概念及影响因素。

（三）了解表观分布容积、时量关系、房室模型等概念。

二、学习要点

（一）药物的跨膜转运

药物跨膜转运的方式有被动转运、主动转运、膜动转运等方式。绝大多数药物以被动转运的方式进行转运。被动转运不需要载体，分子量小、脂溶性大、极性小、非解离型的药物易被转运，反之不易转运。

（二）药物的体内过程

药物的体内过程包括吸收、分布、代谢、排泄。

1. 药物的吸收

药物的吸收指药物从给药部位进入血液循环的过程。药物的吸收速度和程度影响药物作用的快慢和强弱。

除静脉注射和静脉滴注药物直接进入血液循环外，其他给药途径均存在吸收过程。各种不同给药途径吸收快慢的顺序依次是：吸入 > 舌下含服 > 肌内注射 > 皮下注射 > 口服 > 直肠给药 > 皮肤给药。口服给药是临床最常用的给药方式，具有方便、安全、经济等优点。

首关消除：胃肠道吸收的药物需通过毛细血管经肝门静脉再到体循环，有些药物在通过肝、肠黏膜时被代谢灭活，使进入体循环的药量减少，药效降低。舌下给药可以避开首关消除。

药物的理化性质、药物的剂型、吸收环境等因素也影响药物的吸收。

2. 药物的分布

药物的分布是指吸收后的药物随着血液循环到达各组织器官的过程。影响分布的因

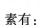

素有：

（1）药物的血浆蛋白结合率

吸收进入血液循环的药物可与血浆蛋白（主要是白蛋白）进行可逆性结合。与血浆蛋白结合的药物称为结合型药物，未与血浆蛋白结合的药物称为游离型药物。

特点：

1）结合型药物，不能跨膜转运，暂时失去活性，不被代谢和排泄，结合与游离两个过程保持着动态平衡，结合率高的药物，作用维持时间较长。

2）药物与血浆蛋白的结合具有饱和性。

3）竞争置换现象为两种及以上高结合率的药物可竞争性地与同一蛋白结合而发生置换现象，被置换出来的游离型药物浓度增高，药效或毒性随之增强。

（2）体液的 pH

生理状态下，弱酸性药物在细胞外浓度较高，弱碱性药物在细胞内浓度较高。升高血液 pH 可使弱酸性药物由细胞内向细胞外转运，降低血液 pH 则使弱酸性药物向细胞内转移，弱碱性药物则相反。

（3）药物与组织细胞的亲和力

药物在体内的分布是不均匀的，药物与某些组织亲和力强，则在该组织中浓度高。

（4）器官的血流量

组织器官的血流量大小决定药物向组织器官的分布速度。

再分布：药物首先分布于肝、肾、脑、心等血流量相对较大的器官组织，然后再分布到肌肉、皮肤或脂肪等血液灌注量相对较小的组织。

（5）体内屏障

1）血脑屏障：只有分子量小、脂溶性高的药物可以通过被动转运，进入脑组织。脑膜炎症时，血脑屏障通透性增加。

2）胎盘屏障：几乎所有药物都能通过胎盘屏障进入胎儿体内，只是程度和快慢不同而已，因此孕妇用药应谨慎。

3. 药物的代谢

药物的代谢是指药物在体内发生化学结构的变化，也称为药物的生物转化。药物的代谢主要在肝脏进行。多数药物代谢后失去活性，有些药物的代谢产物仍有活性，有的药物被活化或毒性增加。

（1）药物的代谢方式

Ⅰ相反应：氧化、还原、水解反应，多数药物被灭活，但也有少数被活化。

Ⅱ相反应：结合反应，结合后的代谢物药理活性降低或消失，水溶性增大，易于经肾脏排出。

（2）药物代谢酶系

1）专一性酶：催化特定的底物，如胆碱酯酶、单胺氧化酶。

2）非专一性酶：肝药酶是药物代谢的主要酶系统，其特点有以下三点。①选择性低，能催化多种药物代谢；②个体差异大，存在明显的种族、性别、年龄等的差异；③酶活性易受药物的影响而表现出增强或减弱。

（3）药酶的诱导和抑制

1）药酶诱导剂：能使肝药酶活性增强或合成加速的药物，如苯巴比妥、苯妥英钠、利福平、地塞米松等。可加速药物自身和其他药物的代谢，使药效降低。

2）药酶抑制剂：能使肝药酶活性降低或合成减少的药物，如氯霉素、异烟肼、红霉素等。药酶抑制剂能减慢其他药物的代谢，使药效增强，甚至出现毒性反应。

4. 药物的排泄

排泄是指药物及其代谢产物通过排泄器官排出体外的过程。药物排泄的主要器官是肾脏，其次是胆道、呼吸道、乳腺、汗腺、唾液腺等。

（1）肾脏排泄

改变尿液的 pH，可以改变弱酸性或弱碱性药物的解离度，从而改变药物的重吸收程度。可利用改变尿液 pH 的方法加速药物的排泄以治疗药物中毒。增加尿量可降低尿液中药物的浓度，减少药物的重吸收，加速排泄。

有少数药物通过肾小管主动分泌排泄，若两种药物通过同一载体转运时，彼此间可发生竞争性抑制。如丙磺舒可抑制青霉素、吲哚美辛等的主动分泌，使被抑制药排泄减少，作用增强，持续时间延长。

当肾功能不全时，主要经肾脏排泄的药物排泄减慢，血药浓度升高，作用增强，且可能引起蓄积中毒，应适当减少剂量或延长给药间隔时间。

（2）胆汁排泄

有些药物及其代谢产物可经肝脏通过胆汁排泄进入十二指肠，再经粪便排出体外，部分药物随胆汁到达小肠后可在肠道内被重吸收，这一现象称为肝肠循环。肝肠循环可使血药浓度下降减慢，药物作用时间延长。

（3）其他途径排泄

乳汁、汗腺、唾液、肺排泄等。

（三）药物的速率过程

1. 血药浓度变化的时间过程

药 – 时曲线：在给药后不同时间采血，测定血药浓度，以血药浓度为纵坐标，时间为横坐标，可绘出血药浓度 – 时间曲线，简称药 – 时曲线（时量曲线）。

非静脉途径给药的药 – 时曲线，可分为三期：潜伏期、持续期和残留期。

药 – 时曲线的形态可反映药物吸收与消除的情况。曲线上升段斜率大，则吸收快，斜率小，吸收慢；曲线下降段坡度陡峭，则消除快，坡度平缓，消除慢。药峰浓度与药峰时间，可分别反映药物吸收的程度与速度。

药 – 时曲线下面积（area under curve，AUC）是坐标横轴与药 – 时曲线围成的面积。它表示一次服药后某段时间内的药物吸收总量，是评价药物吸收程度的一个重要参数。

2. 药动学的基本参数及意义

（1）生物利用度：指药物经血管外给药途径吸收进入血液循环的相对量和速度，用百分率来表示，它是评价药物制剂质量的重要参数，与药物起效快慢和作用强弱密切相关。绝对生物利用度可用于评价同一药物不同给药途径的吸收率大小；相对生物利用度则可用于评价不同生产厂家同一制剂的吸收率差异或同一厂家的不同批号药品间的吸收率差异。

$$绝对生物利用度\ F(\%) = \frac{口服制剂\ AUC}{静注制剂\ AUC} \times 100\%$$

$$相对生物利用度\ F(\%) = \frac{被试制剂\ AUC}{参比制剂\ AUC} \times 100\%$$

（2）表观分布容积：指药物在体内分布达到动态平衡时，体内药量与血药浓度的比值，可反映药物在体内分布的广泛程度及组织结合程度。

（3）房室模型：房室模型是定量分析药物在体内动态变化的数学模型。房室模型可分为一室模型、二室模型、多室模型。

（4）消除动力学

1）恒比消除：又称一级动力学消除，药物消除速率与血药浓度成正比，单位时间内消除相同比例的药物。大多数药物在体内进行恒比消除。

2）恒量消除：又称零级动力学消除，药物的消除速率与血药浓度无关，单位时间内消除恒定数量的药物。当用药量超过机体最大消除能力时或机体消除能力低下时，药物按零级动力学消除。

3）非线性消除：药物在低浓度时按照一级动力学消除，高浓度时按照零级动力学消除。

（5）半衰期

半衰期（$t_{1/2}$）指血浆药物浓度下降一半所需的时间。半衰期可反映药物在体内的消除速度，消除快的药物，其半衰期短，消除慢的药物，半衰期长。

半衰期的意义：

1）是确定临床给药间隔的重要依据，通常给药间隔时间约为一个半衰期。

2）作为药物分类的依据，根据半衰期的长短，可将药物分为长、中、短效等类药。

3）预测药物达到稳态血药浓度的时间，连续恒速给药时，约经过 5 个 $t_{1/2}$，可达到稳态血药浓度。

4）预测药物从体内基本消除的时间，一次给药后，经过 5 个 $t_{1/2}$，体存药量在 5% 以下，可认为药物已基本消除。肝肾功能不良时，$t_{1/2}$ 延长。

（6）清除率

清除率是指单位时间内多少容积血浆中药物从体内被清除。清除率是肝、肾等消除药物的总和，它可以反映肝、肾功能，当功能不良时，清除率值会下降。

（7）稳态血药浓度

给药速度与消除速度达到平衡时，血药浓度在一个相对稳定水平范围内波动，此血药浓度称为稳态血药浓度，又称坪浓度或坪值。需要药物迅速起效时，可采取首剂加倍的方法，在第一个半衰期达到稳态血药浓度，以后用维持量。静脉滴注时，可将第一个半衰期内静滴量的 1.44 倍静脉注射，可立即达到并维持稳态血药浓度。

三、自测试题

I 单选题（A1、A2 型题）

1. 大多数药物跨膜转运的方式是（ ）

A. 主动转运   B. 被动转运   C. 滤过

D. 载体转运   E. 易化扩散

2. 药物的吸收是指（ ）

A. 药物从消化道进入体内的过程

B. 药物与作用部位结合的过程

C. 药物从给药部位进入血液循环的过程

D. 药物进入消化道的过程

E. 药物随血液转运到各组织器官的过程

3. 药物作用的快慢取决于（ ）

A. 药物的血浆半衰期   B. 药物的剂型   C. 药物的转运方式

D. 药物的给药时间   E. 药物的吸收快慢

4. 不存在吸收过程的给药途径是（ ）

A. 口服给药   B. 直肠给药   C. 舌下给药

D. 静脉注射   E. 肌内注射

5. 临床最常用的给药途径是（ ）

A. 口服给药   B. 皮下注射   C. 舌下给药

D. 静脉注射   E. 肌内注射

6. 给药途径中，按吸收速度的排序为（ ）

A. 舌下 > 吸入 > 肌注 > 口服 > 皮肤给药

B. 吸入 > 肌注 > 舌下 > 口服 > 皮肤给药

C. 吸入 > 舌下 > 肌注 > 皮肤给药 > 口服

D. 肌注 > 吸入 > 舌下 > 口服 > 皮肤给药

E. 吸入 > 舌下 > 肌注 > 口服 > 皮肤给药

7. 影响吸收的因素不包括（ ）

A. 药物的剂型   B. 给药途径   C. 局部环境 pH

D. 药物的理化性质   E. 药物的血浆结合率

8. 体液的 pH 影响药物分布的机制是改变（ ）

A. 细胞膜的通透性   B. 药物的脂溶性   C. 分子量大小

D. 药物的血浆结合率   E. 药物的解离度

9. 药物与血浆蛋白结合后（ ）

A. 吸收加快   B. 代谢加快   C. 暂时失去药理活性

D. 作用增强　　　　　　　E. 分布加快

10. 弱碱性药物在碱性尿液中（　　）

A. 解离少，再吸收多，排泄慢

B. 解离少，再吸收少，排泄快

C. 解离多，再吸收多，排泄慢

D. 解离多，再吸收少，排泄快

E. 解离多，再吸收少，排泄慢

11. 苯巴比妥急性中毒时，可加速其在尿中排泄的药物是（　　）

A. 氯化铵　　　　　　　　B. 碳酸氢钠　　　　　　　C. 硫酸镁

D. 葡萄糖　　　　　　　　E. 生理盐水

12. 老年人（血浆蛋白偏低）使用成人剂量的药物后，可能出现的反应是（　　）

A. 作用不变　　　　　　　B. 作用减弱　　　　　　　C. 作用增强

D. 毒性减小　　　　　　　E. 吸收加快

13. 影响药物分布的因素不包括（　　）

A. 血浆蛋白结合率　　　　B. 肝肾功能　　　　　　　C. 组织亲和力

D. 器官血流量　　　　　　E. 体液的 pH

14. 药物从血液循环进入组织器官的过程称为（　　）

A. 吸收　　　　　　　　　B. 分布　　　　　　　　　C. 代谢

D. 排泄　　　　　　　　　E. 转运

15. 药物与血浆蛋白的结合叙述不正确的是（　　）

A. 药物暂时失去活性　　　B. 结合后难以解离　　　　C. 具有饱和性

D. 不能跨膜转运　　　　　E. 存在竞争置换现象

16. 药物的首关消除可能发生于（　　）

A. 舌下给药后　　　　　　B. 吸入给药后　　　　　　C. 口服给药后

D. 静脉给药后　　　　　　E. 皮下给药后

17. 药物在体内主要的代谢器官是（　　）

A. 肾脏　　　　　　　　　B. 肝脏　　　　　　　　　C. 肺脏

D. 血液　　　　　　　　　E. 小肠

18. 药物在体内结构转变和被机体排出体外称（　　）

A. 代谢　　　　　　　　　B. 排泄　　　　　　　　　C. 消除

D. 解毒　　　　　　　　　E. 灭活

19. 经肝药酶转化的药物与药酶抑制剂合用后（　　）

A. 作用不变　　　　　　　B. 作用减弱　　　　　　　C. 作用增强

D. 过敏反应增强　　　　　E. 副作用减弱

20. 心绞痛患者采用硝酸甘油舌下含服，而不采用口服，这是因为（　　）

A. 减少不良反应　　　　　B. 防止耐药性产生　　　　C. 避开首关消除

D. 防止耐受性产生　　　　E. 增强药物的作用

21. 药物肝肠循环主要影响（　）

A. 吸收的程度　　　　　B. 吸收的速度　　　　　C. 作用的强弱

D. 作用的快慢　　　　　E. 作用的持续时间

22. 肝药酶的特点（　）

A. 选择性高，活性高，个体差异小

B. 选择性高，活性高，个体差异大

C. 选择性高，活性有限，个体差异小

D. 选择性低，活性有限，个体差异小

E. 选择性低，活性有限，个体差异大

23. 药物经过Ⅱ相反应代谢后表现为（　）

A. 作用增强　　　　　　B. 作用减弱　　　　　　C. 作用不变

D. 极性增高　　　　　　E. 水溶性降低

24. 肝药酶诱导剂的作用是（　）

A. 药酶生成增多，活性增强　B. 药酶生成增多，活性减弱

C. 药酶生成增多，活性不变　D. 药酶生成减少，活性减弱

E. 药酶生成减少，活性增强

25. 能抑制肝药酶的药物是（　）

A. 苯妥英钠　　　　　　B. 苯巴比妥　　　　　　C. 水合氯醛

D. 利福平　　　　　　　E. 异烟肼

26. 药物经过生物转化后的结果不包括（　）

A. 大多数被灭活　　　　B. 有些药物代谢后仍有活性

C. 有些药物被活化　　　D. 可能产生毒性产物

E. 药物的脂溶性增加

27. 能使肝药酶作用增强的药物是（　）

A. 甲硝唑　　　　　　　B. 氯霉素　　　　　　　C. 西咪替丁

D. 红霉素　　　　　　　E. 苯巴比妥

28. 关于药物代谢的叙述，以下错误的是（　）

A. 药物代谢主要在肝脏进行

B. 药物代谢的主要酶是肝药酶

C. 肝药酶的活性受到很多因素的影响

D. 肝药酶的作用很强

E. 肝药酶的活性变异性大

29. 药物排泄的主要途径是（　）

A. 肝脏　　　　　　　　B. 肾脏　　　　　　　　C. 肠道

D. 汗腺　　　　　　　　E. 肺

30. 药物经器官排泄的共同规律不包括（　）

A. 多数药物的排泄属于被动转运

B. 药物可以原形排泄

C. 药物排泄时没有治疗作用

D. 排泄器官功能不全时排泄减慢

E. 药物可以水溶性代谢物排泄

31. 以下关于药物在肾脏的排泄叙述，不正确的是（ ）

A. 血浆蛋白结合率高的药物排泄快

B. 肾小管重吸收多的药物排泄慢

C. 排泄可存在竞争抑制现象

D. 尿液的酸碱度影响药物的排泄

E. 排泄速度与肾血流量成正比

32. 在碱性尿液中弱酸性药物（ ）

A. 解离多，再吸收少，排泄快

B. 解离多，再吸收多，排泄慢

C. 解离少，再吸收多，排泄慢

D. 解离少，再吸收少，排泄快

E. 解离少，再吸收少，排泄慢

33. 在酸性尿液中弱酸性药物（ ）

A. 解离多，再吸收少，排泄快

B. 解离多，再吸收多，排泄慢

C. 解离少，再吸收多，排泄慢

D. 解离少，再吸收少，排泄快

E. 解离少，再吸收少，排泄慢

34. 丙磺舒增加青霉素疗效的机制是（ ）

A. 减少青霉素的代谢　　　B. 减缓青霉素的耐药性产生　C. 抑制青霉素的主动分泌

D. 增强青霉素的抗菌活性　　E. 降低青霉素的血浆蛋白结合率

35. 关于药物排泄错误的说法是（ ）

A. 有些药物可经乳汁排泄，哺乳期要慎用

B. 经唾液排泄的药物可以唾液代替血液进行血液浓度监测

C. 挥发性药物主要经肺排泄

D. 改变尿液 pH 可改变药物的排泄速度

E. 胆道引流时药物排泄减慢

36. 药物的 AUC 反映（ ）

A. 药物吸收的速度　　　　　B. 药物消除的速度　　　　C. 药物的分布情况

D. 在一定时间内药物吸收的量　E. 在一定时间内药物消除的量

37. 药时－曲线上升段斜率表示（ ）

A. 吸收快慢　　　　　　　　B. 分布快慢　　　　　　　　C. 代谢快慢

D. 排泄快慢　　　　　　　　E. 消除快慢

38. 药时－曲线下降段斜率表示（　　）

A. 吸收快慢　　　　　　　B. 分布快慢　　　　　　　C. 代谢快慢

D. 排泄快慢　　　　　　　E. 消除快慢

39. 下列关于药时－曲线的叙述，错误的是（　　）

A. 可分为潜伏期、持续期、残留期

B. 药物达到最低有效浓度才能显效

C. 持续期的血药浓度维持在最低有效浓度以上

D. 残留期不能产生疗效

E. 不同的给药途径均有潜伏期

40. 药时－曲线中有关药峰浓度的叙述，正确的是（　　）

A. 反映了药物吸收的速度　　B. 吸收速度与排泄速度相等

C. 吸收速度与消除速度相等　D. 吸收速度与分布速度相等

E. 吸收速度与代谢速度相等

41. 生物利用度反映了（　　）

A. 药物吸收进入血液循环的相对量和速度

B. 药物吸收进入血液循环的速度

C. 药物消除的速度和程度

D. 药物与组织器官亲和力的大小

E. 药物在不同体液的分布情况

42. 药物的生物利用度取决于（　　）

A. 吸收过程　　　　　　　B. 分布过程　　　　　　　C. 代谢过程

D. 排泄过程　　　　　　　E. 转运过程

43. 药物量在体内超出机体消除能力时，药物消除方式是（　　）

A. 一级动力学消除　　　　B. 零级动力学消除　　　　C. 以肾消除为主

D. 以消化道消除为主　　　E. 非线性消除

44. 一级动力学消除的药物特点为（　　）

A. 单位时间内消除的药量不变

B. 药物的半衰期与剂量有关

C. 为绝大多数药物的消除方式

D. 单位时间内消除的药量递增

E. 为非线性消除

45. 关于零级动力学消除的叙述，错误的是（　　）

A. 单位时间内消除的药量不变

B. 单位时间消除量与血药浓度相关

C. 大多数药物不按此规律消除

D. 半衰期是不恒定的

E. 药物量在体内超出机体消除能力时出现

46. 非线性药物动力学消除的特征有（　　）

A. 为大多数药物的消除方式

B. 低浓度时为零级动力学消除

C. 高浓度时为一级动力学消除

D. 半衰期是恒定的

E. 高浓度时血药浓度下降的速度与药物浓度无关

47. 药物的半衰期主要用于衡量药物的（　　）

A. 吸收速度　　　　　　　B. 分布速度　　　　　　C. 代谢速度

D. 消除速度　　　　　　　E. 排泄速度

48. 影响药物血浆半衰期长短的主要因素是（　　）

A. 给药途径　　　　　　　B. 给药时间　　　　　　C. 肝肾功能

D. 药物的剂型　　　　　　E. 给药次数

49. 药物 $t_{1/2}$ 的意义不包括（　　）

A. 作为给药间隔时间的依据　　B. 作为药物分类的依据　　　C. 预计药物消除时间

D. 预计药物的生物利用度　　　E. 预计药物达稳态血药浓度的时间

50. 按 $t_{1/2}$ 间隔给药，约几次可达稳态血药浓度（　　）

A. 3 次　　　　　　　　　B. 5 次　　　　　　　　C. 7 次

D. 9 次　　　　　　　　　E. 11 次

51. 按恒比消除，一次给药后约几个 $t_{1/2}$ 可基本消除（　　）

A. 3　　　　　　　　　　B. 5　　　　　　　　　C. 7

D. 9　　　　　　　　　　E. 11

52. 首次剂量加倍的目的是（　　）

A. 加速药物的吸收　　　　B. 增强药物的作用　　　　C. 延长药物的作用时间

D. 使血药浓度迅速达到稳态血药浓度　　　　E. 提高生物利用度

53. 药物达到血浆稳态浓度时（　　）

A. 药物吸收已完成　　　　　　　　　　　B. 药物的达到分布平衡

C. 药物的吸收速度与消除速度达到平衡　　D. 药物的排泄速度恒定

E. 药物的消除量速度恒定

54. 容易通过血脑屏障的药物是（　　）

A. 分子大、极性高、脂溶性高

B. 分子大、极性低、脂溶性低

C. 分子大、极性低、脂溶性高

D. 分子小、极性低、脂溶性高

E. 分子小、极性高、脂溶性高

55. 普萘洛尔口服吸收良好，但经过肝以后，只有 30% 的药物到达体循环，导致血药浓度较低，这表明该药（　　）

A. 代谢快　　　　　　　　B. 排泄快　　　　　　　C. 分布广

D. 生物利用度低   E. 作用弱

56. 药物的消除速度决定了（　）

A. 起效的快慢   B. 作用的强弱   C. 作用的持续时间

D. 副作用的多少   E. 效能的高低

57. 药物的排泄途径不包括（　）

A. 肾脏   B. 肝脏   C. 胆汁

D. 汗腺   E. 唾液

Ⅱ共用备选答案单选题（B 型题）

（58 ~ 62 题共用备选答案）

A. 生物利用度   B. 肝肠循环   C. 首关消除

D. 半衰期   E. 稳态血药浓度

58. 药物及其代谢产物经肝脏通过胆汁排泄进入十二指肠，再随胆汁到达小肠后可在肠道内被重吸收的过程（　）

59. 有些药物在通过肝、肠黏膜时被代谢灭活，使进入体循环的药量减少（　）

60. 血浆药物浓度下降一半所需的时间（　）

61. 反映药物经血管外给药途径吸收进入血液循环的相对量和速度（　）

62. 给药速度与消除速度达到平衡时的血药浓度（　）

四、自测试题答案

1. B	2. C	3. E	4. D	5. A	6. E	7. E	8. E	9. C	10. A
11. B	12. C	13. B	14. B	15. B	16. C	17. B	18. C	19. C	20. C
21. E	22. E	23. D	24. A	25. E	26. E	27. E	28. D	29. B	30. C
31. A	32. A	33. C	34. C	35. E	36. D	37. A	38. E	39. E	40. C
41. A	42. A	43. B	44. C	45. A	46. E	47. D	48. C	49. D	50. B
51. B	52. D	53. C	54. D	55. D	56. C	57. B	58. B	59. C	60. D
61. A	62. E								

（尹龙武）

第三章　药物效应动力学

一、学习目标

（一）掌握副作用、毒性反应、后遗效应、变态反应、停药反应、特异质反应、最小有效量、效能、效价强度、治疗指数等概念。

（二）熟悉药物的基本作用、对因治疗、对症治疗的概念和药物作用的受体机制。

（三）了解药物作用的非受体机制。

二、学习要点

（一）药物作用的基市规律

1. 药物的基本作用

药物作用是指药物对机体的初始作用。药理效应是药物作用的结果，是机体原有功能的改变。若机体原有功能增强称为兴奋，功能减弱称为抑制。故而药物的基本作用表现为兴奋作用和抑制作用。

药物作用的选择性是指药物对某组织器官产生明显的作用，对其他组织器官的作用很弱或无作用。药物作用的选择性是药物分类的基础，是临床选药的依据。但是要注意药物作用的选择性是相对的，随着剂量的增加会发生变化。

2. 药物的治疗作用

药物的治疗作用指患者用药后所引起的符合用药目的的作用，有利于改变患者的生理、生化功能或病理过程，使机体恢复正常。

（1）对因治疗　用药目的在于消除致病因子，又称为治本。

（2）对症治疗　用药目的在于改善症状，又称为治标。对症治疗不能根除病因，但对病因未明暂时无法根除的疾病是必不可少。对休克、高热、惊厥、剧痛等危重急症，对症治疗比对因治疗更为迫切。

3. 药物的不良反应

凡是不符合用药目的，并给患者带来不适或痛苦的反应称为药物的不良反应。

（1）副作用　指药物在治疗剂量下出现的与治疗目的无关的作用，是药物本身固有的作用，多数较轻微，可以预知，难以避免。副作用的产生与药物作用的选择性低、作用范围广泛有关。

（2）毒性反应　指用药剂量过大、时间过长或药物在体内蓄积过多时发生的危害性反应，也可能和机体敏感性过强有关。一般较为严重，可以预知，应当避免。可分为急性毒性反应（主要损害呼吸、循环和神经系统功能）和慢性毒性反应（主要损害肝、肾、骨髓、内分泌等功能）。致癌、致畸、致突变反应也属于慢性毒性反应范畴。

（3）后遗效应　指停药后血药浓度已降至阈浓度以下时残存的药理效应。

（4）变态反应　又称过敏反应，指机体受药物刺激所发生的病理性免疫反应。过敏反应的发生与药物作用、剂量无关，多见于过敏体质者。反应的严重程度有很大的差异，可出现皮疹、发热、造血功能障碍、肝肾损害、过敏性休克等。致敏原可能是药物本身、代谢产物或制剂中的杂质。用药前应询问药物过敏史，做皮肤过敏试验，阳性反应者禁用。

（5）停药反应　又称反跳现象，指突然停药后原有疾病复发或加剧。故患者停药时必须逐渐减量至停药。

（6）特异质反应　指少数患者因先天遗传异常对某些药物反应特别敏感导致的特殊不良反应。反应的严重程度与药物剂量成比例。

（二）药物的量效关系

1. 药物的量效关系

量效关系指在一定剂量范围内，药物效应与剂量成正比。

（1）量反应　指效应的强弱呈连续性增减的变化，可用具体的数字或最大反应的百分率表示。

（2）质反应　指药理效应表现为反应性质的变化，以阴性或阳性、全或无的方式表现，其研究对象为一群体。

2. 药物剂量

（1）最小有效量或最低有效浓度　又称阈剂量或阈浓度，指能引起药理效应的最小剂量或最小药物浓度。

（2）极量　又称最大治疗量，指能产生最大效应而又不发生毒性反应的剂量。极量是《中国药典》中明确规定的允许使用的最大剂量。

（3）治疗量　介于最小有效量和极量之间的剂量，能产生明显效应而不引起毒性反应，为临床常用剂量。

3. 效能

效应随着剂量或浓度的增加而增加，当增加到一定程度后，继续增加药物剂量或浓度而效应不再继续增强，认为达到药物的最大效应，又称效能。此时，若再加大药物剂量或浓度则会引起毒性反应。

4. 效价强度

指产生一定效应所需的药物剂量或浓度。值越小，效价强度越大。注意区分药物的效能和效价强度，二者并不平行。

5. 半数有效量（median effective dose，ED_{50}）和半数致死量（median lethal dose，LD_{50}）

半数有效量是指引起 50% 的实验动物出现阳性反应时的药物剂量；若效应为死亡，则称为半数致死量。

6. 治疗指数（therapeutic index，TI）

半数致死量与半数有效量的比值，即 LD_{50}/ED_{50}。用以评价药物的安全性，治疗指数大的药物相对治疗指数小的药物安全，但不完全可靠。还可以用 $LD_1 \sim ED_{99}$ 或 $LD_5 \sim ED_{95}$ 的距离来衡量药物的安全性。

（三）药物的作用机制

1. 药物作用的非受体机制

包括改变细胞周围环境的理化性质、参与或干扰细胞代谢过程、影响细胞膜离子通道、影响机体的酶活性等。

2. 药物作用的受体机制

（1）受体　是一类介导细胞信号转导的功能性蛋白，能识别并结合周围环境中的某种微量化学物质，并通过中介的信息放大系统，触发随后的生理反应或药理效应。受体具有灵敏性、特异性、饱和性、可逆性和多样性的特性。

（2）配体　能与受体特异性结合的物质，如神经递质、激素、药物等。

（3）作用于受体的药物分类

药物与受体结合产生效应，应具有亲和力即药物与受体结合的能力和（或）内在活性即药物产生效应的能力。

1）完全激动药　既有亲和力又有较强内在活性的药物，与受体结合并激动受体产生效应。

2）部分激动药　有亲和力但内在活性不强的药物，与激动药合用时可产生拮抗效应。

3）拮抗药　有亲和力无内在活性的药物。分为竞争性拮抗药和非竞争性拮抗药。

（4）受体的调节

受体因经常代谢转换处于动态平衡状态，其数量、亲和力及内在活性受各种生理、药理因素的影响而发生变化，称为受体的调节。若受体数量增多、亲和力和内在活性增强则为受体增敏（向上调节）；若受体数量减少、亲和力和内在活性减弱则为受体脱敏（向下调节）。

三、自测试题

Ⅰ 单选题（A1、A2 型题）

1. 有关药物作用的描述错误的是（　　）

A. 药物作用是药物对机体的初始作用

B. 药理效应是药物作用的结果

C. 药物的基本作用为兴奋和抑制

D. 药物作用都是有利于机体功能恢复的

E. 药物作用既有治疗作用也可出现不良反应

2. 有关治疗作用的描述错误的是（　　）

A. 治疗作用是符合用药目的的作用

B. 包括对因治疗和对症治疗

C. 对因治疗比对症治疗重要

D. 对因治疗在于消除致病因子

E. 对症治疗在于改善症状

3. 药物的副作用是（　　）

A. 较严重的药物不良反应　　　　　　　　B. 与药物治疗目的有关的效应

C. 机体过于敏感产生的不良反应　　　　　D. 药物作用选择性高所致

E. 难以避免的

4. 与遗传异常有关的不良反应是（　　）

A. 副作用　　　　　　　　B. 后遗效应　　　　　　　　C. 特异质反应

D. 毒性反应　　　　　　　E. 变态反应

5. 毒性反应是（　　）

A. 难以预知的不良反应　　　　B. 与用药时长无关的不良反应

C. 与剂量无关的不良反应　　　D. 致畸反应　　　　　　　E. 较严重的不良反应

6. 下列不属于不良反应的是（　　）

A. 口服硝苯地平引起踝部水肿

B. 检查眼底用阿托品后瞳孔扩大

C. 肌内注射青霉素 G 钾盐引起局部疼痛

D. 服用麻黄碱引起中枢兴奋症状

E. 服用地高辛出现胃肠道反应

7. 关于药物的治疗量，错误的叙述是（　　）

A. 介于最小有效量和极量之间　　　　　　B. 临床常用剂量

C. 产生明显效应而不引起毒性反应的剂量　　D. 副作用发生的剂量

E. 毒性反应发生的剂量

8. 引起等效反应的相对剂量或浓度是（　　）

A. 阈剂量　　　　　　　　B. 效能　　　　　　　　C. 效价强度

D. 治疗指数　　　　　　　E. 安全范围

9. 关于效能和效价强度的描述正确的是（　　）

A. 效能大的药物效价强度也大　　B. 效能小的药物效价强度小

C. 效能就是效价强度　　　　　　D. 效能不能等同于效价强度

E. 以上都不对

10. 治疗指数是（　　）

A. LD_{50} 与 ED_{50} 的比值　　　B. ED_{50} 与 LD_{50} 的比值　　　C. LD_5 与 ED_{95} 的比值

D. LD_1 与 ED_{99} 的比值　　　E. ED_{95} 与 LD_5 的比值

Ⅱ 共用题干单选题（A3、A4 型题）

（11～12 题共用题干）

患者，女，25 岁，因吃生冷食物出现腹痛，服用颠茄流浸膏后缓解，但出现口干。

11. 口干是应用颠茄流浸膏所产生的（　　）

A. 治疗作用　　　　B. 副作用　　　　C. 毒性反应

D. 后遗效应　　　　E. 变态反应

12. 产生上述作用的剂量是（　　）

A. 阈剂量　　　　　B. 极量　　　　　C. 半数致死量

D. 半数有效量　　　E. 治疗量

（13～14 题共用题干）

患者，女，45 岁，咳嗽、咳痰、乏力伴低热，经检查诊断为肺结核。医师给予异烟肼、利福平和乙胺丁醇联合治疗，5 个月后患者出现黄疸。

13. 用药治疗出现黄疸属于（　　）

A. 副作用　　　　　B. 毒性反应　　　C. 变态反应

D. 后遗效应　　　　E. 特异质反应

14. 下列不属于毒性反应的是（　　）

A. 孕妇服用沙利度胺后生出海豹畸形儿

B. 心律失常患者服用胺碘酮出现肺间质纤维化

C. 肿瘤患者化疗后骨髓造血功能降低

D. 失眠患者服用地西泮后昏睡不醒

E. 尿路感染患者服用头孢克肟后出现皮疹

Ⅲ 共用备选答案单选题（B 型题）

（15～17 题共用备选答案）

A. 变态反应　　　　B. 特异质反应　　C. 停药反应

D. 后遗效应　　　　E. 毒性反应

15. 青霉素引起的过敏性休克，属于（　　）

16. 长期服用可乐定后突然停药，次日血压剧烈回升，此反应属于（　　）

17. 应用巴比妥类镇静催眠药后，次晨出现的"宿醉"现象为（　　）

（18～20 题共用备选答案）

A. 与受体有高亲和力，有高内在活性

B. 与受体无亲和力，无内在活性

C. 与受体有高亲和力，无内在活性

D. 与受体有高亲和力，有弱内在活性

E. 与受体有弱亲和力，有高内在活性

18. 完全激动药的特点是（　）
19. 部分激动药的特点是（　）
20. 拮抗药的特点是（　）

四、自测试题答案

1. D　　2. C　　3. E　　4. C　　5. E　　6. B　　7. E　　8. C　　9. D　　10. A
11. B　　12. E　　13. B　　14. E　　15. A　　16. C　　17. D　　18. A　　19. D　　20. C

（滕淑静）

第四章　影响药物作用的因素

一、学习目标

（一）掌握长期用药引起的机体反应性变化，耐受性、耐药性、依赖性等概念。

（二）熟悉药物相互作用对药物作用的影响。

（三）了解其他影响药物作用的因素，药物剂型、给药途经、年龄、性别、心理因素等。

二、学习要点

（一）药物因素

1. 药物剂型

同一药物的不同剂型，其吸收的速度和程度不同。固体制剂口服吸收速度顺序为：胶囊剂 > 片剂 > 丸剂；肌内注射时吸收速度顺序为：水溶液 > 混悬液 > 油剂。缓释剂和控释剂可使药物作用时间延长，减少给药次数。

2. 给药途经

给药途径不同可以影响药物起效速度和作用强度。不同给药途经起效快慢顺序为：静脉给药 > 吸入给药 > 舌下给药 > 直肠给药 > 肌内注射 > 皮下注射 > 口服 > 经皮给药。对少数药物来说，不同的给药途径会产生不同的药物作用。

3. 药物相互作用

药物相互作用是指同时或先后使用两种或两种以上的药物，药物之间或药物与机体之间相互影响，使药物的药理效应或毒性反应发生变化。

在体外，药物配伍时可能发生物理或化学反应，出现浑浊、变色、沉淀等，使药物疗效降低或毒性增加，通常称为配伍禁忌。在体内，药物相互作用主要表现在药效学和药动学两个方面。药效学方面，两药合用使原有效应增强称为协同作用；若使原有效应减弱，称为拮抗作用。药动学方面，通过影响药物的吸收、分布、代谢和排泄，改变药物在作用部位的浓度而影响药物作用。

（二）机体因素

1. 年龄、体重

年龄、体重对药物作用的影响主要表现在小儿（14 岁以下）和老年人（60 岁以上）。

（1）新生儿和老年人体内药物代谢与肾脏排泄功能较低，易发生中毒反应。

（2）小儿体重与成人有较大差异。

（3）老年人的特殊生理因素（如心血管反射减弱）和病理因素（如体温过低）。

（4）机体组成发生变化，如老年人脂肪在机体中所占比例增大，导致药物分布容积发生相应的改变。

（5）老年人常需服用更多的药物，发生药物相互作用的概率相应增加，故老年人用药剂量一般为成人剂量的 1/2～4/5。儿童用药剂量及计算方法药典中有明确规定。

2. 性别

男、女对药物的反应一般无明显差异。要注意女性在妊娠期、分娩期、哺乳期、月经期的用药。

3. 遗传因素

遗传是药物代谢和效应的决定性因素。药物代谢酶、转运蛋白和受体的遗传多态性是产生药物效应个体差异和种族差异的重要原因。遗传变异可导致药物效应发生量或质的变化，特异质反应就属于先天遗传异常出现的异常药物效应。

4. 疾病状态

疾病本身能导致药物代谢动力学和药物效应动力学的改变。

5. 心理因素

安慰剂是指本身无特殊药理活性的物质所制成的外形似药的制剂，多为乳糖、淀粉等。安慰剂产生的效应称为安慰剂效应，安慰剂效应主要由患者的心理因素引起。

6. 长期用药引起的机体反应性变化

（1）耐受性

是指机体在连续多次用药后对药物的反应性降低，需增加剂量才能达到原有效应的现象。有些药物短时间用药即出现耐受性，称为快速耐受性；对一种药物产生耐受性后，对同类其他药物也会产生耐受性，称为交叉耐受性。耐受性在停药后可消失，机体可恢复对药物的敏感性。

（2）耐药性

病原体或肿瘤细胞对反复应用的化疗药物的敏感性降低，称为耐药性，又称为抗药性。病原体对某个药物产生耐药性后，对同类其他药物也产生耐药性，这种现象称为交叉耐药性。

（3）药物依赖性

药物依赖性是指长期应用某种药物后，机体对药物产生了生理的或心理的依赖和需要，分为两种类型。①生理依赖性：也称躯体依赖性，停药后出现戒断症状；②心理依赖性：也称精神依赖性，停药后主观感觉不适，无戒断症状。

三、自测试题

Ⅰ 单选题（A1、A2 型题）

1. 影响药物作用的机体因素不包括（　）

A. 年龄　　　　　　　　B. 遗传因素　　　　　　C. 疾病状态

D. 给药途经　　　　　　E. 心理因素

2. 用于抢救病情危急患者的给药途径是（　）

A. 口服　　　　　　　　B. 静脉注射　　　　　　C. 经皮给药

D. 肌内注射　　　　　　E. 皮下注射

3. 磺胺甲噁唑与甲氧苄啶合用抗菌作用增强，药效学方面表现为（　）

A. 协同作用　　　　　　B. 拮抗作用　　　　　　C. 允许作用

D. 治疗作用　　　　　　E. 副作用

4. 失眠患者用地西泮催眠，刚开始只需 1 片，2 个月后需要 2 片才能入睡，机体发生的变化是（　）

A. 耐药性　　　　　　　B. 耐受性　　　　　　　C. 停药反应

D. 心理依赖性　　　　　E. 生理依赖性

5. 产酶的金黄色葡萄球菌对青霉素 G 不敏感，此现象为（　）

A. 耐受性　　　　　　　B. 依赖性　　　　　　　C. 耐药性

D. 停药反应　　　　　　E. 后遗效应

6. 影响药物作用的因素，错误的叙述是（　）

A. 儿童对阿片类药物特别敏感，易抑制呼吸

B. 不同种族对于同一药物的敏感性可能存在差异

C. 解热镇痛药只能降低发热者过热体温，对正常人无影响

D. 同一药物可能存在种属差异

E. 老年人用药剂量一般高于成年人

Ⅱ 共用题干单选题（A3、A4 型题）

（7 ~ 8 题共用题干）

患者，男，16 岁，服用复方磷酸可待因口服溶液长达 1 年之久，不能停药。

7. 患者对复方磷酸可待因口服溶液产生的反应性变化是（　）

A. 耐受性　　　　　　　B. 耐药性　　　　　　　C. 依赖性

D. 习惯性　　　　　　　E. 停药反应

8. 若停药，患者精神不振、打哈欠，并流泪、流涕，此表现为（　）

A. 停药反应　　　　　　B. 戒断症状　　　　　　C. 后遗效应

D. 毒性反应　　　　　　E. 耐受性

Ⅲ 共用备选答案单选题（B 型题）

（9~10 题共用备选答案）

A. 耐药性   B. 毒性反应   C. 心理依赖性

D. 耐受性   E. 生理依赖性

9. 机体在连续多次用药后对药物的反应性降低，需增加剂量才能达到原有效应的现象称为（ ）

10. 病原体或肿瘤细胞对反复应用的化疗药物的敏感性降低，称为（ ）

四、自测试题答案

1. D   2. B   3. A   4. B   5. C   6. E   7. C   8. B   9. D   10. A

（滕淑静）

第五章　传出神经系统药理概论

一、学习目标

（一）掌握传出神经系统的递质和受体的类型、分布及兴奋时的效应。

（二）熟悉传出神经系统药物的作用方式及分类。

（三）了解传出神经系统的递质的合成、储存、释放和消除。

二、学习要点

（一）传出神经系统的分类

1. 传出神经解剖学分类

传出神经系统包括自主神经系统和运动神经系统。自主神经系统包括交感神经和副交感神经，主要支配心肌、平滑肌、腺体等效应器官，调节其生理活动。体内大多数器官受交感神经和副交感神经的双重支配。运动神经支配骨骼肌运动。

2. 传出神经按递质分类

传出神经系统按神经末梢释放的神经递质不同，分为胆碱能神经和去甲肾上腺素能神经。

（1）胆碱能神经　其神经末梢释放乙酰胆碱，包括：①运动神经；②副交感神经的节前纤维和节后纤维；③交感神经的节前纤维；④极少数交感神经节后纤维，如支配汗腺和骨骼肌血管的神经纤维。

（2）去甲肾上腺素能神经　其神经末梢释放去甲肾上腺素，绝大部分交感神经的节后纤维属于此类。

（二）传出神经系统的受体与效应

1. 受体的分型

（1）胆碱受体

1）毒蕈碱型胆碱受体（M受体），包括M_1、M_2、M_3、M_4、M_5受体。

2）烟碱型胆碱受体（N受体），包括N_n和N_m受体。

（2）肾上腺素受体

1）α肾上腺素受体（α受体），包括 α_1 和 α_2 受体。

2）β肾上腺素受体（β受体），包括 β_1、β_2 和 β_3 受体。

2. 受体的分布

（1）胆碱受体

1）M受体　M受体主要分布于副交感神经节后纤维所支配的效应器官，如心肌、血管、胃肠平滑肌、支气管平滑肌、腺体、虹膜括约肌、睫状肌等处。

2）N受体　N_n 受体主要分布于神经节和肾上腺髓质，N_m 受体主要分布于骨骼肌。

（2）肾上腺素受体

1）α受体　α_1 受体主要分布于皮肤、黏膜、内脏的血管、虹膜辐射肌、腺体等处；α_2 受体位于突触前膜，兴奋时可使去甲肾上腺素释放减少，这是一种负反馈的调节作用。

2）β受体　β_1 受体主要分布于心脏；β_2 受体主要分布于支气管、骨骼肌血管、冠状血管等处。突触前膜的 β_2 受体兴奋时可使去甲肾上腺素释放增加，起到正反馈的调节作用。

3. 受体的效应

（1）M样作用　M受体兴奋时产生，表现为心脏抑制、血管扩张、胃肠及支气管平滑肌收缩、腺体分泌、瞳孔缩小等。

（2）N样作用　N受体兴奋时产生，表现为自主神经节兴奋、肾上腺髓质分泌、骨骼肌收缩。

（3）α样作用　α受体兴奋时产生，表现为皮肤、黏膜、内脏的血管收缩，瞳孔散大，手、脚心腺体分泌，去甲肾上腺素释放减少等。

（4）β样作用　β受体兴奋时表现为心脏兴奋，支气管平滑肌松弛，骨骼肌血管及冠状血管扩张，肝糖原、肌糖原分解，去甲肾上腺素释放增加等。

（三）传出神经系统药物的作用方式及分类

传出神经系统的药物通过作用于受体（直接作用）或影响递质的体内过程（间接作用）而发挥作用。按照传出神经系统药物的作用方式和对受体选择性的不同，将其分为四大类：拟胆碱药（胆碱受体激动药和胆碱酯酶抑制药）、抗胆碱药（胆碱受体阻断药）、拟肾上腺素药（肾上腺素受体激动药）、抗肾上腺素药（肾上腺素受体阻断药）。

三、自测试题

Ⅰ单选题（A1、A2型题）

1. α受体激动时不会引起（　　）

A. 血管收缩　　　　　　B. 去甲肾上腺素释放减少　　C. 腺体分泌

D. 瞳孔扩大　　　　　　E. 支气管收缩

2. M受体激动时可使（　　）

A. 瞳孔扩大　　　　　　　　B. 睫状肌收缩　　　　　　　C. 心率加快

D. 糖原分解增加　　　　　　　　E. 血压升高

3. N_n受体激动可引起（　　）

A. 骨骼肌收缩　　　　　　B. 神经节兴奋　　　　　　C. 支气管平滑肌收缩

D. 心脏抑制　　　　　　　E. 胃肠平滑肌收缩

4. 不属于胆碱能神经的是（　　）

A. 交感神经的节前纤维　　　　　　B. 副交感神经的节前纤维

C. 副交感神经的节后纤维　　　　　　D. 少部分交感神经的节后纤维

E. 大部分交感神经的节后纤维

5. 与毒蕈碱结合的胆碱受体是（　　）

A. α受体　　　　　　　　B. $β_2$受体　　　　　　　C. M受体

D. N_m受体　　　　　　　E. $β_1$受体

Ⅱ共用备选答案单选题（B型题）

（6～8题共用备选答案）

A. 去甲肾上腺素　　　　　　B. 乙酰胆碱酯酶　　　　　　C. 多巴胺

D. 单胺氧化酶　　　　　　E. 乙酰胆碱

6. 胆碱能神经合成与释放的主要递质是（　　）

7. 去甲肾上腺素能神经合成与释放的主要递质是（　　）

8. 乙酰胆碱作用的消除主要是（　　）

（9～11题共用备选答案）

A. D_1受体　　　　　　　B. $β_2$受体　　　　　　C. $β_1$受体

D. $α_1$受体　　　　　　　E. $α_2$受体

9. 心脏受体主要是（　　）

10. 下列哪种受体激动可引起骨骼肌血管平滑肌舒张，舒张压略下降（　　）

11. 皮肤、黏膜、内脏血管上受体是（　　）

（12～14题共用备选答案）

A. 冠状动脉血管扩张　　　　　　B. 腺体分泌增多　　　　　　C. NA负反馈调节

D. NA正反馈调节　　　　　　E. 骨骼肌收缩

12. 激动突触前膜$α_2$受体可引起（　　）

13. 激动外周M受体可引起（　　）

14. N_m受体激动可引起（　　）

四、自测试题答案

1. **E**　　2. **B**　　3. **B**　　4. **E**　　5. **C**　　6. **E**　　7. **A**　　8. **B**　　9. **C**　　10. **B**

11. **D**　　12. **C**　　13. **B**　　14. **E**

（邓凤君）

第六章　拟胆碱药

一、学习目标

（一）掌握毛果芸香碱的药理作用、临床应用及不良反应。

（二）熟悉新斯的明的药理作用、临床应用及不良反应。

（三）了解卡巴胆碱、毒扁豆碱的药理作用、临床应用及不良反应。

二、学习要点

（一）胆碱受体激动药

胆碱受体激动药能与胆碱受体结合，激动胆碱受体，产生与乙酰胆碱相似的作用。

卡巴胆碱

卡巴胆碱为人工合成的 M、N 胆碱受体激动药，作用于乙酰胆碱类似，作用时间长，副作用多，仅用于眼科局部用药。

毛果芸香碱

为 M 胆碱受体激动药，临床上常用其 1%～2% 为滴眼剂。

【药理作用】

1. 对眼的作用　可引起缩瞳、降低眼内压和调节痉挛的作用。

2. 对腺体的作用　可使腺体分泌增加，尤其对汗腺、唾液腺作用最为明显。

【临床应用】

1. 青光眼　毛果芸香碱可缩小瞳孔，使前房角间隙增大，有利于房水回流，使眼内压下降，故对闭角型青光眼疗效较好。本药对开角型青光眼也有一定疗效。

2. 虹膜炎　本药与扩瞳药（如阿托品）交替使用，可防止虹膜炎时虹膜与晶状体的粘连。

3. 解救 M 受体阻断药中毒　如阿托品中毒。

【不良反应及注意事项】

滴眼时要用手指按压内眦部位，以防药液流入鼻腔吸收入血，引起全身不良反应。药物大量吸收后可呈现出 M 样效应，可用阿托品解救。

（二）胆碱酯酶抑制药

胆碱酯酶抑制药可以抑制胆碱酯酶活性，使乙酰胆碱水解障碍，导致乙酰胆碱大量堆积，兴奋 M 受体和 N 受体，产生 M 样作用和 N 样作用。可分为易逆性抗胆碱酯酶药（新斯的明）和难逆性抗胆碱酯酶药（有机磷酸酯类化合物）。难逆性抗胆碱酯酶药抑制胆碱酯酶后，时间稍久，该酶活性难以恢复，毒性较大，毒性很强，主要用作农业杀虫剂与战争用神经毒剂。

新斯的明

【药理作用】

抑制胆碱酯酶，使乙酰胆碱蓄积而呈现 M 样及 N 样作用。对心血管、腺体、眼和支气管等作用较弱；对胃肠平滑肌和膀胱平滑肌兴奋作用较强；对骨骼肌的兴奋作用最强。

【临床应用】

1. 重症肌无力　一般口服给药，即可使症状改善。重症患者或紧急时，可皮下注射或肌内注射。

2. 腹气胀和尿潴留　常用于治疗术后腹气胀和尿潴留。

3. 阵发性室上性心动过速　通过 M 样作用，使心率减慢。

4. 肌松药中毒的解救　适用于非除极化型肌松药过量中毒的解救。

【不良反应及注意事项】

不良反应较少，过量可引起"胆碱能危象"，机械性肠梗阻、尿路梗阻和支气管哮喘患者禁用。

毒扁豆碱

外周作用与新斯的明相似，中枢作用表现为小剂量兴奋，大剂量抑制。毒性大，全身使用较少，对眼的作用与毛果芸香碱相似，作用强、起效快而持久。主要用于治疗青光眼。

三、自测试题

Ⅰ单选题（A1、A2 型题）

1. 毛果芸香碱对眼的作用不包括（　）

A. 缩小瞳孔　　　　B. 降低眼压　　　　C. 散大瞳孔

D. 睫状肌收缩　　　E. 悬韧带放松

2. 毛果芸香碱可用于治疗（　）

A. 青光眼　　　　　B. 胃肠绞痛　　　　C. 胆绞痛

D. 支气管哮喘　　　E. 重症肌无力

3. 毛果芸香碱治疗虹膜炎时常与下列何药交替使用（　）

A. 肾上腺素　　　　B. 阿托品　　　　　C. 新斯的明

D. 毒扁豆碱　　　　E. 溴丙胺太林

4. 毛果芸香碱缩瞳的机制是（　　）

A. 直接激动 M 受体　　　　B. 抑制胆碱酯酶的活性　　　C. 激动 N 受体

D. 阻断 M 受体　　　　　　E. 阻断 N 受体

5. 治疗青光眼宜选（　　）

A. 托吡卡胺　　　　　　　B. 阿托品　　　　　　　　　C. 山莨菪碱

D. 东莨菪碱　　　　　　　E. 毛果芸香碱

6. 新斯的明可能用于治疗（　　）

A. 机械性肠梗阻　　　　　B. 机械性尿路梗阻　　　　　C. 支气管哮喘

D. 心动过速　　　　　　　E. 琥珀胆碱中毒

7. 重症肌无力患者应该选用（　　）

A. 毒扁豆碱　　　　　　　B. 烟碱　　　　　　　　　　C. 阿托品

D. 新斯的明　　　　　　　E. 毛果芸香碱

8. 以下何药不能用于重症肌无力治疗（　　）

A. 毒扁豆碱　　　　　　　B. 新斯的明　　　　　　　　C. 溴吡斯的明

D. 毛果芸香碱　　　　　　E. 安贝氯铵

9. 新斯的明的作用中最强的是（　　）

A. 抑制心脏　　　　　　　B. 增加腺体分泌　　　　　　C. 兴奋胃肠道

D. 缩瞳　　　　　　　　　E. 兴奋骨骼肌

10. 毛果芸香碱的作用不包括（　　）

A. 缩小瞳孔　　　　　　　B. 视近物清楚　　　　　　　C. 开放前房角

D. 减少房水生成　　　　　E. 兴奋睫状肌

11. 新斯的明属于（　　）

A. M 受体激动药　　　　　B. N 受体激动药　　　　　　C. 胆碱酯酶抑制药

D. α 受体激动药　　　　　E. β 受体激动药

Ⅱ 共用题干单选题（A3、A4 型题）

（12～14 题共用题干）

患者，男，58 岁，剧烈头痛，恶心呕吐，右眼胀痛，视物模糊，前来就诊，经诊断是闭角型青光眼。

12. 该患者可首选什么药物治疗（　　）

A. 毒扁豆碱　　　　　　　B. 新斯的明　　　　　　　　C. 毛果芸香碱

D. 加兰他敏　　　　　　　E. 乙酰胆碱

13. 该药的作用不包括（　　）

A. 扩瞳　　　　　　　　　B. 调节痉挛　　　　　　　　C. 腺体分泌增加

D. 导致近视　　　　　　　E. 降低眼内压

14. 该药的临床应用包括（　　）

A. 感染性休克　　　　　　B. 窦性心动过缓　　　　　　C. 解救新斯的明中毒

D. 胆、肾绞痛　　　　　E. 虹膜炎

四、自测试题答案

1. **C**　　2. **A**　　3. **B**　　4. **A**　　5. **E**　　6. **D**　　7. **D**　　8. **D**　　9. **E**　　10. **D**

11. **C**　　12. **C**　　13. **A**　　14. **E**

（邓凤君）

第七章　抗胆碱药

一、学习目标

（一）掌握阿托品的药理作用、临床应用、主要不良反应及注意事项。

（二）熟悉东莨菪碱和山莨菪碱的作用特点、临床应用及注意事项。

（三）了解阿托品合成代用品作用特点及临床应用。

二、学习要点

抗胆碱药按其对 M 受体和 N 受体选择性不同分为 M 受体阻断药和 N 受体阻断药。其中 M 受体阻断药，包括阿托品及其同类药物东莨菪碱、山莨菪碱等。

阿托品

【药理作用】

1. 腺体　抑制腺体分泌，对唾液腺和汗腺作用最强，对胃酸分泌影响小。

2. 眼　扩瞳、升高眼内压、调节麻痹。

3. 平滑肌　松弛内脏平滑肌，胃肠道平滑肌解痉效果最好，对过度活动或痉挛状态的平滑肌松弛作用显著。

4. 心血管系统　治疗剂量减慢心率，较大剂量加快心率，大剂量扩张血管。

5. 中枢神经系统　先兴奋后抑制。

【临床应用】

1. 解除平滑肌痉挛　适用于各种内脏绞痛，对胃肠绞痛及膀胱刺激症状（如尿频、尿急等）疗效好。对胆绞痛、肾绞痛疗效差，常与镇痛药哌替啶合用。也可用于儿童遗尿症。

2. 抑制腺体分泌　用于全身麻醉前给药，可减少呼吸道腺体分泌，防止分泌物阻塞呼吸道而引发吸入性肺炎。也可用于严重盗汗和流涎症。

3. 眼科应用

（1）虹膜睫状体炎　与缩瞳药交替使用疗效更佳。

（2）验光配镜、检查眼底只有儿童验光时用之。

4. 抗缓慢性心律失常　用于迷走神经过度兴奋引起的缓慢性心律失常。

5. 抗休克　用于严重感染所致的中毒性休克，但对休克伴有高热或心率加快者，不宜用阿托品。现在多用山莨菪碱代替。

6. 解救有机磷酸酯类中毒 可解除 M 样症状及中枢症状，常与胆碱酯酶复活药合用。

【不良反应及注意事项】

1. 副作用 口干、皮肤干燥、视力模糊、心悸、高热、眩晕、排尿困难、便秘等，停药后可逐渐消失。对体温高于 39℃、心率超过 100 次/分、青光眼及前列腺肥大患者禁用。滴眼时应压住内眦部位。

2. 中毒反应 剂量过大出现中枢兴奋症状，严重中毒时可由兴奋转入抑制，出现昏迷和呼吸麻痹而死亡。解救阿托品中毒主要是对症处理，采取洗胃、导泻，可用地西泮对抗中枢兴奋症状，注意用量不宜过大，以防与阿托品的中枢抑制作用产生协同作用，用毛果芸香碱、毒扁豆碱对抗其外周作用，对于高热者可用物理降温。

山莨菪碱（654-2）

药理作用与阿托品类似，但其对血管平滑肌的解痉作用选择性较高，对内脏平滑肌、心脏的作用较阿托品稍弱。主要用于感染性休克，也可用于内脏绞痛，如胃肠平滑肌痉挛、胆道疼痛等。

东莨菪碱

其外周作用与阿托品相似，其特点为：治疗剂量时可引起中枢神经系统抑制；抑制腺体分泌、扩瞳及调节麻痹作用均较阿托品强。主要用于麻醉前给药，以及晕动病、帕金森病的治疗。

三、自测试题

Ⅰ 单选题（A1、A2 型题）

1. 阿托品用于麻醉前给药主要是因为（ ）
A. 抑制呼吸道腺体分泌　　B. 抑制排尿　　　C. 抑制排便
D. 防止心动过缓　　E. 镇静

2. 阿托品临床上不用于（ ）
A. 麻醉前给药　　B. 有机磷中毒　　　C. 青光眼患者
D. 心律失常　　E. 内脏绞痛

3. 用于抗震颤麻痹和防晕止吐的药是（ ）
A. 阿托品　　B. 新斯的明　　　C. 加兰他敏
D. 东莨菪碱　　E. 山莨菪碱

4. 外周作用与阿托品相似，但有较强中枢性抗胆碱作用的药物是（ ）
A. 山莨菪碱　　B. 东莨菪碱　　　C. 溴丙胺太林
D. 后马托品　　E. 托吡卡胺

5. 阿托品中毒时可用下列何药治疗（ ）
A. 新斯的明　　B. 酚妥拉明　　　C. 东莨菪碱
D. 后马托品　　E. 山莨菪碱

6. 关于阿托品作用的叙述中，下面哪一项是错误的（　　）

A. 治疗作用和副作用可以互相转化　　B. 口服不易吸收，必须注射给药

C. 可以升高眼内压　　　　　　　　　D. 可以加快心率

E. 解痉作用与平滑肌功能状态有关

7. 阿托品对眼睛的作用是（　　）

A. 扩瞳、升高眼内压、调节麻痹　　　B. 扩瞳、降低眼内压、调节麻痹

C. 扩瞳、升高眼内压、调节痉挛　　　D. 缩瞳、降低眼内压、调节麻痹

E. 缩瞳、升高眼内压、调节痉挛

Ⅱ 共用题干单选题（A3、A4 型题）

（8～11 题共用题干）

患者，女，30 岁，2 小时前口服 50% 敌敌畏 60mL，数十分钟后出现呕吐、大汗，随后昏迷，急送入院。检查：呼吸急促，35 次/分，血压 142/105mmHg，肠鸣音亢进，双侧瞳孔 1～2mm，有肌颤，全血 AChE 活力为 30%。

8. 该患者除给洗胃与氯解磷定治疗外，还应立即注射什么药物抢救（　　）

A. 毒扁豆碱　　　　　　　B. 普萘洛尔　　　　　　　C. 毛果芸香碱

D. 阿托品　　　　　　　　E. 新斯的明

9. 该药的作用不包括（　　）

A. 缩瞳　　　　　　　　　B. 升高眼内压　　　　　　C. 调节麻痹

D. 抗感染性休克　　　　　E. 解痉

10. 该药哪个药理作用与受体阻断作用无关（　　）

A. 心率加快　　　　　　　B. 升高眼内压　　　　　　C. 调节麻痹

D. 抗感染性休克　　　　　E. 扩血管

11. 该药联合哌替啶可用于（　　）

A. 三叉神经痛　　　　　　B. 心绞痛　　　　　　　　C. 胃肠绞痛

D. 胆、肾绞痛　　　　　　E. 感冒头痛

Ⅲ 共用备选答案单选题（B 型题）

（12～14 题共用备选答案）

A. 抑制呼吸道腺体分泌　　B. 升高眼内压　　　　　　C. 调节麻痹

D. 解痉　　　　　　　　　E. 解除小血管痉挛

12. 阿托品抗休克，是基于哪个药理作用（　　）

13. 阿托品禁用于青光眼，与哪个药理作用相关（　　）

14. 与阿托品 M 受体阻断作用无关的是（　　）

四、自测试题答案

1. **A**　　2. **C**　　3. **D**　　4. **B**　　5. **A**　　6. **B**　　7. **A**　　8. **D**　　9. **A**　　10. **E**
11. **D**　　12. **E**　　13. **B**　　14. **E**

（邓凤君）

第八章 拟肾上腺素药

一、学习目标

（一）掌握肾上腺素、去甲肾上腺素、异丙肾上腺素、多巴胺的作用、临床应用、不良反应及注意事项。

（二）熟悉麻黄碱、间羟胺的作用、临床应用及不良反应。

（三）了解其他拟肾上腺素药的作用特点及临床应用。

二、学习要点

（一）α、β受体激动药

肾上腺素

口服易被碱性肠液破坏，应注射给药。皮下注射吸收缓慢，肌内注射吸收较快，静脉注射立即起效。

【药理作用】

激动 α、β 受体，产生 α、β 样作用。

1. 兴奋心脏　激动 β_1 受体，使心肌收缩力增强，传导加速，心率加快，心输出量增加。

2. 舒缩血管　激动 α_1 受体，使皮肤、黏膜和肾脏血管收缩；激动 β_2 受体，使骨骼肌和冠状血管舒张。

3. 影响血压　治疗量收缩压升高，舒张压不变或略下降，脉压增大。较大剂量使收缩压和舒张压均升高。如预先使用 α 受体阻断药，再使用原升压剂量的肾上腺素，此时血压下降，称为"肾上腺素升压作用的翻转"。

4. 扩张支气管　激动 β_2 受体，扩张支气管作用，激动 α_1 受体，消除支气管黏膜水肿。

5. 促进代谢　促进糖原分解，升高血糖；加速脂肪分解，升高游离脂肪酸。

【临床应用】

1. 心脏骤停　可静脉注射或心室内注射，同时进行有效的心脏按压、人工呼吸和纠正酸中毒等措施。

2. 过敏性休克　抢救过敏性休克的首选药物。

3. 支气管哮喘　控制支气管哮喘急性发作，皮下或肌内注射。

4. 与局麻药配伍 减少局麻药吸收中毒，延长局麻药的作用时间。

5. 局部止血。

【不良反应及注意事项】

心悸、烦躁、头痛、出汗和血压升高等。剂量过大或静脉注射速度过快时，引发脑出血、心律失常。高血压、脑动脉硬化、器质性心脏病、糖尿病及甲亢者禁用。

多巴胺

【药理作用】

可直接激动 α、β 受体和外周多巴胺受体，以及促进去甲肾上腺素释放而产生作用，作用与肾上腺素类似。

1. 兴奋心脏。

2. 舒缩血管 治疗量时，激动多巴胺受体（D_1受体），使肾脏、肠系膜和冠状血管扩张；激动 α_1 受体，使皮肤、黏膜血管收缩。大剂量以 α_1 受体的兴奋作用占优势。

3. 升高血压 治疗量时收缩压升高，而舒张压无明显变化。大剂量时，收缩压和舒张压均升高。

4. 改善肾功能 扩张肾血管，排钠利尿。

【临床应用】

1. 休克 用药前注意补充血容量和纠正酸中毒。

2. 急性肾衰竭 与利尿药合用。

【不良反应及注意事项】

剂量过大或静脉滴注速度过快时，可出现心动过速、心律失常、血压增高和肾功能下降等，应减慢滴速或停药。

麻黄碱

【药理作用】

直接激动 α 受体和 β 受体，又能促进去甲肾上腺素释放。特点：①性质稳定，口服有效；②中枢兴奋作用显著；③连续用药易产生快速耐受性；④兴奋心脏、收缩血管、升高血压和舒张支气管的作用缓慢、温和而持久。

【临床应用】

1. 防治轻症支气管哮喘。

2. 缓解鼻黏膜充血。

3. 防治硬膜外麻醉和蛛网膜下腔麻醉所引起的低血压。

4. 缓解荨麻疹和血管神经性水肿所致的皮肤黏膜症状。

【不良反应】

有中枢兴奋症状如不安、烦躁、失眠等。

（二）α 受体激动药

去甲肾上腺素

口服无效，不能皮下或肌内注射，采用静脉滴注给药。

【药理作用】

激动 α 受体作用强，对 β_1 受体作用较弱，对 β_2 受体几乎无作用。

1. 收缩血管　小动脉、小静脉收缩，皮肤、黏膜血管收缩最明显，其次是肾脏血管，脑、肝、肠系膜甚至骨骼肌的血管也收缩，冠状血管舒张。

2. 兴奋心脏　心肌收缩力增强，整体情况下，心率反射性减慢。

3. 升高血压　小剂量收缩压升高，而舒张压升高不明显，脉压加大。较大剂量时，收缩压和舒张压均升高，脉压变小。

【临床应用】

1. 休克和低血压　仅用于早期神经源性休克或药物中毒（如氯丙嗪、酚妥拉明等）所引起的低血压，小剂量、短时间应用。

2. 上消化道出血　稀释后口服。

【不良反应及注意事项】

1. 局部组织缺血坏死。

2. 急性肾功能衰竭。

3. 高血压、动脉硬化、器质性心脏病、少尿、无尿及严重微循环障碍患者禁用。

间羟胺

间羟胺（阿拉明）是去甲肾上腺素的代用品，可静脉给药，也可肌内注射，用于治疗各种休克或其他低血压症状。作用于 α 受体，对 β_1 受体作用较弱，作用较弱而持久，较少引起急性肾功能衰竭和心律失常。

（三）β受体激动药

异丙肾上腺素

气雾吸入、舌下含化、静脉滴注给药。作用维持时间较肾上腺素略长。

【药理作用】

对 β_1 和 β_2 受体均有强大的激动作用，对 α 受体几乎无作用。

1. 兴奋心脏　较少引起心室颤动。

2. 舒张血管　骨骼肌、肾、肠系膜、冠状血管舒张。

3. 影响血压　收缩压升高而舒张压下降，脉压增大。

4. 扩张支气管。

5. 影响代谢　糖原分解，脂肪分解，升高游离脂肪酸和血糖。

【临床应用】

1. 支气管哮喘。

2. 房室传导阻滞。

3. 心脏骤停。

【不良反应及注意事项】

常见心悸、头晕、心动过速、头痛、面色潮红等，剂量过大易引起心律失常，长期使用可产生耐受性。冠心病、心绞痛、心肌炎和甲亢等患者禁用。

三、自测试题

Ⅰ 单选题（A1、A2 型题）

1. 能翻转肾上腺素升压作用的药物是（　　）
A. 酚妥拉明　　　　　　　　B. 阿托品　　　　　　　　C. 间羟胺
D. 多巴胺　　　　　　　　　E. 普萘洛尔

2. 青霉素等药物引起的过敏性休克时，首选何药抢救（　　）
A. 去甲肾上腺素　　　　　　B. 间羟胺　　　　　　　　C. 多巴胺
D. 异丙肾上腺素　　　　　　E. 肾上腺素

3. 伴有肾功能衰竭的中毒性休克最适宜选用（　　）
A. 间羟胺　　　　　　　　　B. 异丙肾上腺素　　　　　C. 肾上腺素
D. 多巴胺　　　　　　　　　E. 麻黄碱

4. 最易引起心律失常的药物是（　　）
A. 去甲肾上腺素　　　　　　B. 多巴胺　　　　　　　　C. 肾上腺素
D. 异丙肾上腺素　　　　　　E. 麻黄碱

5. 肾上腺素的临床应用除外（　　）
A. 心脏骤停　　　　　　　　B. 支气管哮喘　　　　　　C. 鼻黏膜和牙龈出血
D. 心力衰竭　　　　　　　　E. 与局麻药配伍，防止其吸收中毒

6. 异丙肾上腺素的药理作用除外（　　）
A. 扩张血管　　　　　　　　B. 正性肌力　　　　　　　C. 加快房室传导
D. 促进糖原分解　　　　　　E. 收缩支气管平滑肌

7. 溺水、麻醉意外引起的心脏骤停应选用（　　）
A. 去甲肾上腺素　　　　　　B. 肾上腺素　　　　　　　C. 麻黄碱
D. 多巴胺　　　　　　　　　E. 地高辛

8. 防治蛛网膜下腔或硬膜外麻醉引起的低血压应选用（　　）
A. 异丙肾上腺素　　　　　　B. 多巴胺　　　　　　　　C. 麻黄碱
D. 肾上腺素　　　　　　　　E. 去甲肾上腺素

9. 能促进神经末梢递质释放，对中枢有兴奋作用的拟肾上腺素药是（　　）
A. 异丙肾上腺素　　　　　　B. 肾上腺素　　　　　　　C. 多巴胺
D. 麻黄碱　　　　　　　　　E. 去甲肾上腺素

10. 具有舒张肾血管的拟肾上腺素药是（　　）
A. 间羟胺　　　　　　　　　B. 多巴胺　　　　　　　　C. 去甲肾上腺素
D. 肾上腺素　　　　　　　　E. 麻黄碱

11. 过量氯丙嗪引起的低血压，选用对症治疗药物（　　）
A. 异丙肾上腺素　　　　　　B. 麻黄碱　　　　　　　　C. 肾上腺素

D. 去甲肾上腺素　　　　　　　　E. 多巴胺

12. 微量肾上腺素与局麻药配伍的目的主要是（　　）

A. 防止过敏性休克　　　　　　　B. 中枢镇静作用

C. 局部血管收缩，促进止血　　　D. 延长局麻药作用时间及防止吸收中毒

E. 防止出现低血压

13. 治疗鼻炎、鼻窦炎出现的鼻黏膜充血，选用的滴鼻药是（　　）

A. 去甲肾上腺素　　　　　　B. 肾上腺素　　　　　　C. 异丙肾上腺素

D. 麻黄碱　　　　　　　　　E. 多巴胺

14. 可用于治疗上消化道出血的药物是（　　）

A. 麻黄碱　　　　　　　　　B. 多巴胺　　　　　　　C. 去甲肾上腺素

D. 异丙肾上腺素　　　　　　E. 肾上腺素

15. 反复应用麻黄碱引起快速耐受性的原因是（　　）

A. 受体被阻断　　　　　　　B. 受体数目减少

C. 代偿性胆碱能神经功能增强

D. 递质耗损排空，储存减少

E. 肝药酶诱导，加快代谢

16. 静滴剂量过大或时间过长最易引起肾功能衰竭的药物是（　　）

A. 异丙肾上腺素　　　　　　B. 肾上腺素　　　　　　C. 去甲肾上腺素

D. 多巴胺　　　　　　　　　E. 间羟胺

17. 下列叙述的错误项是（　　）

A. 多巴胺激动 α、β_1 和多巴胺受体

B. 异丙肾上腺素激动 β_1 和 β_2 受体

C. 麻黄碱激动 α、β_1、β_2 受体

D. 去甲肾上腺素激动 α 和 β_2 受体

E. 肾上腺素激动 α 和 β 受体

18. 少尿或无尿的休克患者应禁用（　　）

A. 山莨菪碱　　　　　　　　B. 异丙肾上腺素　　　　C. 多巴胺

D. 阿托品　　　　　　　　　E. 去甲肾上腺素

19. 下列用药过量易引起心动过速、心室颤动的药物是（　　）

A. 间羟胺　　　　　　　　　B. 去甲肾上腺素　　　　C. 麻黄碱

D. 肾上腺素　　　　　　　　E. 多巴胺

20. 异丙肾上腺素治疗哮喘剂量过大或过于频繁易出现的不良反应是（　　）

A. 心悸或心动过速　　　　　B. 体位性低血压　　　　C. 舒张压升高

D. 中枢兴奋症状　　　　　　E. 急性肾功能衰竭

21. 肾上腺素作用于心血管系统的受体是（　　）

A. β_1 受体　　　　　　　　B. β_1 和 β_2 受体　　　　C. α 和 β_1 受体

D. α 和 β_2 受体　　　　E. α、β_1 和 β_2 受体

22. 去甲肾上腺素作用最显著的组织器官是（　　）

　　A. 眼睛　　　　　　　　　　B. 腺体　　　　　　　　　　C. 胃肠和膀胱平滑肌

　　D. 骨骼肌　　　　　　　　　E. 皮肤、黏膜及腹腔内脏血管

23. 患者，男，30 岁，经诊断为手臂外伤，清创缝合，拟在局麻下施行手术切开引流。为防止局麻药吸收后的毒性反应，应采取的措施是（　　）

　　A. 在局麻药中加 0.1% 肾上腺素

　　B. 宜用高浓度的局麻药，以减少药液体积

　　C. 限制局麻药的用量

　　D. 手术后吸氧

　　E. 手术前给予东莨菪碱

24. 患者，女，50 岁，有肝硬化史，5 年前曾呕血，确诊为肝硬化、胃底食管静脉曲张、脾大，给予止血和脾切除术治疗，好转出院。2 小时前突感腹胀，继而出现呕鲜血，约 150mL。检查血压 90/60mmHg，神志清，贫血貌。该患者除给予输液、输新鲜血外，还应选用下列何种止血措施（　　）

　　A. 垂体后叶素口服　　　　　　　　　　　B. 肾上腺素肌内注射

　　C. 去甲肾上腺素稀释后口服　　　　　　　D. 去氧肾上腺素静脉滴注

　　E. 凝血酶静脉滴注

25. 可使皮肤、黏膜血管收缩，骨骼肌血管扩张的药物是（　　）

　　A. 去甲肾上腺素　　　　　　B. 普萘洛尔　　　　　　　　C. 肾上腺素

　　D. 酚妥拉明　　　　　　　　E. 异丙肾上腺素

26. 临床可用于治疗支气管哮喘、房室传导阻滞及休克的拟肾上腺素药是（　　）

　　A. 肾上腺素　　　　　　　　B. 异丙肾上腺素　　　　　　C. 多巴酚丁胺

　　D. 麻黄碱　　　　　　　　　E. 去甲肾上腺素

27. 可治疗房室传导阻滞的药物（　　）

　　A. 肾上腺素　　　　　　　　B. 去甲肾上腺素　　　　　　C. 异丙肾上腺素

　　D. 多巴胺　　　　　　　　　E. 去氧肾上腺素

28. 关于去甲肾上腺素的叙述，以下错误的是（　　）

　　A. 收缩血管平滑肌　　　　　B. 激动心脏 β_1 受体　　　C. 激动血管平滑肌 α 受体

　　D. 激动 β_2 受体作用强　　E. 被 MAO 和 COMT 灭活

29. 肾上腺素松弛支气管平滑肌的机制是（　　）

　　A. 阻断 α_1 受体　　　　　B. 激动 β_1 受体　　　　　C. 激动 β_2 受体

　　D. 激动多巴胺受体　　　　　E. 阻断 β_1 受体

Ⅱ 共用题干单选题（A3、A4 型题）

（30 ~ 31 题共用题干）

　　患者，女，35 岁，头痛、发热、咳嗽、痰多、呼吸急促，经有关检查被确诊为大叶性肺炎，医嘱给予青霉素 G 静脉滴注治疗。护士遵医嘱做青霉素皮肤过敏试验，皮试过程中

患者突感胸闷、心慌，伴冷汗淋漓、脸色苍白、脉搏细弱。

30. 该患者出现上述症状应首选的抢救药物是（　　）

A. 肾上腺素　　　　　　　B. 去甲肾上腺素　　　　　C. 异丙肾上腺素

D. 间羟胺　　　　　　　　E. 多巴胺

31. 该药物缓解上述症状的原因是（　　）

A. 激动多巴胺受体，扩张肾血管

B. 激动 α、β 受体，收缩血管升高血压及扩张支气管

C. 激动 M 受体，扩张支气管

D. 激动 N 受体，增强骨骼肌收缩力

E. 阻断多巴胺受体，增加血流量

（32～33 题共用题干）

患者，男，感染性休克伴有心肌收缩力减弱和尿量减少。

32. 宜选用的药物是（　　）

A. 麻黄碱　　　　　　　　B. 去甲肾上腺素　　　　　C. 肾上腺素

D. 间羟胺　　　　　　　　E. 多巴胺

33. 患者不能使用的药物是（　　）

A. 麻黄碱　　　　　　　　B. 去甲肾上腺素　　　　　C. 肾上腺素

D. 异丙肾上腺素　　　　　E. 多巴胺

Ⅲ 共用备选答案单选题（B 型题）

（34～36 题共用备选答案）

A. 激动 β_1 受体　　　　　　B. 激动 α_1 受体　　　　　C. 激动多巴胺受体

D. 激动 α_2 受体　　　　　　E. 激动 β_2 受体

34. 多巴胺使肾和肠系膜血管扩张的原因是（　　）

35. 肾上腺素加强心肌收缩力、加快心率是通过（　　）

36. 异丙肾上腺素使支气管扩张是通过（　　）

（37～39 题共用备选答案）

A. 异丙肾上腺素　　　　　B. 麻黄碱　　　　　　　　C. 去氧肾上腺素

D. 肾上腺素　　　　　　　E. 去甲肾上腺素

37. 用于治疗房室传导阻滞的药物是（　　）

38. 能用于检查眼底的药物是（　　）

39. 对中枢有明显兴奋作用的药物是（　　）

（40～42 题共用备选答案）

A. 间羟胺　　　　　　　　B. 去甲肾上腺素　　　　　C. A 和 B

D. 去氧肾上腺素　　　　　E. 肾上腺素

40. 升压可靠，持续时间较长，可肌内注射的药物是（　　）

41. 主要激动 α 受体，对 β_1 受体作用较弱，能减少肾血流量的药物是（　　）

42. 可用于治疗支气管哮喘的药物是 （　　）

(43～45 题共用备选答案)

A. 主要选择性作用于 β_1 受体　　　B. 主要选择性作用于 β_2 受体

C. 主要选择性作用于 M 受体　　　D. 主要选择性作用于 N 受体

E. A 和 B

43. 异丙肾上腺素作用于 （　　）

44. 沙丁胺醇作用于 （　　）

45. 多巴酚丁胺作用于 （　　）

四、自测试题答案

1. A	2. E	3. D	4. C	5. D	6. E	7. B	8. C	9. D	10. B
11. D	12. D	13. D	14. C	15. D	16. C	17. D	18. E	19. D	20. A
21. E	22. E	23. A	24. C	25. C	26. B	27. C	28. D	29. C	30. A
31. B	32. E	33. B	34. C	35. A	36. E	37. A	38. C	39. B	40. A
41. A	42. E	43. E	44. B	45. A					

（尹龙武）

第九章　抗肾上腺素药

一、学习目标

（一）掌握酚妥拉明的作用、临床应用、不良反应及注意事项。

（二）熟悉 β 受体阻断药的作用、临床应用及不良反应。

（三）了解其他抗肾上腺素药的作用特点及临床应用。

二、学习要点

（一）α 受体阻断药

酚妥拉明

为短效非选择性 α 受体阻断药，阻断 α_1、α_2 受体。

【药理作用】

1. 扩张血管　既能阻断 α 受体又能直接松弛血管平滑肌，降低血压，改善微循环。

2. 兴奋心脏　反射性兴奋交感神经，以及阻断神经末梢突触前膜 α_2 受体，促进去甲肾上腺素的释放，兴奋心脏。

【临床应用】

1. 治疗外周血管痉挛性疾病。

2. 治疗去甲肾上腺素滴注外漏。

3. 肾上腺嗜铬细胞瘤诊断和治疗。

4. 抗感染性休克　舒张血管，降低外周阻力，增加心排出量，改善微循环，治疗休克。

5. 治疗充血性心力衰竭和急性心肌梗死　减轻心脏前、后负荷，缓解心力衰竭和肺水肿症状。

【不良反应及注意事项】

有拟胆碱作用和拟组胺样作用，溃疡病患者慎用。可引起心动过速和直立性低血压，低血压用去甲肾上腺素升压治疗。

酚苄明

阻断 α 受体作用强大而持久，为长效类 α 受体阻断药。用于治疗外周血管痉挛性疾病、抗休克、嗜铬细胞瘤的诊断与治疗，以及前列腺增生治疗等。

哌唑嗪

哌唑嗪、特拉唑嗪、坦洛新及多沙唑嗪等为选择性 α_1 受体阻断药，主要用于良性前列腺肥大、原发性高血压等的治疗。

（二）β受体阻断药

包括 β_1、β_2 受体阻断药：普萘洛尔（心得安）、吲哚洛尔、噻吗洛尔、纳多洛尔等；β_1 受体阻断药：阿替洛尔、美托洛尔等。

【药理作用】

1. β 受体阻断作用　心脏抑制（心率减慢、心肌收缩力和心输出量降低、心肌耗氧量减少）、冠脉血流量减少、高血压患者血压下降、支气管痉挛。

2. 内在拟交感活性。

3. 膜稳定作用。

4. 其他作用　普萘洛尔抗血小板、噻吗洛尔降低眼压等。

【临床应用及不良反应】

临床常用于治疗快速型心律失常、心绞痛、心肌梗死、高血压、心力衰竭和甲状腺功能亢进等。不良反应主要包括心血管反应、诱发或加重支气管哮喘、反跳现象等。

（三）α、β受体阻断药

拉贝洛尔

对 α、β 受体的选择性较低，但对 β 受体的阻断作用强于 α 受体。临床主要用于治疗高血压等。

三、自测试题

Ⅰ 单选题（A1、A2 型题）

1. 酚妥拉明的临床应用不包括（　　）

A. 血管痉挛性疾病　　　　　B. 抗休克　　　　　C. 心力衰竭

D. 支气管哮喘　　　　　　　E. 嗜铬细胞瘤诊断

2. 患者，男，30 岁，静滴去甲肾上腺素治疗早期神经性休克，用药过程中发现滴注部位苍白、发凉，此时，除更换注射部位、热敷外，还应给予何种药物治疗（　　）

A. 多巴胺　　　　　　　　　B. 阿托品　　　　　C. 酚妥拉明

D. 普萘洛尔　　　　　　　　E. 拉贝洛尔

3. 患者，女，40 岁，右足冬季受外伤后，长期不能穿鞋，复受寒湿，外伤虽愈但感右足趾麻木疼痛。经诊断为血栓闭塞性脉管炎，采用防寒保暖等措施外，还可给予下述何种药物治疗（　　）

A. 酚妥拉明　　　　　　　　B. 多巴胺　　　　　C. 阿托品

D. 麻黄碱 　　　　　　　　E. 普萘洛尔

4. 酚妥拉明的不良反应不包括（　　）

A. 直立性低血压　　　　　B. 心律失常　　　　　　C. 诱发或加重消化道溃疡

D. 诱发加重心绞痛　　　　E. 诱发支气管哮喘

5. 选择性 α_1 受体阻断药是（　　）

A. 甲基多巴　　　　　　　B. 可乐定　　　　　　　C. 哌唑嗪

D. 酚妥拉明　　　　　　　E. 妥拉唑林

6. 酚妥拉明使血管舒张的主要机理是（　　）

A. 阻断 α_2 受体　　　　　B. 兴奋 β_2 受体　　　　C. 兴奋 β_1 受体

D. 阻断 M 受体　　　　　E. 阻断 α_1 受体

7. 治疗血栓闭塞性疾病可选（　　）

A. 异丙肾上腺素　　　　　B. 山莨菪碱　　　　　　C. 麻黄碱

D. 多巴胺　　　　　　　　E. 酚妥拉明

8. 酚妥拉明不具有的药理作用是（　　）

A. 组胺样作用　　　　　　B. 拟胆碱作用　　　　　C. 阻断 K^+ 通道

D. 扩张血管　　　　　　　E. 兴奋心脏

9. 酚妥拉明兴奋心脏的机理是（　　）

A. 阻断突触后膜 α_2 受体和增加 NA 释放

B. 反射性兴奋交感神经和增加 NA 释放

C. 阻断突触前膜 α_2 受体和减少 NA 释放

D. 反射性兴奋交感神经和减少 NA 释放

E. 反射性兴奋迷走神经和增加 NA 释放

10. 具有拟胆碱和组胺样作用的药物是（　　）

A. 普萘洛尔　　　　　　　B. 美托洛尔　　　　　　C. 酚苄明

D. 酚妥拉明　　　　　　　E. 拉贝洛尔

11. 应用酚妥拉明后再用肾上腺素时血压变化为（　　）

A. 不变　　　　　　　　　B. 先升后降　　　　　　C. 稍升高

D. 降低　　　　　　　　　E. 显著升高

12. 普萘洛尔的禁忌证不包括（　　）

A. 窦性心动过缓　　　　　B. 重度房室传导阻滞　　C. 变异型心绞痛

D. 严重心功能不全　　　　E. 甲状腺功能亢进

13. 普萘洛尔不能用于治疗（　　）

A. 高血压　　　　　　　　B. 过速型心律失常　　　C. 心绞痛

D. 甲状腺功能亢进　　　　E. 支气管哮喘

14. 具有降眼内压的 β 受体阻断药是（　　）

A. 阿替洛尔　　　　　　　B. 普萘洛尔　　　　　　C. 拉贝洛尔

D. 美托洛尔　　　　　　　E. 噻吗洛尔

15. β受体阻断药不具有的不良反应是（　　）

A. 引起支气管哮喘　　　B. 引起血小板聚集　　　C. 引起外周血管痉挛

D. 引起窦性心动过缓　　E. 引起急性心功能不全

16. 普萘洛尔能阻滞下列哪种作用（　　）

A. 出汗　　　　　　　　B. 皮肤黏膜血管收缩　　C. 肾血管收缩

D. 心动过速　　　　　　E. 竖毛反应

17. 普萘洛尔的禁忌证是（　　）

A. 高血压　　　　　　　B. 甲亢患者　　　　　　C. 心绞痛

D. 支气管哮喘　　　　　E. 青光眼

18. 普萘洛尔不具有下列哪项作用（　　）

A. 增加糖原分解　　　　B. 抑制脂肪分解　　　　C. 抑制肾素分泌

D. 增加呼吸道阻力　　　E. 降低心肌耗氧量

19. 普萘洛尔的药理学特点是（　　）

A. 口服生物利用度个体差异大　　　　B. 阻断β受体强度最高

C. 消除途径主要是经肾排泄　　　　　D. 没有膜稳定作用

E. 有内在拟交感活性

20. 普萘洛尔不能拮抗肾上腺素的哪种作用（　　）

A. 正性肌力　　　　　　B. 促进脂肪分解　　　　C. 舒张支气管

D. 正性频率　　　　　　E. 收缩血管

21. 普萘洛尔治疗心绞痛的主要药理作用是（　　）

A. 阻断心脏 β_1 受体，降低心肌细胞耗氧量

B. 加强心肌收缩力，加强心脏泵血功能

C. 扩张冠脉

D. 降血压，减低心脏前负荷

E. 抑制血小板聚集，预防冠脉血栓形成

22. 可诱发和加重支气管哮喘的药物是（　　）

A. 酚妥拉明　　　　　　B. 普萘洛尔　　　　　　C. 哌唑嗪

D. 育亨宾　　　　　　　E. 酚苄明

Ⅱ 共用题干单选题（A3、A4 型题）

(23 ~ 24 题共用题干)

患者，女，29 岁，诊断为肢端动脉痉挛症，医嘱予酚妥拉明治疗。

23. 酚妥拉明治疗该疾病的原因是（　　）

A. 阻断α受体，扩张血管　　　　　　B. 阻断β受体，扩张血管

C. 激动多巴胺受体，扩张血管　　　　D. 激动 M 受体，扩张血管

E. 激动 N 受体，扩张血管

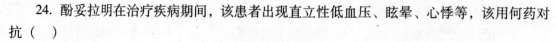

24. 酚妥拉明在治疗疾病期间，该患者出现直立性低血压、眩晕、心悸等，该用何药对抗（ ）

    A. 肾上腺素   B. 去甲肾上腺素   C. 多巴胺

    D. 麻黄碱   E. 普萘洛尔

Ⅲ 共用备选答案单选题（B 型题）

（25 ~ 29 题共用备选答案）

    A. 选择性阻断 α_1 受体   B. 选择性阻断 β_1 受体   C. 阻断 α_1、α_2 受体

    D. 阻断 β_1、β_2 受体   E. 阻断 α、β 受体

25. 酚妥拉明（ ）

26. 哌唑嗪（ ）

27. 普萘洛尔（ ）

28. 拉贝洛尔（ ）

29. 美托洛尔（ ）

四、自测试题答案

1. D   2. C   3. A   4. E   5. C   6. E   7. E   8. C   9. B   10. D

11. D   12. E   13. E   14. E   15. B   16. D   17. D   18. A   19. A   20. E

21. A   22. B   23. A   24. B   25. C   26. A   27. D   28. E   29. B

（尹龙武）

第十章　麻醉药

一、学习目标

（一）掌握普鲁卡因、利多卡因的药理作用、临床应用和不良反应。

（二）熟悉常用局部麻醉药的作用特点。

（三）了解常用全身麻醉的分类、药理作用、临床应用等。

二、学习要点

（一）局部麻醉药

局部麻醉药（简称局麻药）是一类能使用药局部感觉暂时消失，而患者在意识清醒条件下进行无痛手术的药物。

【药理作用】

1. 局麻作用

麻醉顺序：低浓度：阻断感觉神经冲动的发生和传导；高浓度：阻断自主神经、运动神经和中枢神经。

感觉消失的顺序：痛觉—温觉—触觉—压觉（恢复则相反）。

2. 吸收作用

（1）抑制中枢：表现为先兴奋后抑制。

（2）抑制心脏：使心肌收缩力减弱，心脏传导减慢，甚至出现心脏停搏。

（3）扩张血管：各种局麻药通过抑制交感神经而扩张血管，注射用药时，应加入少量肾上腺素。

【局麻方法】

局麻药的方法及应用（表10-1）。

表 10-1　局麻药的应用方法

名称	麻醉方法	应用
表面麻醉	点涂于黏膜表面	口腔、鼻、咽喉、眼、尿道黏膜的手术及检查
浸润麻醉	手术部位皮内，皮下，深部组织注入	表浅小手术

续表

名称	麻醉方法	应用
传导麻醉	神经干，神经丛周围注射	牙科，四肢手术
蛛网膜下腔麻醉	蛛网膜下腔，脊神经根	下腹部，下肢手术
硬脊膜外麻醉	硬脊膜外腔	上腹部手术

【作用机制】

阻止钠离子内流，使神经细胞膜不能除极化，从而阻滞神经冲动的产生和传导。

普鲁卡因

【药理作用和临床应用】

1. 局部麻醉：对组织无刺激性，毒性较小，应用广泛，但黏膜穿透力弱，不适于表面麻醉。

2. 局部封闭：可减少病灶对中枢神经系统产生的恶性刺激，有利于改善病变局部组织的营养过程，可使炎症、组织损伤部位的症状缓解，促进病变痊愈。

【不良反应】

1. 毒性反应：量大或误注入血管可引起中枢反应，表现为先兴奋后抑制。

2. 腰麻及硬膜外麻醉低血压：首选术前肌内注射麻黄碱防治。

3. 过敏反应：需皮试。

【药物相互作用】

局麻药显酸性，不得与碱性药液混合，应避免与磺胺药、洋地黄类、胆碱酯酶抑制药合用，与葡萄糖配伍，局麻效力降低。

利多卡因

【药理作用和临床应用】

1. 全能局麻药：麻醉效力是普鲁卡因的 2 倍，快而持久。由于扩散力强，腰麻应慎重。

2. 抗心律失常：治疗室性心律失常。

【不良反应】

毒性比普鲁卡因略大，过量可致惊厥和心脏骤停，故切勿过量。

丁卡因

【药理作用和临床应用】

效力强和毒力大，穿透力强，作用快，维持时间长。一般不用于浸润麻醉。

【不良反应】

毒性大，吸收迅速，误注入血管易致猝死。

丁哌卡因

【药理作用和临床应用】

丁哌卡因是一种强效和长时效局麻药。组织穿透力弱，不适于表面麻醉。

常用局麻药的比较（表10-2）。

表 10-2　常用局麻药比较

药名	相对强度	相对毒性	穿透力	局麻用途
普鲁卡因	1	1	弱	除表面麻醉外的各种麻醉
利多卡因	2	2	强	全能麻醉药
丁卡因	10	10～12	强	除浸润麻醉外的各种麻醉
丁哌卡因	10	4～6	弱	浸润、传导、硬膜外麻醉

（二）全身麻醉药

全身麻醉药（简称全麻药），是一类可逆性地抑制中枢神经系统功能，引起感觉、意识等暂时消失及骨骼肌松弛的药物。按照给药途径分为吸入性麻醉和静脉麻醉。

1. 吸入性麻醉

常用药有乙醚、氟烷类、氧化亚氮等，乙醚现已少用。

异氟烷和恩氟烷：目前广泛使用，诱导平稳迅速，苏醒快，肌肉松弛作用良好，不易引起心律失常，对肝脏无明显毒性，适用于各种手术麻醉。

氧化亚氮：又名笑气，无色味甜无刺激性液体气体，不燃不爆，麻醉效能低，苏醒快，单独使用不佳，常作为第二气体与其他吸入性全麻药配伍使用，或用于诱导麻醉。

2. 静脉麻醉

与吸入性麻醉比较，静脉麻醉的优点是无诱导期的不适，缺点是药物消除慢，不易掌控麻醉深度，容易发生麻醉意外。常用静脉麻醉药有硫喷妥钠、氯胺酮、丙泊酚（表 10-3）。

表 10-3　常用静脉麻醉

药物名称	作用特点	临床应用
硫喷妥钠	超短效巴比妥类药物，麻醉迅速，维持时间短，无诱导期	常用于诱导麻醉和基础麻醉，单独使用仅限于短时小手术。支气管哮喘禁用
氯胺酮	对中枢既兴奋又抑制，产生"分离麻醉"。起效快、镇痛强、苏醒慢，体表镇痛作用明显	用于短时体表小手术和低血压患者的诱导麻醉
丙泊酚	起效快、作用短、苏醒快	用于全麻的诱导和维持

3. 复合麻醉

临床上任何一种麻醉药都无法达到理想麻醉药的要求，因此，多采用同时或先后应用两种以上麻醉药物或其他辅助药物的方式，以提高麻醉的效果和安全性，称复合麻醉（表 10-4）。

表 10-4　常用复合麻醉药物

用药目的	常用药物
镇静催眠（麻醉前给药）	巴比妥类、地西泮
抑制腺体分泌（麻醉前给药）	阿托品、东莨菪碱

续表

用药目的	常用药物
镇痛（麻醉前给药）	阿片类镇痛药
基础麻醉	巴比妥类、水合氯醛
诱导麻醉	硫喷妥钠、氧化亚氮
肌松药	琥珀胆碱
低温麻醉	氯丙嗪
神经安定镇痛术	氟哌利多 + 芬太尼
控制性降压	硝普钠、钙通道阻滞药

三、自测试题

I 单选题（A1、A2 型题）

1. 局麻药麻醉作用机制是干扰神经细胞上的（ ）
A. 钾通道　　　　　　　B. 钠通道　　　　　　　C. 钙通道
D. 氯通道　　　　　　　E. 二价阳离子通道

2. 肝脏毒性发生率最高的吸入麻醉药是（ ）
A. 氟烷　　　　　　　　B. 恩氟烷　　　　　　　C. 异氟烷
D. 笑气　　　　　　　　E. 地氟烷

3. 腰麻及硬膜外麻醉低血压首选药物（ ）
A. 麻黄碱　　　　　　　B. 间羟胺　　　　　　　C. 去甲肾上腺素
D. 肾上腺素　　　　　　E. 多巴胺

4. 下列关于普鲁卡因说法不正确的是（ ）
A. 局麻药显酸性，不得与碱性药液混合
B. 不可与磺胺药、洋地黄类合用
C. 与葡萄糖配伍，局麻效力降低
D. 可与新斯的明合用
E. 穿透力弱，不能用于表面麻醉

5. 下面哪种局麻药适合诱导麻醉（ ）
A. 氧化亚氮　　　　　　B. 氟烷　　　　　　　　C. 异氟烷
D. 地氟烷　　　　　　　E. 乙醚

6. 下面哪种麻醉药会导致分离麻醉（ ）
A. 硫喷妥钠　　　　　　B. 氯胺酮　　　　　　　C. 氧化亚氮
D. 丙泊酚　　　　　　　E. 氟烷

Ⅱ 共用题干单选题（A3、A4 型题）

（7～8 题共用题干）

患者，女，36 岁，诊断为急性阑尾炎，伴有心律失常，预行阑尾炎手术。

7. 应采取下列哪种麻醉（　　）

A. 表面麻醉　　　　　　　B. 浸润麻醉　　　　　　　C. 传导麻醉

D. 蛛网膜下腔麻醉　　　　E. 硬脊膜外腔麻醉

8. 宜使用哪种局麻药（　　）

A. 普鲁卡因　　　　　　　B. 丁卡因　　　　　　　　C. 丁哌卡因

D. 利多卡因　　　　　　　E. 罗哌卡因

Ⅲ 共用备选答案单选题（B 型题）

（9～12 题共用备选答案）

A. 普鲁卡因　　　　　　　B. 丁卡因　　　　　　　　C. 丁哌卡因

D. 利多卡因　　　　　　　E. 罗哌卡因

9. 毒性最大的局麻药是（　　）

10. 作用持续时间最长的局麻药是（　　）

11. 不适于浸润麻醉的局麻药是（　　）

12. 容易导致过敏性休克的局麻药是（　　）

（13～17 题共用备选答案）

A. 阿托品　　　　　　　　B. 吗啡　　　　　　　　　C. 巴比妥类

D. 氯丙嗪　　　　　　　　E. 琥珀胆碱

13. 以上哪个药物能用于麻醉前给药，用于抑制腺体分泌（　　）

14. 复合麻醉用于降低体温的药物是（　　）

15. 复合麻醉用于基础麻醉的药物是（　　）

16. 复合麻醉用于肌肉松弛的药物是（　　）

17. 以上哪个药物能用于麻醉前给药，用于中枢性镇痛（　　）

四、自测试题答案

1. B　　2. A　　3. A　　4. D　　5. A　　6. B　　7. D　　8. D　　9. B　　10. C

11. B　　12. A　　13. A　　14. D　　15. C　　16. E　　17. B

（易　娟）

第十一章　镇静催眠药和抗惊厥药

一、学习目标

（一）掌握苯二氮䓬类药物的药理作用、临床应用、不良反应及注意事项；掌握抗惊厥药物硫酸镁的药理作用、临床应用、不良反应及注意事项。

（二）熟悉巴比妥类药物的药理作用、临床应用、不良反应及中毒解救。

（三）了解其他镇静催眠药的作用特点及临床应用。

二、学习要点

（一）镇静催眠药

镇静催眠药是一类能选择性抑制中枢神经系统，产生镇静和维持近似生理睡眠的药物。小剂量镇静，较大剂量催眠，随着剂量加大还可产生抗惊厥、抗癫痫等作用。包括苯二氮䓬类、巴比妥类和其他类药物。

苯二氮䓬类

是临床最主要的镇静催眠药，根据半衰期长短分为 3 类。①长效类：地西泮、氟西泮；②中效类：氯硝西泮、奥沙西泮、艾司唑仑、阿普唑仑；③短效类：三唑仑。

【药理作用和临床应用】

1. 抗焦虑　地西泮临床上是治疗各种原因引起的焦虑症的首选药。

2. 镇静催眠　缩短入睡潜伏期、减少夜间觉醒、延长睡眠时间。治疗指数高、对快速眼动睡眠影响小、无肝药酶诱导作用，主要用于失眠、夜间惊恐和夜游症。

3. 抗惊厥及抗癫痫　辅助治疗破伤风、子痫、小儿高热及药物中毒引起的惊厥，静脉注射地西泮是治疗癫痫持续状态的首选药。

4. 中枢性肌肉松弛　作用较强，但不影响正常活动，用来治疗脑血管意外、脊髓损伤等中枢神经病变引起的肌僵直。

5. 其他　地西泮可引起暂时性记忆缺失，用于麻醉、心脏电击复律、内镜检查前给药，缓解患者恐惧情绪和使手术中的不良刺激术后不复记忆。

【不良反应及注意事项】

1. 后遗效应　宿醉反应。

2. 耐受性和依赖性 长期应用产生。

3. 呼吸及循环抑制 急性中毒时出现，除加速药物排出、阻止吸收及对症治疗外，可用选择性苯二氮䓬类受体阻断药氟马西尼解救。

4. 其他 致畸，妊娠早期禁用，产前和哺乳期慎用。

巴比妥类

现临床主要应用的有苯巴比妥和硫喷妥钠。苯巴比妥脂溶性低，排出缓慢，维持时间长。尿液 pH 影响排出，中毒时可碳酸氢钠碱化尿液促其排出。硫喷妥钠脂溶性高，极易透过血脑屏障，静注立即起效，后迅速转移再分布。

【药理作用和临床应用】

1. 镇静催眠 该应用已被苯二氮䓬类取代。

2. 抗惊厥及抗癫痫 临床用于小儿高热、破伤风、子痫、脑炎和中枢兴奋药中毒引起的惊厥。常用于癫痫大发作和持续状态。

3. 麻醉作用 硫喷妥钠用作静脉麻醉或诱导麻醉，用于小手术和内镜检查。

【不良反应及注意事项】

1. 后遗效应。

2. 耐受性和依赖性 长期应用产生。

3. 急性中毒 呼吸衰竭是其致死的主要原因，抢救措施为维持呼吸和循环功能，碱化血液和尿液。

4. 过敏反应。

其他类

包括水合氯醛、甲丙氨酯、丁螺环酮、唑吡坦和佐匹克隆。水合氯醛用于顽固性失眠和其他催眠药无效者，对胃刺激性强，需稀释口服或灌肠；佐匹克隆起效快、维持时间长，后遗效应轻，无明显的耐受性和依赖性。

（二）抗惊厥药

常用药物有苯二氮䓬类、巴比妥类、水合氯醛等，硫酸镁静脉注射有抗惊厥作用。

硫酸镁静脉或肌内注射，可产生中枢抑制、抗惊厥和降压作用。尤其适用于子痫，也可用于高血压危象。作用机制为特异性竞争 Ca^{2+} 结合位点，拮抗 Ca^{2+} 作用。Mg^{2+} 浓度过高可引起急性中毒，引起呼吸抑制、血压剧降、心脏停搏而死亡，腱反射消失为呼吸停止的先兆，静脉缓慢注射钙剂可对抗。

三、自测试题

Ⅰ 单选题（A1、A2 型题）

1. 对地西泮体内过程的描述，错误的是（ ）

A. 肌注吸收慢而不规则　　　　　　B. 血浆蛋白结合率低

C. 代谢产物去甲地西泮也有活性　　D. 可经胆汁排泄形成肝肠循环

E. 肝功能障碍时半衰期延长

2. 巴比妥类药物急性中毒时，引起死亡的原因是（　　）

A. 呼吸衰竭　　　　　　　B. 惊厥　　　　　　　C. 血压急剧下降

D. 心脏骤停　　　　　　　E. 缺氧

3. 地西泮无下列哪种作用（　　）

A. 焦虑症或焦虑性失眠　　B. 麻醉前给药　　　　C. 高热惊厥

D. 癫痫持续状态　　　　　E. 诱导麻醉

4. 在地西泮的药理作用和临床应用中，下列作用错误的是（　　）

A. 抗惊厥作用　　　　　　B. 较强缩短快动眼睡眠　　C. 抗癫痫

D. 镇静　　　　　　　　　E. 抗焦虑作用

5. 苯巴比妥过量中毒，应采取以下何种措施促排（　　）

A. 碱化尿液，使解离度增大，减少再吸收

B. 碱化尿液，使解离度增大，增加再吸收

C. 碱化尿液，使解离度减小，增加再吸收

D. 酸化尿液，使解离度增大，增加再吸收

E. 酸化尿液，使解离度减小，减少再吸收

6. 临床上，癫痫持续状态首选（　　）

A. 苯巴比妥　　　　　　　B. 丙戊酸钠　　　　　C. 静注地西泮

D. 静注苯妥英钠　　　　　E. 水合氯醛

7. 巴比妥类药物的不良反应不包括下列哪种（　　）

A. 宿醉　　　　　　　　　B. 皮疹　　　　　　　C. 血管神经性水肿

D. 中毒　　　　　　　　　E. 黄绿视

8. 用于抢救苯二氮䓬类药物中毒的是（　　）

A. 氟马西尼　　　　　　　B. 钙剂　　　　　　　C. 阿托品

D. 钾盐　　　　　　　　　E. 纳洛酮

9. 硫酸镁的临床应用不包括（　　）

A. 泻下　　　　　　　　　B. 利胆　　　　　　　C. 子痫

D. 抗惊厥　　　　　　　　E. 升压

10. 为治疗子痫、破伤风等惊厥应选用（　　）

A. 苯妥英钠　　　　　　　B. 水合氯醛　　　　　C. 甲丙氨酯

D. 阿托品　　　　　　　　E. 硫酸镁

11. 患者，女，3岁5个月，因肺炎而致体温升高到39.5℃，时有惊厥出现，此时除抗菌治疗外，还应对症治疗，首选何药抗惊厥（　　）

A. 苯妥英钠　　　　　　　B. 水合氯醛　　　　　C. 甲丙氨酯

D. 阿托品　　　　　　　　E. 地西泮

12. 患者，男，40 岁，因失眠症，睡前服用苯巴比妥，次晨出现宿醉现象，这属于（　　）

    A. 副作用　　　　　　　　B. 毒性反应　　　　　　　　C. 后遗效应

    D. 停药反应　　　　　　　E. 过敏

13. 患者，男，30 岁，因服用大量苯巴比妥，出现昏迷、呼吸衰竭，抢救措施中错误的是（　　）

    A. 输氧　　　　　　　　　B. 静滴 NaHCO$_3$　　　　　C. 口服硫酸镁

    D. 洗胃　　　　　　　　　E. 利尿

14. 患者，女，22 岁，妊娠合并高血压，妊娠 28 周，突然出现抽搐、口吐白沫、昏迷，血压 145/95mmHg，入院治疗，应给予下列哪种药物（　　）

    A. 硫酸镁　　　　　　　　B. 苯妥英钠　　　　　　　　C. 氟马西尼

    D. 水合氯醛　　　　　　　E. 钙剂

15. 患者，男，65 岁，失眠难以入睡，最适宜给的药物为（　　）

    A. 地西泮　　　　　　　　B. 苯巴比妥　　　　　　　　C. 水合氯醛

    D. 佐匹克隆　　　　　　　E. 氟硝西泮

Ⅱ 共用题干单选题（A3、A4 型题）

（16 ~ 18 题共用题干）

患者，女，32 岁，因癫痫一直服药治疗，近来因故突然停药数月，癫痫再度发作，且持续出现昏迷，诊断为癫痫持续状态。

16. 该患者可选用什么药物治疗（　　）

    A. 地西泮　　　　　　　　B. 苯巴比妥　　　　　　　　C. 水合氯醛

    D. 佐匹克隆　　　　　　　E. 硫酸镁

17. 该类药物最严重的不良反应不包括（　　）

    A. 后遗效应　　　　　　　B. 耐受性和依赖性　　　　　C. 呼吸和循环抑制

    D. 致畸　　　　　　　　　E. 血管神经性水肿

18. 该类药物急性中毒可用什么药物治疗（　　）

    A. 氟马西尼　　　　　　　B. 阿托品　　　　　　　　　C. NaHCO$_3$

    D. 利多卡因　　　　　　　E. 青霉素

（19 ~ 20 题共用题干）

患者，男，30 岁，计算机程序员，自认为有神经质，经常容易受惊，担心一些无关紧要的小事，时常出现胃痉挛，自诉没有服药史，初步诊断为患有焦虑症。

19. 最适应选用的药物为（　　）

    A. 三唑仑　　　　　　　　B. 苯巴比妥　　　　　　　　C. 地西泮

    D. 异戊巴比妥　　　　　　E. 硫酸镁

20. 该类药物的作用特点不包括（　　）

    A. 缩短入睡潜伏期、减少夜间觉醒

B. 延长睡眠时间、治疗指数高

C. 对快速眼动睡眠影响大

D. 无肝药酶诱导作用

E. 有耐受性和成瘾性

Ⅲ 共用备选答案单选题（B 型题）

（21～23 题共用备选答案）

A. 水合氯醛   B. 地西泮   C. 苯巴比妥

D. 硫酸镁   E. 佐匹克隆

21. 与中枢神经系统特定部位 BZ 受体结合，使 Cl^- 通道开放的频率增加 （ ）

22. 延长 Cl^- 通道开放的时间，增强 GABA 的抑制效应 （ ）

23. 为特异性竞争 Ca^{2+} 结合位点，拮抗 Ca^{2+} 作用 （ ）

（24～27 题共用备选答案）

A. 硫喷妥钠   B. 司可巴比妥钠   C. 地西泮

D. 苯巴比妥   E. 硫酸镁

24. 具有肝药酶活性的药物是 （ ）

25. 口服泻下利胆，静脉注射抗惊厥、降压的药物是 （ ）

26. 可用于诱导麻醉的药物是 （ ）

27. 不缩短快动眼睡眠时相，成瘾性轻的安眠药是 （ ）

（28～30 题共用备选答案）

A. 氟马西尼   B. 钙剂   C. 碳酸氢钠

D. 钾盐   E. 阿托品

28. 硫酸镁中毒可用 （ ）

29. 苯二氮䓬类药物中毒可用 （ ）

30. 苯巴比妥药物中毒可用 （ ）

四、自测试题答案

1. B 2. A 3. E 4. B 5. A 6. C 7. E 8. A 9. E 10. E

11. E 12. C 13. C 14. A 15. D 16. A 17. E 18. A 19. C 20. C

21. B 22. C 23. D 24. D 25. E 26. A 27. C 28. B 29. A 30. C

（彭　艳）

第十二章　抗癫痫药

一、学习目标

（一）掌握苯妥英钠的作用、临床应用及不良反应。

（二）熟悉卡马西平、丙戊酸钠、乙琥胺、苯巴比妥的临床应用及不良反应。

（三）了解癫痫的分型及抗癫痫药应用原则。

二、学习要点

癫痫是中枢神经系统常见疾病之一，癫痫的病因主要为大脑局部神经元突发性异常高频放电，并向周围正常组织扩散，导致短暂的大脑功能障碍。依据发病时的症状可分为：强直–阵挛性发作（大发作）、失神性发作、复合局限性发作（精神运动性发作）、单纯部分性发作（局限性发作）、癫痫持续状态等。

（一）常用抗癫痫药

苯妥英钠

苯妥英钠呈强碱性，刺激性大故不宜做肌内注射；口服吸收不规则，经 6~10 天达到有效血药浓度（10~20μg/mL），主要被肝药酶代谢。

【药理作用】

苯妥英钠具有膜稳定作用，能阻滞 Na^+、Ca^{2+} 的通道，使动作电位不易产生从而阻止癫痫病灶神经元异常放电及其扩散。

【临床应用】

1. 抗癫痫　苯妥英钠为癫痫大发作的首选药，缓慢推注可缓解癫痫持续状态，对局限性和精神运动性发作也有一定疗效，但对小发作无效甚至使病情恶化。

2. 治疗外周神经痛　可用于三叉神经痛、舌咽神经痛和坐骨神经痛，尤其对三叉神经痛效果好。

3. 抗心律失常　主要用于治疗室性心律失常，强心苷中毒引起的快速性心律失常首选。

【不良反应】

1. 局部刺激　口服引起胃肠道反应、食欲减退，静脉注射引起静脉炎，青少年可引起齿龈增生，停药 3~6 个月后可自行消失。

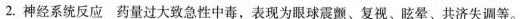

2. 神经系统反应 药量过大致急性中毒，表现为眼球震颤、复视、眩晕、共济失调等。

3. 造血系统反应 长期应用导致叶酸缺乏，引起巨幼红细胞性贫血或再生障碍性贫血。

4. 骨骼系统反应 为肝药酶诱导剂加速维生素 D 的代谢，长期应用可致低钙血症，儿童表现为佝偻病，成人表现为骨软化症。

卡马西平

【药理作用和临床应用】

卡马西平可阻滞 Na^+ 通道，抑制癫痫病灶及其周围神经元放电，还可增强 γ - 氨基丁酸在突触后的作用。卡马西平是治疗精神运动性发作的首选药，对于局限性发作和大发作均有效，对小发作疗效较差，对癫痫并发的精神症状亦有效。卡马西平治疗神经痛优于苯妥英钠，还可用于治疗躁狂症、抑郁症、尿崩症。

【不良反应】

常见不良反应包括眩晕、视力模糊、恶心呕吐、共济失调、手指震颤、水钠潴留，还可出现骨髓抑制，肝损害少见。

苯巴比妥

苯巴比妥可抑制病灶的异常发电和抑制异常放电扩散，主要用于治疗癫痫大发作及癫痫持续状态，对局限性发作及精神运动性发作也有效，对小发作作用差。苯巴比妥可出现嗜睡、精神萎靡等副作用，同时为肝药酶诱导剂。

乙琥胺

乙琥胺可抑制 T 型 Ca^{2+} 通道，抑制异常放电，高浓度时还可抑制 Na^+ - K^+ - ATP 酶，抑制 γ - 氨基丁酸转氨酶。乙琥胺为小发作首选药，对其他惊厥无效。

常见不良反应为胃肠道反应，其次为中枢神经系统症状。

丙戊酸钠

丙戊酸钠为广谱抗癫痫药，不能抑制癫痫病灶放电，但能阻滞病灶异常放电的扩散。丙戊酸钠对大发作疗效不及苯妥英钠、苯巴比妥，对小发作优于乙琥胺，对复杂部分性发作疗效近似卡马西平，对非典型的小发作疗效不及氯硝西泮。丙戊酸钠为大发作合并小发作时的首选药物，对其他药物未能控制的顽固性癫痫可能奏效。

丙戊酸钠常见一过性消化系统症状，多发生肝损害，12 岁以下儿童易发生致死性肝损害。丙戊酸钠为肝药酶诱导剂。

（二）抗癫痫临床用药原则

1. 合理选择药物 根据类型选药。

2. 治疗方案个体化。

3. 不可突然停药。

4. 长期用药。

三、自测试题

Ⅰ单选题（A1、A2 型题）

1. 癫痫小发作首选药物是（ ）
A. 苯巴比妥   B. 水合氯醛   C. 地西泮
D. 乙琥胺   E. 丙戊酸钠

2. 在抗癫痫药物中具有抗心律失常作用的是（ ）
A. 苯妥英钠   B. 卡马西平   C. 三唑仑
D. 苯巴比妥   E. 丙戊酸钠

3. 癫痫持续状态首选（ ）
A. 苯妥英钠   B. 地西泮静脉注射   C. 异戊巴比妥
D. 硫喷妥钠   E. 卡马西平

Ⅱ共用题干单选题（A3、A4 型题）

（4～6 题共用题干）

患者，女，35 岁。十年前有脑外伤史，因家庭琐事情绪激动突发全身肢体抽搐，口吐白沫，呼之能应，不能对答，大小便失禁，持续时间 2 分钟左右，发作间隔 10 天左右。诊断为癫痫大发作。

4. 该疾病首选用药是（ ）
A. 乙琥胺   B. 苯妥英钠   C. 卡马西平
D. 丙戊酸钠   E. 苯巴比妥

5. 该药物用量过大可出现（ ）
A. 齿龈增生   B. 水钠潴留   C. 眼球震颤
D. 骨髓抑制   E. 致死性肝损害

6. 该药物对下列哪种疾病无效（ ）
A. 癫痫大发作   B. 癫痫小发作   C. 精神运动性发作
D. 局限性发作   E. 三叉神经痛

Ⅲ共用选项单选题（B 型题）

（7～9 题共用选项）
A. 苯妥英钠   B. 卡马西平   C. 丙戊酸钠
D. 乙琥胺   E. 苯巴比妥

7. 癫痫精神运动性发作首选（ ）

8. 大发作合并小发作时首选（ ）

9. 不是肝药酶诱导剂的抗癫痫药是（ ）

四、自测试题答案

1. **D**   2. **A**   3. **B**   4. **B**   5. **C**   6. **B**   7. **B**   8. **C**   9. **D**

（杨吟宇）

第十三章 治疗中枢神经系统退行性疾病药

一、学习目标

（一）掌握左旋多巴、苯海索的药理作用、临床应用及不良反应。
（二）熟悉其他抗帕金森药的特点。
（三）了解常用治疗阿尔茨海默病的药物。

二、学习要点

（一）抗帕金森病药

帕金森病又称震颤麻痹，是一种主要表现为进行性锥体外系功能障碍的中枢神经系统退行性疾病。抗帕金森病药主要包括中枢拟多巴胺药和中枢胆碱受体阻断药两类。

1. 中枢拟多巴胺药

左旋多巴

【药理作用】

左旋多巴在中枢脱羧酶的作用下转变成多巴胺，补充中枢多巴胺的不足，缓解帕金森病的症状，特点是：起效慢，对轻症及年轻患者疗效较好，改善运动障碍，对吩噻嗪类引起的帕金森综合征无效。

【临床应用】

左旋多巴用于各型帕金森病患者的治疗；能治疗肝性脑病，改善脑功能，促患者苏醒。

【不良反应】

左旋多巴的不良反应与在外周生成的多巴胺有关，主要出现胃肠道反应，心血管反应（直立性低血压、心律失常），长期用药可出现不自主异常运动，"开 - 关"现象及精神症状。

其他抗帕金森病药

卡比多巴为外周脱羧酶抑制剂，与左旋多巴合用时可减少左旋多巴在外周组织脱羧，提高左旋多巴的疗效并减少副作用。

司来吉兰能抑制纹状体中多巴胺的降解，提高中枢多巴胺浓度，增强左旋多巴的疗效并减轻"开 - 关"现象。

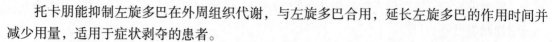

托卡朋能抑制左旋多巴在外周组织代谢,与左旋多巴合用,延长左旋多巴的作用时间并减少用量,适用于症状剥夺的患者。

溴隐亭疗效与左旋多巴相似但改善肌肉震颤效果较好,对重症患者的疗效优于轻症患者。

金刚烷胺除具有抗病毒作用外还可用于帕金森病的治疗,与左旋多巴有协同作用。

2. 中枢抗胆碱药

苯海索

苯海索为中枢胆碱受体阻断药,可减弱纹状体中乙酰胆碱的作用,纠正帕金森病患者脑内的多巴胺和乙酰胆碱的平衡失调,适用于轻症患者及不能使用左旋多巴的患者,对晚期严重帕金森病患者可与左旋多巴合用。苯海索副作用类似阿托品。

(二)抗阿尔茨海默病药

老年性痴呆症可分为原发性痴呆症、血管性痴呆症和两者的混合型,前者又称阿尔茨海默病,是一种与年龄高度相关的、以进行性认知障碍和记忆力损害为主的中枢神经系统退行性疾病。目前采用的比较特异性的治疗策略是增加中枢胆碱能神经功能,包括胆碱酯酶抑制药和 M 受体激动药。

1. 胆碱酯酶抑制药

他克林

【药理作用】

他克林为第一代可逆性胆碱酯酶抑制药,通过抑制胆碱酯酶而增加乙酰胆碱的含量。

【临床应用】

他克林与卵磷脂合用治疗阿尔茨海默病,可延缓病程 6 ~ 12 个月,提高患者的认知能力和自理能力。

【不良反应】

他克林最常见的不良反应为肝毒性,大剂量应用可出现胆碱综合征。

多奈哌齐

多奈哌齐为第二代可逆性中枢乙酰胆碱抑制药,可增加中枢乙酰胆碱的含量。多奈哌齐用于改善患者的认知功能,延缓病情发展,与他克林相比有剂量小、毒性低和价格相对较低的优点。

2. M 受体激动药

占诺美林是 M_1 受体激动药,易通过血脑屏障,高剂量口服可明显改善阿尔茨海默病患者的认知功能和行为能力,但因易引起胃肠道和心血管的不良反应改为透皮贴剂。

三、自测试题

I 单选题(A1、A2 型题)

1. 卡比多巴治疗帕金森病的机制是(   )

A. 激动中枢多巴胺受体　　B. 抑制外周多巴脱羧酶活性　C. 阻断中枢胆碱受体

D. 抑制多巴胺的再摄取　　E. 使多巴胺受体增敏

2. 溴隐亭治疗帕金森病的机制是（　　）

A. 直接激动中枢的多巴胺受体　　　　　　　　B. 阻断中枢胆碱受体

C. 抑制多巴胺的再摄取　　　　　　　　　　　D. 激动中枢胆碱受体

E. 补充纹状体多巴胺的不足

3. 卡比多巴与左旋多巴合用的理由是（　　）

A. 提高脑内多巴胺的浓度，增强左旋多巴的疗效

B. 减慢左旋多巴肾脏排泄，增强左旋多巴的疗效

C. 卡比多巴直接激动多巴胺受体，增强左旋多巴的疗效

D. 抑制多巴胺的再摄取，增强左旋多巴的疗效

E. 卡比多巴阻断胆碱受体，增强左旋多巴的疗效

4. 苯海索治疗帕金森病的机制是（　　）

A. 补充纹状体中多巴胺　　B. 激动多巴胺受体　　　　C. 兴奋中枢胆碱受体

D. 阻断中枢胆碱受体　　　E. 抑制多巴胺脱羧酶

5. 关于左旋多巴治疗帕金森病的疗效，下列哪项是错误的（　　）

A. 对抗精神病药引起的锥体外系反应有效

B. 对轻症患者疗效好

C. 对较轻患者疗效好

D. 对重症及老年患者疗效差

E. 对肌肉震颤症状疗效差

Ⅱ共用题干单选题（A3、A4型题）

（6～7题共用题干）

患者，男，65岁，主因"左侧肢体抖动、僵硬1年，累及右侧2年"，门诊以帕金森病收入院。患者3年前无明显诱因出现左上肢远端无自主抖动，以安静状态下明显，激动加重，睡眠后消失，2年前右侧肢体亦出现上述症状。走路慢，小碎步，起床迈步转身费力，呈弯腰驼背姿势。无站立头晕、吞咽困难、平衡障碍。

6. 该患者应选用何种药物（　　）

A. 卡比多巴　　　　　　　B. 左旋多巴　　　　　　　C. 苯海索

D. 他克林　　　　　　　　E. 司来吉兰

7. 该药物的作用机制为（　　）

A. 抑制多巴胺的再摄取　　　B. 激动中枢胆碱受体　　C. 阻断中枢胆碱受体

D. 补充纹状体中多巴胺的不足　　E. 直接激动中枢的多巴胺受体

Ⅲ 共用选项单选题（B 型题）

（8～10 题共用选项）

A. 帕金森病
B. 抗精神病药引起的帕金森综合征
C. 两者均可
D. 两者均否

8. 左旋多巴可治疗（ ）

9. 苯海索可治疗（ ）

10. 卡马西平可治疗（ ）

（11～13 题共用选项）

A. 卡比多巴
B. 溴隐亭
C. 两者均是
D. 两者均否

11. 单独应用治疗帕金森病有效的药物是（ ）

12. 抑制多巴脱羧酶的药物是（ ）

13. 抗帕金森病和治疗肝昏迷的药物是（ ）

四、自测试题答案

1. **B** 2. **A** 3. **A** 4. **D** 5. **A** 6. **B** 7. **D** 8. **A** 9. **C** 10. **D**
11. **B** 12. **A** 13. **D**

（杨吟宇）

第十四章 抗精神失常药

一、学习目标

（一）掌握氯丙嗪、丙米嗪、氯氮平的药理作用、临床应用、不良反应及禁忌证。
（二）熟悉利培酮、氟西汀、碳酸锂的作用特点和临床应用。
（三）了解其他同类药物的作用特点及临床应用。

二、学习要点

（一）抗精神病药

精神分裂症以思维、情感、行为不协调，精神活动与现实脱离为主要特征的一类疾病，临床分为Ⅰ型和Ⅱ型。Ⅰ型以幻觉和妄想等阳性症状为主，Ⅱ型以情感淡漠，主动性缺乏等阴性症状为主，本类药物对Ⅰ型效果好；Ⅱ型差，甚至无效（表14-1）。

表14-1 抗精神病药物分类

分类	代表药	作用特点
吩噻嗪类	氯丙嗪、奋乃静、氟奋乃静、三氟拉嗪、硫利达嗪	氯丙嗪作用（表14-2）。奋乃静、氟奋乃静、三氟拉嗪锥体外系反应明显，奋乃静适用器质性精神病、老年精神障碍，还可用于呕吐和顽固性呃逆；硫利达嗪适用于儿童多动症和行为障碍
硫杂蒽类	氯普噻吨、氟哌噻吨	氯普噻吨常用于伴焦虑、抑郁状的精神分裂症、焦虑性神经官能症及更年期抑郁症；氟哌噻吨有抗抑郁作用，禁用于躁狂症患者
丁酰苯类	氟哌啶醇、氟哌利多	氟哌啶醇选择性阻断 D_2 受体，作用强；氟哌利多作为强安定剂，与芬太尼合用为"神经阻滞镇痛术"
其他类	五氟利多、舒必利、氯氮平、利培酮	氯氮平为广谱神经安定剂，几乎无锥体外系反应，常用于其他抗精神病无效或锥体反应明显的患者，但可引起粒细胞减少或缺乏；利培酮为第二代非典型抗精神病药，对Ⅰ型和Ⅱ型均有效果，一线抗精神病药物

表 14-2　氯丙嗪的药理作用、作用机制、临床应用及不良反应

药理作用	作用机制	临床应用及不良反应
抗精神病作用	阻断中脑边缘系统通路和中脑皮质系统通路的 D_2 受体	治疗精神分裂症，I 型和急性效果佳
镇吐作用	小剂量阻断催吐化学感受区 D_2 受体；大剂量抑制呕吐中枢	呕吐和顽固性呃逆，对前庭刺激所致呕吐无效
对体温调节的作用	抑制结节 - 漏斗通路的体温调节中枢	低温麻醉和人工冬眠，与哌替啶、异丙嗪组成冬眠合剂
加强中枢抑制药的作用	阻断脑干网状结构上行激动系统的 α 受体	镇静催眠，与麻醉药、镇痛药及乙醇等合用减量
对自主神经的作用	阻断 α 受体和 M 受体	引起直立型低血压、口干、便秘、视物模糊
对内分泌系统的作用	阻断结节 - 漏斗通路 D_2 受体，使催乳素分泌增加；促肾上腺皮质激素、糖皮质激素和生长激素分泌减少	乳房肿大、泌乳，适用于巨人症治疗
产生锥体外系反应	阻断黑质 - 纹状体通路 D_2 受体	帕金森综合征、静坐不能、急性肌张力障碍和迟发性运动障碍

【禁忌证】

青光眼、乳腺增生、乳腺癌、昏迷、严重肝功能障碍、癫痫及有惊厥病史者禁用，冠心病患者慎用。

（二）抗躁狂药和抗抑郁药

躁狂主要表现为情绪高涨、联想丰富、烦躁不安等，氯丙嗪、氟哌啶醇及某些抗癫痫药具有抗躁狂作用，碳酸锂为典型代表。

碳酸锂

口服吸收快，显效慢，连续应用 2~3 周可充分显效，与钠离子竞争性重吸收。治疗量对躁狂症有显著疗效，有情绪稳定剂之称。安全范围窄，血药浓度超过 2mmol/L 即中毒，应做血药浓度监测，过高可采取生理盐水注射促排。

抑郁症表现为情绪低落、寡言少语、思维缓慢、自责感强、有自杀倾向。常用药物分为以下几类。①三环类抑郁药：丙米嗪、阿米替林；②去甲肾上腺素摄取抑制药：马普替林；③5 - 羟色胺再摄取抑制药：氟西汀、帕罗西汀；④其他类：曲唑酮。

丙米嗪

【药理作用和临床应用】

1. 对中枢神经系统作用　阻断去甲肾上腺素和 5 - 羟色胺在神经末梢的再摄取，使突触间隙去甲肾上腺素和 5 - 羟色胺升高，发挥抗抑郁作用。对内源性和更年期抑郁症效果好，

精神病抑郁症效果差，伴焦虑的抑郁症效果明显，作用缓慢，需连续服药2~3周起效。

2. 对自主神经系统　可阻断 M 胆碱受体出现阿托品样反应。

3. 对心血管系统　可通过阻断心肌组织神经突触间隙的去甲肾上腺素再摄取，使心肌中去甲肾上腺素含量升高，引起心动过速，甚至心律失常，对心肌有奎尼丁样作用。

【不良反应及注意事项】

1. 一般不良反应　口干、视物模糊、眼压升高、便秘和尿潴留。

2. 中枢神经系统　乏力、震颤、共济失调、精神紊乱、癫痫样发作。

3. 心脏毒性　心动过速、心电图异常、心律失常、直立性低血压。

4. 过敏反应　皮疹、粒细胞减少、黄疸等。

5. 心血管病患者、5 岁以下小儿慎用。肝肾功能不全、前列腺肥大、青光眼、孕妇、甲状腺功能亢进者禁用。

氟西汀

为强效选择性 5 - 羟色胺再摄取抑制剂，抑郁症疗效与三环类抗抑郁药相当，还具有抗焦虑作用。用于各型抑郁症、焦虑症、强迫症及神经厌食症。安全范围大，不良反应轻。肝功能不全者半衰期延长，孕妇、哺乳期妇女、同服单胺氧化酶抑制剂患者及对本药过敏者禁用。

（三）抗焦虑药

常用药物除苯二氮䓬类、巴比妥类、三环类抗抑郁药外，还有新型抗焦虑药丁螺环酮。丁螺环酮为 5 - 羟色胺 1A 受体部分激动剂，抑制 5 - 羟色胺释放，无明显镇静、抗惊厥和肌肉松弛作用，无躯体依赖性，可用于各型焦虑症。

三、自测试题

I 单选题（A1、A2 型题）

1. 下列不属于吩噻嗪抗精神病药的是（　）

A. 氯丙嗪　　　　　　　B. 奋乃静　　　　　　　C. 三氟拉嗪

D. 硫利达嗪　　　　　　E. 氯氮平

2. 氯丙嗪治疗效果最好的是（　）

A. 精神分裂症　　　　　B. 躁狂症　　　　　　　C. 抑郁症

D. 焦虑症　　　　　　　E. 紧张

3. 下列哪个药物几乎无锥体外系反应（　）

A. 五氟利多　　　　　　B. 舒必利　　　　　　　C. 氯氮平

D. 利培酮　　　　　　　E. 硫利达嗪

4. 氯丙嗪引起锥体外系反应的机制是阻断（　）

A. 大脑边缘系统的多巴胺受体　　　　B. 黑质 - 纹状体多巴胺受体

C. 中脑 – 皮质多巴胺受体　　　　D. 结节 – 漏斗部多巴胺受体

E. 脑内 M 受体

5. 氯丙嗪的降温作用机制是 （　　）

A. 抑制前列腺素的合成　　　B. 抑制体温调节中枢　　　C. 减少产热

D. 增加散热　　　　　　　　E. 抑制内热源释放

6. 氯丙嗪的临床应用不包括下列哪项 （　　）

A. 人工冬眠　　　　　　　　B. 精神分裂症　　　　　　C. 麻醉前给药

D. 镇吐　　　　　　　　　　E. 帕金森病

7. 过量氯丙嗪引起的低血压，选用对症治疗的药物是 （　　）

A. 异丙肾上腺素　　　　　　B. 麻黄碱　　　　　　　　C. 肾上腺素

D. 去甲肾上腺素

E. 多巴胺

8. 氯丙嗪对下列哪种原因所致的呕吐无效 （　　）

A. 妊娠　　　　　　　　　　B. 晕动病　　　　　　　　C. 药物

D. 肠胃炎　　　　　　　　　E. 肿瘤化疗

9. 氯丙嗪引起的视物模糊、心动过速、口干和便秘等副作用是由于阻断 （　　）

A. 黑质 – 纹状体通路多巴胺受体　　B. α 肾上腺素受体　　　C. M 胆碱受体

D. N 胆碱受体　　　　　　　　　　E. β 肾上腺素受体

10. 氯丙嗪排泄缓慢可能是由于 （　　）

A. 蓄积于脂肪组织　　　　　B. 肾血管重吸收　　　　　C. 血浆蛋白结合率高

D. 肝脏代谢缓慢　　　　　　E. 代谢产物仍有活性

11. 碳酸锂中毒的主要表现为 （　　）

A. 血压升高　　　　　　　　B. 中枢神经系统紊乱　　　C. 心律失常

D. 肝脏损害　　　　　　　　E. 肾脏损害

12. 常用于治疗以兴奋躁动、幻觉、妄想为主的精神分裂症的药物是 （　　）

A. 氟哌啶醇　　　　　　　　B. 氟奋乃静　　　　　　　C. 硫利达嗪

D. 丙米嗪　　　　　　　　　E. 碳酸锂

13. 氯丙嗪对内分泌系统的影响不包括 （　　）

A. 减少促性腺激素释放激素的分泌　B. 促进胰岛素的分泌　C. 使催乳素分泌的增加

D. 抑制生长激素的分泌　　　　　　E. 抑制皮质激素的分泌

14. 氯丙嗪不适用于 （　　）

A. 精神分裂症　　　　　　　B. 癔症　　　　　　　　　C. 神经官能症

D. 人工冬眠　　　　　　　　E. 晕动症

15. 丙米嗪抗抑郁症的作用机制为 （　　）

A. 促使脑内儿茶酚胺类衰竭

B. 抑制突触前膜去甲肾上腺素的释放

C. 阻断去甲肾上腺素和 5 – 羟色胺在神经末梢的再摄取

D. 抑制脑内 5 – 羟色胺递质的再摄取

E. 使脑内单胺类递质减少

16. 患者，男，45 岁，诊断为躁狂症，最适宜给的药物为（　　）

A. 氯丙嗪　　　　　　　　B. 丙米嗪　　　　　　　　C. 碳酸锂

D. 佐匹克隆　　　　　　　E. 氟硝西泮

17. 患者，男，23 岁，经常情绪，运动迟缓，睡眠障碍，有自杀倾向，确诊为抑郁症，可采取何药治疗（　　）

A. 氯丙嗪　　　　　　　　B. 丙米嗪　　　　　　　　C. 碳酸锂

D. 氯氮平　　　　　　　　E. 舒必利

18. 患者，男，24 岁，精神分裂症，一直服用氯丙嗪，原来的激动不安、幻觉妄想已消失，近来有明显手指颤动，请选一组药物代替氯丙嗪（　　）

A. 氯丙嗪 + 左旋多巴　　B. 氯丙嗪 + 卡比多巴　　C. 氯氮平 + 苯海索

D. 丙米嗪 + 阿托品　　　E. 氯丙嗪 + 丙米嗪

19. 患者，男，34 岁，因精神分裂症长期应用氯丙嗪治疗，1 小时前因吞服一整瓶氯丙嗪而入院。查体：患者昏睡，血压下降达休克水平，并出现心电图的异常。请问，此时除洗胃及其他对症治疗外，应给予的升压药物是（　　）

A. 去甲肾上腺素　　　　　B. 肾上腺素　　　　　　　C. 异丙肾上腺素

D. 多巴胺　　　　　　　　E. 多巴酚丁胺

20. 患者，男，50 岁，诊断为伴有焦虑症的抑郁症，可选用的药物为（　　）

A. 氟哌利多　　　　　　　B. 利培酮　　　　　　　　C. 氯氮平

D. 舒必利　　　　　　　　E. 氯普噻吨

Ⅱ 共用题干单选题（A3、A4 型题）

（21 ~ 24 题共用题干）

患者，女，17 岁女高中生，近期突然爱在街上闲游，还经常半夜大声唱歌、照镜子、痴笑，讲话前言不对后语，经诊断患有精神分裂症。

21. 该患者可选用什么药物治疗（　　）

A. 地西泮　　　　　　　　B. 苯巴比妥　　　　　　　C. 氯丙嗪

D. 碳酸锂　　　　　　　　E. 硫酸镁

22. 该类药物使用过程中最常见的不良反应不包括（　　）

A. 静坐不能　　　　　　　B. 帕金森综合征　　　　　C. 急性肌张力障碍

D. 过敏反应　　　　　　　E. 血管神经性水肿

23. 下列哪种由该类药物引起的不良反应不能用中枢胆碱药缓解（　　）

A. 静坐不能　　　　　　　B. 急性肌张力障碍　　　　C. 迟发性运动障碍

D. 肌张力增高　　　　　　E. 帕金森综合征

24. 该类药物可与下列何药作为冬眠合剂合用（　　）

A. 异丙嗪　　　　　　　　B. 苯巴比妥　　　　　　　C. 地西泮

D. 阿米替林　　　　　　　　E. 氯氮平

（25～26题共用题干）

患者，男，23岁，害怕火车鸣响，不敢出门，独自躲在角落里，自说自笑，拒绝就医，甚至有自杀倾向。入院治疗后，诊断为抑郁症。

25. 该患者可选用什么药物治疗（　　）

A. 氯丙嗪　　　　　　　　B. 丙米嗪　　　　　　　C. 碳酸锂

D. 舒必利　　　　　　　　E. 氯氮平

26. 若该患者还伴有焦虑症可选用（　　）

A. 哌替啶　　　　　　　　B. 氟西汀　　　　　　　C. 曲唑酮

D. 氯丙嗪　　　　　　　　E. 碳酸锂

（27～28题共用题干）

患者，女，18岁，高考临近，脾气性格发生了很大的变化，一点不顺心，就与人吵闹打架，而且自己不能控制住，经诊断为躁狂症，给予碳酸锂治疗。

27. 该药物血药浓度应控制在多少以下（　　）

A. 1.5mmol/L　　　　　　B. 3mmol/L　　　　　　C. 2mmol/L

D. 2.5mmol/L　　　　　　E. 1mmol/L

28. 治疗一段时间过后，患者出现恶心、呕吐、视物模糊等症状，可采取以下何种措施（　　）

A. 静脉滴注葡萄糖溶液　　B. 催吐　　　　　　　　C. 洗胃

D. 静脉滴注碳酸氢钠　　　E. 静脉滴注0.9%氯化钠的注射液

Ⅲ 共用备选答案单选题（B型题）

（29～32题共用备选答案）

A. 抗精神病作用　　　　　B. 镇吐作用　　　　　　C. 调节体温

D. 锥体外系反应　　　　　E. 影响内分泌系统

29. 阻断中脑－边缘系统通路和中脑－皮质系统通路多巴胺受体（　　）

30. 抑制化学感受区和延髓镇吐中枢（　　）

31. 阻断黑质－纹状体通路多巴胺受体（　　）

32. 阻断结节－漏斗系统多巴胺受体（　　）

（33～37题共用备选答案）

A. 氯丙嗪　　　　　　　　B. 丙米嗪　　　　　　　C. 碳酸锂

D. 五氟利多　　　　　　　E. 地西泮

33. 可用于治疗躁狂症的是（　　）

34. 可用于治疗焦虑症的是（　　）

35. 可用于治疗精神分裂症的是（　　）

36. 可用于治疗抑郁症的是（　　）

37. 长效类抗精神病药的是（　　）

（38~40题共用备选答案）

A. 山莨菪碱   B. 东莨菪碱   C. 氯丙嗪

D. 布洛芬   E. 碳酸锂

38. 晕动症选用（   ）

39. 服用肿瘤药物所致的呕吐选用（   ）

40. 可降低正常人体温的是（   ）

41. 对正常人体温无影响的是（   ）

四、自测试题答案

1. E   2. A   3. C   4. B   5. B   6. E   7. D   8. B   9. C   10. A

11. B   12. A   13. B   14. E   15. C   16. C   17. B   18. C   19. A   20. E

21. C   22. E   23. C   24. A   25. B   26. B   27. C   28. E   29. A   30. B

31. D   32. E   33. C   34. E   35. A   36. B   37. D   38. B   39. C   40. C

41. D

（彭 艳）

第十五章　镇痛药

一、学习目标

（一）掌握吗啡、哌替啶的药理作用、临床应用及不良反应。

（二）熟悉临床常用镇痛药的分类及滥用镇痛药的危害性；熟悉镇痛药的镇痛机制；熟悉可待因、芬太尼、美沙酮的作用特点和临床应用。

（三）了解其他镇痛药的作用特点和临床应用。

二、学习要点

镇痛药是一类作用于中枢神经系统特定部位，在不影响患者意识状态下选择性地解除或减轻疼痛，并同时缓解疼痛引起的不愉快情绪的药物。其镇痛作用与激动阿片受体有关，且易产生药物依赖性或成瘾，故称阿片类镇痛药或麻醉性镇痛药、成瘾性镇痛药。

镇痛药的分类：①阿片生物碱类镇痛药，如吗啡、可待因等；②人工合成镇痛药，如哌替啶、芬太尼、美沙酮、喷他佐辛等；③其他镇痛药，如罗通定等。

（一）阿片受体激动药

吗啡

【体内过程】

口服后胃肠道吸收快，但首关消除明显，生物利用度较低，常注射给药，硬膜外或椎管内注射可快速渗入脊髓发挥作用。主要在肝代谢、经肾排泄，可经过胎盘进入胎儿体内，少量经胆汁、乳汁排泄。

【药理作用】

吗啡主要作用于中枢神经系统、心血管系统及内脏平滑肌。

1. 中枢神经系统

有强大的镇痛作用，对各种疼痛都有效；镇痛剂量下还产生镇静作用，能提高机体对疼痛的耐受力；吗啡还可引起欣快感，这是吗啡造成强迫用药的重要原因。治疗量吗啡可抑制呼吸，呼吸停止是吗啡急性中毒致死的主要原因。吗啡具有强大的镇咳作用，其机制与抑制咳嗽中枢有关。吗啡可使瞳孔缩小，针尖样瞳孔为其中毒特征；可使体温略有降低，但长期大剂量应用，体温反而升高；还可引起恶心和呕吐。

2. 心血管系统

吗啡能扩张血管，降低外周阻力，可发生直立性低血压；吗啡类药物能模拟缺血性预适应对心肌缺血性损伤的保护作用，减少心肌细胞死亡；吗啡抑制呼吸使体内 CO_2 蓄积，引起脑血管扩张和阻力降低，导致脑血流增加和颅内压增高。

3. 平滑肌

吗啡通过提高胃肠平滑肌张力等局部作用及中枢抑制作用，可减弱便意和排便反射，可以止泻，甚至引起便秘；治疗量吗啡引起胆道奥狄括约肌痉挛性收缩，可致上腹不适甚至胆绞痛；吗啡降低子宫平滑肌张力可延长产妇分娩时程；吗啡提高输尿管平滑肌及膀胱括约肌张力，可引起尿潴留；大剂量吗啡可引起支气管收缩，诱发或加重哮喘。

4. 吗啡对免疫系统有抑制作用；此外，吗啡可扩张皮肤血管，使脸颊、颈项和胸前皮肤发红。

【作用机制】

吗啡的镇痛作用是通过激动中枢神经系统的阿片受体，模拟内源性阿片肽对痛觉的调制功能而产生镇痛作用的。

【临床应用】

吗啡可缓解或消除各种剧痛和晚期癌症疼痛；吗啡加用阿托品可有效缓解内脏平滑肌痉挛引起的绞痛，如胆绞痛和肾绞痛；吗啡还能缓解心肌梗死引起的剧痛。静脉注射吗啡可迅速缓解心源性哮喘的气促和窒息感。含少量吗啡的酊剂或复方樟脑酊可用于急、慢性消耗性腹泻。

【不良反应及注意事项】

吗啡的一般不良反应包括眩晕、恶心、呕吐、便秘、呼吸抑制、尿少、排尿困难、胆道压力升高甚至胆绞痛、直立性低血压等；长期反复应用易产生耐受性和依赖性；急性中毒主要表现为昏迷、深度呼吸抑制及瞳孔极度缩小（针尖样瞳孔），常伴有血压下降、严重缺氧及尿潴留。呼吸麻痹是致死的主要原因，静脉注射阿片受体阻断药纳洛酮可解救。

可待因

镇痛作用为吗啡的 1/12～1/10，镇咳作用为吗啡的 1/4，对呼吸中枢抑制也较轻，无明显镇静作用。临床上用于中等程度疼痛和剧烈干咳。

哌替啶

药理作用与吗啡基本相同，作用弱于吗啡，作用持续时间短于吗啡。本药较少引起便秘和尿潴留，无镇咳作用，无缩瞳作用，也不延缓产程。常代替吗啡用于镇痛和心源性哮喘，可用于分娩止痛；可用于麻醉前给药；与氯丙嗪，异丙嗪组成冬眠合剂用于人工冬眠。哌替啶相对吗啡成瘾性小，中毒时可致惊厥，可配合应用抗惊厥药解救。

美沙酮

镇痛作用与吗啡强度相当，持续时间较长，镇静作用较弱，耐受性与成瘾性发生较慢，戒断症状略轻，被广泛地应用于吗啡和海洛因成瘾的脱毒治疗。

芬太尼及其同系物

作用与吗啡相似，镇痛效力为吗啡的 100 倍。主要用于麻醉辅助用药和静脉复合麻醉，或与氟哌利多合用产生神经阻滞镇痛。

（二）阿片受体部分激动药

喷他佐辛

镇痛作用为吗啡的 1/3，呼吸抑制作用为吗啡的 1/2。属非麻醉药品管理范畴，主要用于各种慢性疼痛。

（三）其他镇痛药

罗通定

镇痛作用较哌替啶弱，但较解热镇痛药作用强，无明显的成瘾性，对慢性持续性钝痛效果较好。可用于治疗胃肠及肝胆系统等引起的钝痛、一般性头痛及脑震荡后头痛，也可用于痛经及分娩止痛。

（四）阿片受体拮抗剂

纳洛酮

结构与吗啡相似，对各型阿片受体都有竞争性拮抗作用。临床用于解救阿片类药物急性中毒。本品能诱发戒断症状，可用于阿片类成瘾者的鉴别诊断。对于急性酒精中毒、休克、脊髓损伤、中风，以及脑外伤等也有一定的疗效。

三、自测试题

Ⅰ单选题（A1、A2 型题）

1. 吗啡不会产生（　　）

A. 呼吸抑制 　　　　　　B. 止咳作用 　　　　　　C. 体位性低血压

D. 腹泻稀状便 　　　　　E. 支气管收缩

2. 吗啡的药理作用有哪些（　　）

A. 镇痛、镇静、镇咳 　　B. 镇痛、镇静、抗震颤麻痹 C. 镇痛、呼吸兴奋

D. 镇痛、欣快、止吐 　　E. 镇痛、安定、散瞳

3. 与吗啡作用机制有关的是（　　）

A. 阻断阿片受体 　　　　B. 激动中枢阿片受体 　　C. 抑制中枢前列腺素合成

D. 抑制外周前列腺素合成 E. 以上均不是

4. 慢性钝痛时，不宜用吗啡的主要理由是（　　）

A. 对钝痛效果差 　　　　B. 治疗量即抑制呼吸 　　C. 可致便秘

D. 易产生依赖性 　　　　E. 易引起体位性低血压

5. 吗啡的镇痛作用主要用于（　　）

A. 胃肠痉挛 　　　　　　B. 慢性钝痛 　　　　　　C. 分娩止痛

D. 神经痛 　　　　　　　　　E. 急性锐痛

6. 吗啡抑制呼吸的作用可用来治疗（　　）

A. 心源性哮喘 　　　　B. 喘息性支气管炎 　　　　C. 肺心病患者哮喘

D. 支气管哮喘 　　　　E. 以上都不是

7. 骨折剧痛应选用（　　）

A. 地西泮 　　　　　　B. 吲哚美辛 　　　　　　C. 罗通定

D. 哌替啶 　　　　　　E. 可待因

8. 吗啡镇痛的主要作用部位是（　　）

A. 脊髓胶质区、丘脑内侧、脑室及导水管周围灰质 　　　B. 脑网状结构

C. 边缘系统与蓝斑核 　　　D. 中脑前核 　　　E. 大脑皮层

9. 阿片受体拮抗药为（　　）

A. 二氢埃托啡 　　　　B. 哌替啶 　　　　　　C. 吗啡

D. 纳洛酮 　　　　　　E. 曲马多

10. 吗啡常用注射给药的原因是（　　）

A. 首关消除明显，生物利用度小 　　　　　B. 口服对胃肠刺激性大

C. 口服不吸收 　　　　D. 易被胃酸破坏 　　　　E. 片剂不稳定

11. 吗啡的中枢作用不包括（　　）

A. 呼吸抑制 　　　　　B. 镇咳 　　　　　　C. 扩瞳

D. 镇痛 　　　　　　　E. 恶心呕吐

12. 不属于吗啡禁忌证的是（　　）

A. 分娩止痛 　　　　　B. 支气管哮喘 　　　　C. 诊断未明的急腹症

D. 肝功能严重减退患者 　　　E. 心源性哮喘

13. 吗啡抑制呼吸的主要原因是（　　）

A. 作用于导水管周围灰质 　　B. 作用于蓝斑核 　　C. 作用于迷走神经背核

D. 降低呼吸中枢对血液 CO_2 张力的敏感性 　　　E. 作用于脑干极后区

14. 吗啡禁用于分娩止痛是由于（　　）

A. 易产生成瘾性 　　　B. 镇痛效果差 　　　　C. 可致新生儿便秘

D. 可抑制新生儿呼吸 　　　E. 易在新生儿体内蓄积

15. 哌替啶比吗啡应用多的原因是（　　）

A. 无便秘作用 　　　　B. 呼吸抑制作用轻 　　　C. 作用较慢，维持时间短

D. 成瘾性较吗啡轻 　　　E. 对支气平滑肌无影响

16. 人工冬眠合剂的组成是（　　）

A. 哌替啶、氯丙嗪、异丙嗪　B. 哌替啶、吗啡、异丙嗪

C. 哌替啶、芬太尼、氯丙嗪　D. 哌替啶、芬太尼、异丙嗪

E. 芬太尼、氯丙嗪、异丙嗪

17. 下列有关吗啡叙述正确的是（　　）

A. 吗啡既可用于心源性哮喘，又可治疗支气管哮喘

B. 吗啡急性中毒致死的原因是心脏毒性

C. 吗啡不用于慢性钝痛，而用于其他镇痛药无效的锐痛

D. 吗啡对心源性哮喘的治疗作用是直接扩张支气管

E. 吗啡有强大的镇咳作用，临床常用于各种剧烈的咳嗽

18. 下列哪项是吗啡的适应证（　　）

A. 心肌梗死疼痛血压尚正常者　　　　　　　　B. 颅脑损伤所致剧痛

C. 诊断未明的急性腹痛　　D. 授乳妇女外伤剧痛　　E. 以上都不是

19. 吗啡中毒死亡的主要原因是（　　）

A. 血压下降过度　　　　　　B. 颅内压增高　　　　　　C. 呼吸麻痹

D. 肺水肿　　　　　　E. 肝功能衰竭

20. 哌替啶的临床应用，下列叙述错误的是（　　）

A. 用于麻醉前给药　　　　　　B. 可与氯丙嗪、异丙嗪组成冬眠合剂

C. 可代替吗啡用于各种剧痛　　D. 可用于支气管哮喘　　E. 可用于心源性哮喘

21. 下列哪一项不是吗啡的作用（　　）

A. 呼吸抑制　　　　　　B. 胃肠道平滑肌松弛　　　　　　C. 脑血管扩张

D. 提高膀胱括约肌张力　　E. 镇咳

22. 患者，男，55 岁，一小时前因右侧腰背部剧烈疼痛，难以忍受，出冷汗，服颠茄片不见好转，立即来医院就诊。尿常规检查：可见红细胞。B 型超声波检查：肾结石。患者宜用何药止痛（　　）

A. 阿托品　　　　　　B. 哌替啶　　　　　　C. 吗啡并用哌替啶

D. 吗啡　　　　　　E. 阿托品并用吗啡

Ⅱ 共用题干单选题（A3、A4 型题）

(23 ~ 24 题共用题干)

患者，女，46 岁，风湿性心脏病 5 年，强心甙和利尿药维持治疗。昨夜突然感呼吸困难、心悸。查体：端坐呼吸，呼吸浅快，咳大量泡沫样痰。心率 120 次/分，肺部布满湿啰音。

23. 患者应加用下述哪种药进行治疗（　　）

A. 麻黄素　　　　　　B. 异丙肾上腺素　　　　　　C. 阿托品

D. 吗啡　　　　　　E. 肾上腺素

24. 该药物的临床应用范围不包括（　　）

A. 镇痛　　　　　　B. 急性肺水肿　　　　　　C. 心源性哮喘

D. 分娩止痛　　　　　　E. 止泻

Ⅲ 共用备选答案单选题（B 型题）

(25 ~ 27 题共用备选答案)

A. 哌替啶　　　　　　B. 可待因　　　　　　C. 喷他佐辛

D. 布桂嗪　　　　　E. 美沙酮

25. 常与氯丙嗪、异丙嗪组成冬眠合剂的药物是（　　）

26. 对于戒断症状较重的患者可用何药替代脱瘾（　　）

27. 临床作为中枢性镇咳药使用的是（　　）

（28～30题共用备选答案）

A. 喷他佐辛　　　　　B. 纳洛酮　　　　　C. 芬太尼

D. 哌替啶　　　　　E. 罗通定

28. 作用机制与阿片受体无关，称非依赖性镇痛药的是（　　）

29. 属于非麻醉药品管理范畴的阿片受体部分激动药是（　　）

30. 小剂量注射就能迅速翻转吗啡作用的药物是（　　）

四、自测试题答案

1. D	2. A	3. B	4. D	5. E	6. A	7. D	8. A	9. D	10. A
11. C	12. E	13. D	14. D	15. D	16. A	17. C	18. A	19. C	20. D
21. B	22. E	23. D	24. D	25. A	26. E	27. B	28. E	29. A	30. B

（姚腊初）

第十六章　解热镇痛抗炎药

一、学习目标

（一）掌握解热镇痛抗炎药的共同作用，阿司匹林的药理作用、临床应用及不良反应。

（二）熟悉对乙酰氨基酚、吲哚美辛、布洛芬的作用特点和临床应用。

（三）了解其他药物的特点和应用。

二、学习要点

（一）解热镇痛抗炎药概述

解热镇痛抗炎药抑制环氧酶活性，从而抑制前列腺素的生物合成，具有解热、镇痛的作用，大多数还有抗炎、抗风湿作用，又称为前列环素合成酶抑制药。

解热镇痛抗炎药抑制下丘脑前列腺素的合成，散热增加而发挥解热作用，本类药能降低发热者的体温，而对正常人的体温几乎无影响。本类药物通过抑制病变部位前列腺素的合成，发挥中等程度的镇痛作用，且长期应用一般不产生耐受性和依赖性。本类药物大多数还能抑制炎症部位前列腺素的合成而产生抗炎作用，能有效缓解临床症状，但不能阻止炎症的发展及并发症的发生。

（二）常用解热镇痛抗炎药

解热镇痛抗炎药按其化学结构可分为水杨酸类、苯胺类、吡唑酮类及其他有机酸类。

1. 水杨酸类

阿司匹林

【体内过程】

口服易吸收，迅速被水解成水杨酸盐并分布于各组织。经肝脏代谢，自肾脏排泄。肝脏对水杨酸盐的代谢能力有限，小剂量（<1g）按一级动力学消除；大剂量（>1g）则按零级动力学消除。水杨酸类药物中毒时，可用碳酸氢钠碱化尿液以加速其排泄。

【药理作用和临床应用】

阿司匹林常与其他药物制成复方制剂用于感冒发热、头痛、牙痛、肌肉痛、神经痛、关节痛及痛经等。其抗炎抗风湿作用较强，首选于急性风湿热和类风湿性关节炎。小剂量

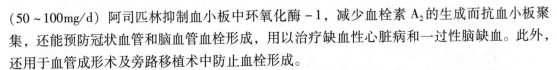

（50～100mg/d）阿司匹林抑制血小板中环氧化酶－1，减少血栓素 A_2 的生成而抗血小板聚集，还能预防冠状血管和脑血管血栓形成，用以治疗缺血性心脏病和一过性脑缺血。此外，还用于血管成形术及旁路移植术中防止血栓形成。

【不良反应】

最常见的不良反应为胃肠道反应，其原因为阿司匹林可直接刺激胃黏膜和延髓催吐化学感受器，还能抑制胃黏膜内的环氧化酶－1，干扰前列腺素的合成。小剂量阿司匹林长期使用可能诱发出血倾向，大剂量时因抑制凝血酶原合成也可导致出血倾向和出血。少数患者发生阿司匹林过敏反应，可见血管舒张性鼻炎、荨麻疹、血管神经性水肿等，支气管哮喘患者可能诱发哮喘发作，称"阿司匹林哮喘"。阿司匹林中毒的表现称为水杨酸反应。儿童患病毒性感染应用阿司匹林可能发生致死性脑病，伴有肝脂肪变性及功能障碍，称瑞氏综合征，可能导致肝、肾损伤。

2. 苯胺类

对乙酰氨基酚

解热镇痛作用强度与阿司匹林相似，几乎没有抗炎作用。主要用于发热、头痛、痛经、肌肉痛、神经痛、关节痛。一般不良反应很少，如大剂量（10～15g）或较长时间应用，则可发生严重的肝及肾的毒性反应。

3. 乙酸类

吲哚美辛

解热镇痛作用接近阿司匹林，抗炎抗风湿作用则强于阿司匹林。适用于风湿、类风湿性关节炎、强直性脊柱炎、急性痛风，还可用于肌腱炎、滑囊炎、创伤性骨膜炎；也可应用于癌症发热及其他原因引起的不易控制的发热。其不良反应较多，应用受到限制。

4. 丙酸类

布洛芬

抗炎作用突出，亦有镇痛及解热作用。主要用于风湿性、类风湿性关节炎、骨关节炎、强直性脊柱炎，还可用于缓解肌肉、骨骼疼痛、头痛、牙痛、术后痛。不良反应较阿司匹林小。

此外，解热镇痛抗炎药还有芬那酸类甲芬那酸；烯醇酸类吡罗昔康、美洛昔康；吡唑酮类保泰松、羟基保泰松；选择性环氧化酶－2抑制药塞来昔布、依托度酸、尼美舒利。

三、自测试题

Ⅰ 单选题（A1、A2 型题）

1. 关于阿司匹林的叙述，下列哪项是错误的（   ）

A. 抑制血小板聚集　　　　B. 解热镇痛作用　　　　C. 抗胃溃疡作用

D. 抗风湿作用　　　　E. 抑制前列腺素合成

2. 没有抗炎抗风湿作用的药物是（　　）

A. 阿司匹林　　　　　　　B. 吲哚美辛　　　　　　　C. 对乙酰氨基酚

D. 双氯芬酸　　　　　　　E. 尼美舒利

3. 解热镇痛药的镇痛作用的部位是（　　）

A. 脊椎胶质层　　　　　　B. 外周部位　　　　　　　C. 脑干网状结构

D. 脑室与导水管周围灰质部　E. 丘脑内侧核团

4. 解热镇痛药的解热作用，主要是由于（　　）

A. 抑制缓激肽的生成　　　B. 抑制内热原的释放

C. 作用于中枢，使前列腺素合成减少

D. 作用于外周，使前列腺素合成减少

E. 作用于中枢，使前列腺素合成增加

5. 关于阿司匹林的作用与应用，不正确的叙述是（　　）

A. 降低正常人体与发热患者的体温，用于各种发热

B. 常与其他解热镇痛药配成复方，用于头痛、牙痛、神经痛

C. 抗炎抗风湿作用较强

D. 抑制前列腺素合成酶，减少血小板中血栓素 A_2 的生成

E. 治疗缺血性心脏病，降低死亡率与再梗死率

6. 长期大量服用阿司匹林引起出血宜选（　　）

A. Vit. K　　　　　　　　B. Vit. B_{12}　　　　　　　C. Vit. C

D. 氨甲苯酸　　　　　　　E. 垂体后叶素

7. 非甾体抗炎药引起急性胃炎的主要机制是（　　）

A. 激活磷脂酶 A　　　　　B. 抑制弹性蛋白酶　　　　C. 抑制前列腺素合成

D. 促进胃蛋白酶合成　　　E. 抑制脂肪酶

8. 阿司匹林预防血栓形成的机制是（　　）

A. 抑制血栓素 A_2 合成　　B. 促进前列环素合成　　　C. 加强维生素 K 的作用

D. 降低凝血酶活性　　　　E. 抑制凝血酶原

9. 解热镇痛抗炎药共同的作用机制是（　　）

A. 抑制白三烯的生成　　　B. 抑制阿片受体　　　　　C. 抑制前列腺素的生物合成

D. 抑制体温调节中枢　　　E. 抑制中枢镇痛系统

10. 阿司匹林的下述哪一个不良反应最常见（　　）

A. 胃肠道反应　　　　　　B. 凝血障碍　　　　　　　C. 诱发哮喘

D. 水杨酸反应　　　　　　E. 视力障碍

11. 下列哪种药物不属于解热镇痛抗炎药（　　）

A. 对乙酰氨基酚　　　　　B. 吲哚美辛　　　　　　　C. 布洛芬

D. 美沙酮　　　　　　　　E. 双氯芬酸

12. 解热镇痛药的降温特点是（　　）

A. 降低发热者体温，不影响正常体温

B. 既降低发热者体温，也降低正常体温

C. 抑制体温调节中枢

D. 对体温的影响随外界环境温度而变化

E. 可用于人工冬眠

Ⅱ 共用题干单选题（A3、A4 型题）

（13～14 题共用题干）

患者，女，39 岁，有哮喘病史。1 天前因发热服用阿司匹林 250mg，用药后 30 分钟哮喘严重发作，大汗，发绀，强迫坐位。

13. 以下哪种说法正确（ ）

A. 发热引发了哮喘　　　B. 阿司匹林诱发了哮喘　　　C. 阿司匹林中毒的表现

D. 可用肾上腺素治疗　　　E. 不是由于药物抑制前列腺素生物合成有关

14. 下述哪种不是阿司匹林的不良反应（ ）

A. 胃肠道反应　　　B. 凝血障碍　　　C. 过敏反应

D. 水钠潴留　　　E. 水杨酸反应

Ⅲ 共用备选答案单选题（B 型题）

（15～18 题共用备选答案）

A. 阿司匹林　　　B. 对乙酰氨基酚　　　C. 布洛芬

D. 氯丙嗪　　　E. 以上都不是

15. 可降低正常及发热患者体温的药物是（ ）

16. 解热镇痛强，几乎无抗风湿作用的药物是（ ）

17. 可治疗缺血性心脏病的药物是（ ）

18. 胃肠道反应较轻的解热镇痛抗炎药是（ ）

四、自测试题答案

1. C　2. C　3. B　4. C　5. A　6. A　7. C　8. A　9. C　10. A
11. D　12. A　13. B　14. D　15. D　16. B　17. A　18. C

（姚腊初）

第十七章　中枢兴奋药与促大脑功能恢复药

一、学习目标

（一）熟悉咖啡因、尼可刹米、洛贝林的作用、临床应用及不良反应。

（二）了解其他中枢兴奋药和促大脑功能恢复药的作用和临床应用。

二、学习要点

（一）中枢兴奋药

中枢兴奋药是一类选择性兴奋中枢神经系统，提高其功能活动的药物，主要用于呼吸中枢抑制导致呼吸衰竭的辅助治疗。根据作用部位和功能不同分为两类：①大脑皮质兴奋药，如咖啡因、哌甲酯等；②呼吸中枢兴奋药，如尼可刹米、洛贝林、二甲弗林等。代表药物药理作用、临床应用及不良反应，见表 17-1。

表 17-1　常见中枢神经兴奋药

药物名称	药理作用	临床应用	不良反应
咖啡因	1. 小剂量兴奋大脑皮层 2. 扩张血管，但使脑血管收缩 3. 大剂量兴奋整个中枢神经系统	1. 对抗中枢抑制状态 2. 治疗头痛	少见，过量产生惊厥
尼可刹米（可拉明）	1. 直接兴奋延髓呼吸中枢 2. 刺激颈动脉体和主动脉体化学感受器，反射性兴奋呼吸中枢，并能提高呼吸中枢对 CO_2 的敏感性，使呼吸加深加快	1. 各种中枢性呼吸抑，如对吗啡等过量引起的呼吸抑制疗效较好 2. 对巴比妥类中毒者效果较差	少见，安全范围大，过量产生惊厥
洛贝林（山梗菜碱）	不直接兴奋延髓，而是通过刺激颈动脉体和主动脉体的化学感受器，反射性地兴奋延髓呼吸中枢	1. 治疗新生儿窒息 2. 小儿感染性疾病引起的呼吸衰竭 3. 一氧化碳中毒	其作用快、弱、短，仅数分钟，但安全范围大，不易致惊厥

（二）促大脑功能恢复药

促大脑功能恢复药对受损的大脑功能有恢复作用，主要用于脑损伤导致的意识障碍，代表药物有胞磷胆碱、吡拉西坦等。

胞磷胆碱

能增加脑损伤部位对氧的摄入和利用，增加脑血流量，改善脑代谢，催进脑功能恢复和苏醒。用于治疗急性脑外伤、脑手术后的意识障碍、脑梗死急性期的意识障碍等。

吡拉西坦（脑复康）

直接作用的大脑皮质，激活、修复、保护脑细胞；能促进氨基酸和磷脂的吸收、蛋白质和 ATP 的合成，从而能提高记忆力，保护缺氧脑组织。用于治疗阿尔茨海默病、脑动脉硬化、脑外伤、药物及一氧化氮引起的记忆和思维功能减退。

三、自测试题

Ⅰ单选题（A1、A2 型题）

1. 下列中枢抑制药中能用于治疗头痛的药物是（　　）

A. 洛贝林　　　　　　　　B. 尼可刹米　　　　　　　　C. 咖啡因

D. 二甲弗林　　　　　　　E. 哌甲酯

2. 下面哪个药物不能直接兴奋大脑中枢（　　）

A. 二甲弗林　　　　　　　B. 尼可刹米　　　　　　　　C. 咖啡因

D. 洛贝林　　　　　　　　E. 哌甲酯

3. 能用于治疗阿尔茨海默病的药物是（　　）

A. 吡拉西坦　　　　　　　B. 胞磷胆碱　　　　　　　　C. 哌甲酯

D. 尼可刹米　　　　　　　E. 二甲弗林

Ⅱ共用题干单选题（A3、A4 型题）

（4～5 题共用题干）

患者，女，45 岁，一氧化碳中毒引起窒息入院。

4. 该患者可选用什么药物治疗（　　）

A. 尼可刹米　　　　　　　B. 洛贝林　　　　　　　　　C. 二甲弗林

D. 咖啡因　　　　　　　　E. 哌甲酯

5. 患者后期导致思维障碍，能用哪个药物恢复（　　）

A. 咖啡因　　　　　　　　B. 洛贝林　　　　　　　　　C. 胞磷胆碱

D. 哌甲酯　　　　　　　　E. 吡拉西坦

Ⅲ共用备选答案单选题（B型题）

（6~9题共用备选答案）

A. 二甲弗林　　　　　　B. 尼可刹米　　　　　　C. 咖啡因

D. 洛贝林　　　　　　　E. 哌甲酯

6. 不能直接兴奋呼吸中枢的药物是（　　）

7. 新生儿窒息首选的药物是（　　）

8. 对吗啡中毒引起的呼吸抑制效果较好的药物是（　　）

9. 不适合巴比妥类中毒引起的呼吸抑制的药物是（　　）

四、自测试题答案

1. C　　2. D　　3. A　　4. B　　5. E　　6. D　　7. D　　8. B　　9. B

（易　娟）

第十八章　利尿药和脱水药

一、学习目标

（一）掌握利尿药呋塞米、氢氯噻嗪、螺内酯的药理作用、临床应用及不良反应；掌握脱水药甘露醇的药理作用及临床应用。

（二）熟悉其他利尿药、脱水药的作用特点和临床应用。

（三）了解利尿药作用的生理学基础。

二、学习要点

（一）利尿药

利尿药是一类作用于肾脏，增加电解质和水的排出，使尿量增加的药物。临床主要用于各种原因引起的水肿，也可治疗高血压等其他疾病。根据作用强度利尿药可分为三类：①高效能利尿药，如呋塞米、依他尼酸、布美他尼、托拉塞米等。②中效能利尿药，如氢氯噻嗪、环戊噻嗪、氯噻酮等。③低效能利尿药，又叫保钾利尿药，减少 K^+ 的排出，如螺内酯、氨苯蝶啶、阿米洛利等。

呋塞米

【药理作用】

1. 利尿作用　利尿作用迅速、强大、短暂。通过抑制髓袢升支粗段 $Na^+ - K^+ - 2Cl^-$ 共同转运子，使 NaCl 重吸收减少，从而产生强大利尿效应。可促进 K^+ 排泄，此外还可促进 Mg^{2+}、Ca^{2+} 的排泄。

2. 扩张血管　增加全身静脉容量，降低左室充盈压。增加肾血流量，改变肾皮质内血流分布。

【临床应用】

1. 急性肺水肿和脑水肿。

2. 其他严重心、肝、肾等各类水肿，用于其他利尿药无效的严重水肿患者。

3. 急、慢性肾功能衰竭。

4. 高钙血症。

5. 加速某些毒物的排泄。

【不良反应】

1. 水与电解质紊乱　表现为低血容量、低血钾、低血钠、低氯性碱血症，长期应用还可引起低血镁。

2. 耳毒性　肾功能不全或同时使用其他耳毒性药物，如并用氨基糖苷类抗生素时较易发生耳毒性。

3. 高尿酸血症。

4. 其他　高血糖、高血脂、胃肠道反应、过敏反应等。

氢氯噻嗪

【药理作用】

1. 利尿作用　温和持久，其作用机制是抑制远曲小管近端 $Na^+ - Cl^-$ 共转运子，抑制 NaCl 的重吸收。

2. 抗利尿作用　能明显减少尿崩症患者的尿量及口渴症状。

3. 降压作用　用药早期通过利尿、血容量减少而降压，长期用药则通过扩张外周血管而产生降压作用。

【临床应用】

1. 水肿　可用于各种原因引起的水肿。

2. 高血压病。

3. 其他　尿崩症、高尿钙伴有肾结石等。

【不良反应】

1. 电解质紊乱　如低血钾、低血钠、低血镁、低氯性碱血症等。

2. 高尿酸血症　痛风者慎用。

3. 代谢变化　可导致高血糖、高脂血症，糖尿病、高脂血症者慎用。

4. 过敏反应。

螺内酯

【药理作用】

螺内酯是醛固酮的竞争性拮抗剂。用药后产生排 Na^+、保 K^+ 的作用。利尿作用弱，起效缓慢而持久，其利尿作用与体内醛固酮的浓度有关。

【临床应用】

1. 治疗与醛固酮有关的顽固性水肿。

2. 充血性心力衰竭。

【不良反应】

本药不良反应较轻，但久用可引起高血钾，此外，还有性激素样副作用，可引起男性乳房女性化和性功能障碍以及妇女多毛症等。

氨苯喋啶和阿米洛利

氨苯喋啶和阿米洛利虽化学结构不同，却有相同的药理作用。

二者并非竞争性拮抗醛固酮，它们作用于远曲小管和集合管，通过阻滞管腔 Na^+ 通道而减少 Na^+ 的重吸收。同时由于管腔的负电位降低，抑制了 K^+ 分泌，产生排 Na^+、利尿、保

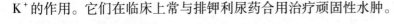
K^+ 的作用。它们在临床上常与排钾利尿药合用治疗顽固性水肿。

（二）脱水药

脱水药又称渗透性利尿药，包括甘露醇、山梨醇、高渗葡萄糖、尿素等。静脉注射给药后，可以提高血浆渗透压，产生组织脱水作用。该类药具备如下特点：静脉注射后不易通过毛细血管进入组织；易经肾小球滤过；不易被肾小管重吸收。

甘露醇

临床主要用 20% 的高渗溶液静脉注射或静脉滴注。

【药理作用】

1. 脱水作用　静脉注射后，能迅速提高血浆渗透压，使组织间液向血浆转移而产生组织脱水作用，可降低颅内压和眼内压。

2. 利尿作用　静注甘露醇，一方面增加肾小球滤过；另一方面提高管腔液的渗透压，阻止水的重吸收，故可产生利尿作用。

3. 导泻　口服或灌肠，在肠道难吸收，造成肠道内高渗，促进肠道蠕动而产生导泻作用。

【临床应用】

1. 首选用于治疗脑水肿，也可用于治疗青光眼。

2. 预防急性肾衰　少尿期使用，既可减轻肾间质水肿，还可增加尿量，从而保护肾小管免于坏死。

3. 清洁肠道。

【不良反应】

少见，注射过快引起一过性头痛、眩晕、视物模糊。心功能不全、肺水肿、活动性颅内出血禁用。

三、自测试题

Ⅰ单选题（A1、A2 型题）

1. 可加速毒物排出的利尿药是（　　）

A. 氢氯噻嗪　　　　　　　B. 呋塞米　　　　　　　　C. 氨苯蝶啶

D. 乙酰唑胺　　　　　　　E. 甘露醇

2. 伴有糖尿病的水肿患者，不宜选用下列哪种药物（　　）

A. 氨苯蝶啶　　　　　　　B. 呋塞米　　　　　　　　C. 螺内酯

D. 氢氯噻嗪　　　　　　　E. 托拉塞米

3. 下列哪种药物易引起高尿酸血症（　　）

A. 螺内酯　　　　　　　　B. 氨苯蝶啶　　　　　　　C. 阿米洛利

D. 氢氯噻嗪　　　　　　　E. 甘露醇

4. 下列哪种利尿药易引起听力减退或暂时性耳聋（　　）

A. 氨苯蝶啶　　　　　　　　B. 氢氯噻嗪　　　　　　　　C. 呋塞米

D. 螺内酯　　　　　　　　　E. 乙酰唑胺

5. 下列哪种药物与呋塞米合用可增强耳毒性（　　）

A. 四环素　　　　　　　　　B. 红霉素　　　　　　　　　C. 链霉素

D. 青霉素　　　　　　　　　E. 氯霉素

6. 下列哪种药物可用于治疗急性肺水肿（　　）

A. 呋塞米　　　　　　　　　B. 氢氯噻嗪　　　　　　　　C. 氨苯蝶啶

D. 螺内酯　　　　　　　　　E. 甘露醇

7. 可引起高钾血症的药物是（　　）

A. 呋塞米　　　　　　　　　B. 氢氯噻嗪　　　　　　　　C. 吲哒帕胺

D. 螺内酯　　　　　　　　　E. 乙酰唑胺

8. 急性肾衰少尿期宜选择的药物是（　　）

A. 氢氯噻嗪　　　　　　　　B. 呋塞米　　　　　　　　　C. 螺内酯

D. 氨苯蝶啶　　　　　　　　E. 乙酰唑胺

9. 对切除肾上腺的动物无利尿作用的药物是（　　）

A. 呋塞米　　　　　　　　　B. 氢氯噻嗪　　　　　　　　C. 氨苯蝶啶

D. 螺内酯　　　　　　　　　E. 乙酰唑胺

10. 可用于治疗尿崩症的利尿药是（　　）

A. 呋塞米　　　　　　　　　B. 氢氯噻嗪　　　　　　　　C. 氨苯蝶啶

D. 螺内酯　　　　　　　　　E. 乙酰唑胺

11. 呋塞米没有下列哪一种不良反应（　　）

A. 水和电解质紊乱　　　　　B. 耳毒性　　　　　　　　　C. 胃肠道反应

D. 高尿酸血症　　　　　　　E. 高钾血症

12. 可治疗急性青光眼的药物是（　　）

A. 呋塞米　　　　　　　　　B. 氢氯噻嗪　　　　　　　　C. 氨苯蝶啶

D. 螺内酯　　　　　　　　　E. 甘露醇

13. 氢氯噻嗪没有下列哪一项作用（　　）

A. 轻度抑制碳酸酐酶　　　　B. 降低肾小球滤过率　　　　C. 降低血压

D. 升高血糖　　　　　　　　E. 提高血浆尿酸浓度

14. 下列哪一组联合用药不合理（　　）

A. 氢氯噻嗪 + 螺内酯　　　　B. 呋塞米 + 氯化钾　　　C. 氢氯噻嗪 + 氯化钾

D. 呋塞米 + 氢氯噻嗪　　　　E. 呋塞米 + 氨苯喋啶

15. 甘露醇不宜用于（　　）

A. 脑水肿　　　　　　　　　B. 青光眼　　　　　　　　　C. 肺水肿

D. 预防急性肾衰　　　　　　E. 导泻

Ⅱ 共用题干单选题（A3、A4 型题）

（16～17 题共用题干）

患者，男，45 岁，体检时发现血压偏高，血压为 150/95mmHg。

16. 患者以前未用过降压药，拟选择利尿药降压，适宜的药物是（　　）

A. 呋塞米　　　　　　　　B. 氢氯噻嗪　　　　　　　C. 氨苯蝶啶

D. 螺内酯　　　　　　　　E. 甘露醇

17. 此药物需注意的主要不良反应是（　　）

A. 低钾血症　　　　　　　B. 高钾血症　　　　　　　C. 低血糖

D. 低血脂　　　　　　　　E. 胃肠道反应

（18～20 题共用题干）

患者，男，50 岁。因食管胃底静脉破裂出血，给予手术治疗，术后持续导尿监测，连续 2 小时尿量不足 20mL。

18. 该患者此时宜选择的利尿药为（　　）

A. 呋塞米＋氢氯噻嗪　　　B. 氢氯噻嗪＋甘露醇　　　C. 氨苯蝶啶＋螺内酯

D. 呋塞米＋螺内酯　　　　E. 螺内酯＋氨苯蝶啶

19. 此种联合用药的目的是为了防止（　　）

A. 过敏反应　　　　　　　B. 胃肠道反应　　　　　　C. 高血糖

D. 高血脂　　　　　　　　E. 低血钾

20. 下列哪项不是低血钾的临床表现（　　）

A. 肌无力　　　　　　　　B. 腹胀气　　　　　　　　C. 心动过缓

D. 恶心、呕吐　　　　　　E. 心动过速

Ⅲ 共用备选答案单选题（B 型题）

（21～24 题共用备选答案）

A. 抑制髓袢升支粗段髓质部和皮质部 Na^+、Cl^- 的重吸收

B. 抑制远曲小管近端对 Na^+、Cl^- 的重吸收

C. 竞争性拮抗醛固酮的作用

D. 抑制远曲小管 $Na^+ - K^+$ 的交换

E. 抑制碳酸酐酶的活性

21. 螺内酯的利尿机制是（　　）

22. 氢氯噻嗪的利尿机制是（　　）

23. 呋塞米的利尿机制是（　　）

24. 氨苯蝶啶的利尿机制是（　　）

（25～29 题共用备选答案）

A. 呋塞米　　　　　　　　B. 氢氯噻嗪　　　　　　　C. 氨苯蝶啶

D. 螺内酯　　　　　　　　E. 甘露醇

25. 顽固性水肿宜选择的药物是 （　　）

26. 轻中度全身性水肿宜选择的药物是 （　　）

27. 急性肺水肿宜选择的药物是 （　　）

28. 脑水肿宜选择的药物是 （　　）

29. 继发性醛固酮增多症宜选择的药物是 （　　）

四、自测试题答案

1. B　　2. D　　3. D　　4. C　　5. C　　6. A　　7. D　　8. B　　9. D　　10. B

11. E　　12. E　　13. B　　14. D　　15. C　　16. B　　17. A　　18. D　　19. E　　20. C

21. C　　22. B　　23. A　　24. D　　25. A　　26. B　　27. A　　28. E　　29. D

（罗　亚）

第十九章　抗高血压药

一、学习目标

（一）掌握钙通道阻滞药、血管紧张素转化酶抑制药和血管紧张素Ⅱ受体阻断药的药理作用、临床应用及不良反应。

（二）熟悉利尿药、β受体阻断药、α受体阻断药的药理作用、临床应用及不良反应。

（三）了解其他降压药的作用特点、临床应用及不良反应。

二、学习要点

（一）抗高血压药分类

根据作用部位及机制分为五大类：

1. 利尿药：氢氯噻嗪、吲达帕胺。

2. 钙拮抗药（calcium channel blocker，CCB）：硝苯地平、尼群地平、氨氯地平。

3. 肾素－血管紧张素系统抑制药：

血管紧张素转化酶抑制剂（angiotensin-converting enzyme inhibitor，ACEI）：卡托普利、依那普利。

血管紧张素Ⅱ受体拮抗剂（angiotensin receptor blockade，ARB）：氯沙坦。

4. 交感神经抑制药

中枢交感神经抑制药：可乐定、甲基多巴。

神经节阻断药：美卡拉明。

去甲肾上腺素能神经末梢阻滞药：利血平、降压灵。

肾上腺素受体阻断药：α_1受体阻断药：哌唑嗪；β受体阻断药：普萘洛尔、美托洛尔；α、β受体阻断药：拉贝洛尔。

5. 血管扩张药：肼屈嗪、硝普钠。

（二）常用抗高血压药物

氢氯噻嗪

【药理作用】

降压作用特点：缓慢、温和、持久。

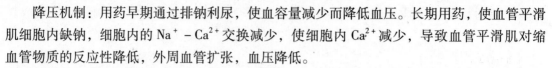

降压机制：用药早期通过排钠利尿，使血容量减少而降低血压。长期用药，使血管平滑肌细胞内缺钠，细胞内的 $Na^+ - Ca^{2+}$ 交换减少，使细胞内 Ca^{2+} 减少，导致血管平滑肌对缩血管物质的反应性降低，外周血管扩张，血压降低。

【临床应用】

作为基础降压药，可单独应用治疗轻度高血压，与其他降压药合用可治疗中重度高血压。

【不良反应】

长期大剂量应用可引起低血钾、高血糖、血脂升高、高尿酸血症。糖尿病、血脂紊乱、痛风患者慎用。

硝苯地平

【药理作用】

硝苯地平降压作用特点：显效快、作用强、维持时间较短；对血脂、血糖无不良影响。

降压机制：钙通道阻滞药硝苯地平能阻滞 Ca^{2+} 的内流，使细胞内 Ca^{2+} 量减少，使小动脉扩张，总外周血管阻力下降而降低血压。对冠状血管也有扩张作用。可因周围血管扩张，引起交感神经活性反射性增强而使心率加快。

【临床应用】

可用于各型高血压，尤其可用于合并有心绞痛、肾脏疾病、糖尿病、哮喘、高血脂及恶性高血压患者。主张选用缓释剂或控释制剂等长效制剂。

【不良反应】

用药初期可因反射性交感活性增强，引起心率加快、头痛、颜面潮红等。还可引起踝关节水肿，牙龈增生等。

氨氯地平

氨氯地平属长效钙通道阻滞药。口服起效缓慢，降压平稳，作用时间长，口服 1 次，可持续 24 小时。不良反应较轻，有心悸、头痛、面红、水肿等。

卡托普利

【药理作用】

降压作用特点：降压时不反射性兴奋心脏；降低肾血管阻力，增加肾血流量；可预防和逆转心肌和血管重构；不引起电解质紊乱和脂质代谢改变。

降压机制：竞争性地抑制血管紧张素Ⅰ转化酶，使血管紧张素Ⅱ和醛固酮的生成减少，血压下降；使缓激肽水解减少，增高血中缓激肽浓度，增强舒血管作用，使血压下降。

【临床应用】

适用于原发性高血压，尤其适用于伴有慢性心功能不全、左室肥大、糖尿病性肾病的患者。

【不良反应】

常见有干咳、皮疹、血管神经性水肿、味觉迟钝、高血钾等；开始剂量过大容易引起低血压。本药可致畸胎和胎儿发育不良。孕妇和双侧肾动脉狭窄禁用。

氯沙坦

【药理作用】

降压作用特点：起效缓慢、平稳、持久。停药后不易产生反跳现象。

降压机制：通过阻断 AT_1 受体，产生扩张血管、抑制醛固酮分泌、逆转心血管重构等作用。

【临床应用】

适用于各型高血压，尤适用于伴有糖尿病、肾病和慢性心功能不全患者。与利尿药合用，可增强降压效果。

【不良反应】

不良反应较少，可引起眩晕、高血钾、并影响胎儿发育，但较少引起干咳和血管神经性水肿。孕妇、哺乳期妇女及肾动脉狭窄者禁用。

普萘洛尔

【药理作用】

本品为非选择性 β 受体阻断药。降压缓慢、平稳，不易引起体位性低血压。

【临床应用】

用于各种程度高血压，可单独应用，也可与其他降压药合用。对心输出量及肾素活性偏高者疗效较好，高血压伴有心绞痛、偏头痛、焦虑等也较适宜选用。

【不良反应】

心血管反应，导致心动过缓、心肌收缩力减弱，甚至引起心功能不全等；诱发或加重支气管哮喘；反跳现象，长期用药突然停药，可使病情复发或加重。禁用于心动过缓、房室传导阻滞、支气管哮喘、急性心衰。

可乐定

通过激动延髓腹外侧区的咪唑啉受体（I_1受体），降低外周交感神经张力而使血压下降。也可激动外周交感神经突触前膜的 α_2 受体，负反馈抑制去甲肾上腺素的释放，使血压下降。适用于治疗中度高血压。本品还可抑制胃肠蠕动和胃酸分泌，故适合伴有溃疡病的患者。也可作为治疗吗啡类镇痛药成瘾者的戒毒药。常见的不良反应有口干、便秘、镇静、嗜睡、水钠潴留等，长期用药不可突然停药，以防血压反跳。

哌唑嗪

α_1 受体阻断药，降压作用较强，降压时不加快心率，对心输出量、肾血流量和肾小球滤过率无明显影响。适用于轻中度高血压及伴有肾功能不全的高血压患者。首次给药可致直立性低血压、晕厥、心悸等，称"首剂现象"。

肼屈嗪

直接松弛小动脉平滑肌，降低外周阻力而降压，降压作用快、强，但可反射性增加心率和心输出量及心肌耗氧量，对舒张压的下降作用比收缩压显著。可用于中、重度高血压。单用不良反应较多，长期大剂量使用时可引起全身性红斑狼疮样综合征。

硝普钠

直接松弛小动脉、小静脉平滑肌，降压作用强、快、短暂，可降低收缩压和舒张压，降低心脏的前后负荷而改善心脏功能；遇光易破坏，应用前需新鲜配制并避光。主要用于治疗高血压危象和急慢性心功能不全。

三、自测试题

Ⅰ 单选题（A1、A2 型题）

1. 通过抑制血管紧张素 Ⅰ 转化酶产生降压作用的药物是（ ）

A. 氢氯噻嗪   B. 可乐定   C. 氯沙坦

D. 卡托普利   E. 拉贝洛尔

2. 高血压伴有糖尿病的患者宜选用的降压药是（ ）

A. 氢氯噻嗪   B. 普萘洛尔   C. 卡托普利

D. 可乐定   E. 肼屈嗪

3. 下列哪种降压药孕妇禁用（ ）

A. 氢氯噻嗪   B. 普萘洛尔   C. 氯沙坦

D. 可乐定   E. 肼屈嗪

4. 选择性阻断 β_1 受体的降压药是（ ）

A. 氢氯噻嗪   B. 氯沙坦   C. 美托洛尔

D. 依那普利   E. 肼屈嗪

5. 高血压合并有支气管哮喘的患者不宜选用下列哪种药物（ ）

A. 卡托普利   B. 可乐定   C. 硝苯地平

D. 氢氯噻嗪   E. 普萘洛尔

6. 下列哪个药物为长效钙通道阻滞药（ ）

A. 氨氯地平   B. 硝苯地平   C. 可乐定

D. 氢氯噻嗪   E. 普萘洛尔

7. 高血压兼有溃疡病者宜选用（ ）

A. 卡托普利   B. 可乐定   C. 氯沙坦

D. 氢氯噻嗪   E. 拉贝洛尔

8. 具有中枢降压作用的药物是（ ）

A. 卡托普利   B. 可乐定   C. 硝苯地平

D. 氢氯噻嗪   E. 拉贝洛尔

9. 有可能诱发心绞痛的降压药是（ ）

A. 可乐定   B. 肼屈嗪   C. 氨氯地平

D. 氢氯噻嗪   E. 普萘洛尔

10. 使用利尿药后期的降压机制是（ ）

A. 排 Na^+ 利尿，降低血容量   B. 降低血浆肾素活性   C. 增加血浆肾素活性

D. 减少血管平滑肌细胞内 Na^+ E. 抑制醛固酮的分泌

11. 下列哪一种药降压同时有利尿作用（ ）

A. 吲哒帕胺   B. 哌唑嗪   C. 硝苯地平

D. 普萘洛尔　　　　　　　　E. 可乐定

12. 通过阻断血管紧张素Ⅱ受体发挥抗高血压作用的药物是（　　）

A. 氢氯噻嗪　　　　　　B. 硝苯地平　　　　　　C. 卡托普利

D. 氯沙坦　　　　　　　E. 硝普钠

13. 下列哪种药物属于选择性 α₁ 受体阻断药（　　）

A. 肼屈嗪　　　　　　　B. 哌唑嗪　　　　　　　C. 氢氯噻嗪

D. 硝苯地平　　　　　　E. 硝普钠

14. 高血压危象时宜选用哪一种药物静脉滴注（　　）

A. 硝普钠　　　　　　　B. 硝苯地平　　　　　　C. 卡托普利

D. 肼屈嗪　　　　　　　E. 利血平

15. 可导致高血钾的降压药是（　　）

A. 美卡拉明　　　　　　B. 利血平　　　　　　　C. 卡托普利

D. 胍乙啶　　　　　　　E. 氢氯噻嗪

16. 高血压伴有外周血管痉挛性疾病者宜选用（　　）

A. 利血平　　　　　　　B. 氢氯噻嗪　　　　　　C. 氨氯地平

D. 普萘洛尔　　　　　　E. 可乐定

17. 高血压伴有痛风及潜在性糖尿病患者不宜选用的药物是（　　）

A. 氢氯噻嗪　　　　　　B. 硝普钠　　　　　　　C. 利血平

D. 可乐定　　　　　　　E. 卡托普利

18. 下列关于硝普钠药理作用的叙述中哪一项是错误的（　　）

A. 降压作用快、强、短　　　　　　B. 降压作用缓慢、温和

C. 降低收缩压和舒张压　　　　　　D. 用于高血压危象和急慢性心功能不全

E. 使用前需新鲜配制并避光

Ⅱ 共用题干单选题（A3、A4 型题）

（19~22 题共用题干）

患者，男，40 岁，发现血压升高一年余，自述头昏、胀痛，血压 152/95mmHg，诊断为高血压病。

19. 根据患者目前情况，较适宜采用的措施是（　　）

A. 不做特殊处理，继续观察　　B. 服用氢氯噻嗪　　　　　C. 服用可乐定

D. 服用　　　　　　　　　　　E. 服用肼屈嗪

20. 服用该药期间要注意的主要不良反应为（　　）

A. 水肿　　　　　　　　B. 低血钾　　　　　　　C. 干咳

D. 低血钙　　　　　　　E. 凝血障碍

21. 通过进一步检查发现，该患者还患有痛风和支气管哮喘，此时应该如何调整治疗方案（　　）

A. 不需换药，继续原方案治疗　　　　　　　　B. 改用氨氯地平

C. 改用普萘洛尔　　　　　　D. 改用呋塞米　　　　　　E. 改用硝普钠注射

22. 下列哪项不是抗高血压药合理用药的原则（　　）

A. 有效治疗和终身治疗　　　B. 平稳降压　　　　　　　C. 保护靶器官

D. 联合用药　　　　　　　　E. 使用短效降压药使血压快速达标

（23～24 题共用题干）

患者，女，50 岁，高血压病史 10 余年，血压最高达 185/115mmHg，无明显症状，未规律服药。近期感觉不适。查体：血压 175/110mmHg，心电图提示心肌肥厚。尿常规（－），空腹血糖 7.5mmol/L。

23. 根据患者病情，宜选择的降压药为（　　）

A. 利血平　　　　　　　　　B. 氢氯噻嗪　　　　　　　C. 卡托普利

D. 普萘洛尔　　　　　　　　E. 可乐定

24. 患者用药后出现剧烈干咳，换成下列哪种药物较适宜（　　）

A. 氢氯噻嗪　　　　　　　　B. 氯沙坦　　　　　　　　C. 肼屈嗪

D. 普萘洛尔　　　　　　　　E. 硝普钠

Ⅲ 共用备选答案单选题（B 型题）

（25～27 题共用备选答案）

A. 卡托普利　　　　　　　　B. 硝苯地平　　　　　　　C. 普萘洛尔

D. 肼屈嗪　　　　　　　　　E. 硝普钠

25. 高血压伴有肾功能不全患者宜选用（　　）

26. 高血压危象治疗宜选用（　　）

27. 高血压合并窦性心动过速患者宜选用（　　）

（28～31 题共用备选答案）

A. 氢氯噻嗪　　　　　　　　B. 硝苯地平　　　　　　　C. 普萘洛尔

D. 卡托普利　　　　　　　　E. 哌唑嗪

28. 易引起首剂现象的药物是（　　）

29. 可引起脚踝水肿的药物是（　　）

30. 可引起干咳的药物是（　　）

31. 可引起血糖、血脂、尿酸升高的药物是（　　）

四、自测试题答案

1. D　　2. C　　3. C　　4. C　　5. E　　6. A　　7. B　　8. B　　9. B　　10. D

11. A　　12. D　　13. B　　14. A　　15. C　　16. C　　17. A　　18. B　　19. B　　20. B

21. B　　22. E　　23. C　　24. B　　25. A　　26. E　　27. C　　28. E　　29. B　　30. D

31. A

（罗　亚）

第二十章　抗心律失常药

一、学习目标

（一）掌握临床常用抗心律失常药的作用特点、临床应用及不良反应。

（二）熟悉抗心律失常药的基本作用、分类及代表药物。

（三）了解不同类型快速型心律失常的选药原则。

二、学习要点

心律失常是指心脏冲动的节律、频率、起源部位或传导速度的异常。按其发作时心率的快慢分为缓慢型和快速型两大类，前者一般采用阿托品和异丙肾上腺素等药物治疗。本章主要介绍治疗快速型心律失常的药物。

（一）心律失常的电生理学基础

1. 冲动形成异常

（1）自律性增高

自律性主要取决于自律细胞 4 相自动除极的速度、舒张期最大电位水平、阈电位水平。原因：①自律细胞 4 相自动除极速度加快或最大舒张电位减少均可使自律性增高；②自律细胞和非自律细胞膜电位减少到 -60mV 或更小，可引起 4 相自发除极，称为异常自律性。

（2）后除极与触发活动

后除极是指在一个动作电位 0 相除极后发生的除极。早后除极发生于 2 相或 3 相中，由 Ca^{2+} 内流增多所致。迟后除极则发生在完全复极或接近完全复极时，是心肌细胞释放过多 Ca^{2+}，诱发 Na^+ 短暂内流所引起。由后除极所引起的异常冲动的发放称为触发活动，多由迟后除极所致。

2. 冲动传导异常

（1）单纯性传导障碍

包括传导减慢、传导阻滞、单向传导阻滞等，临床表现为缓慢型心律失常。

（2）折返激动

指冲动经传导通路折回原处而反复运行的现象，是产生期前收缩、心动过速、心房、心室扑动及颤动的主要原因。

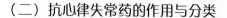

（二）抗心律失常药的作用与分类

1. 抗心律失常药的作用

（1）降低自律性。

（2）减少后除极与触发活动。

（3）消除折返激动：改变传导性，延长有效不应期（effective refractory period，ERP）及动作电位时程（action potential duration，APD）。

2. 抗心律失常药的分类

Ⅰ类　钠通道阻滞药，该类药物又分三个亚类：

（1）Ⅰa类　适度阻滞钠通道。代表药：奎尼丁、普鲁卡因胺。

（2）Ⅰb类　轻度阻滞钠通道。代表药：利多卡因、苯妥英钠。

（3）Ⅰc类　重度阻滞钠通道。代表药物：普罗帕酮。

Ⅱ类　β肾上腺素受体阻滞药。代表药物：普萘洛尔、美托洛尔。

Ⅲ类　延长动作电位时程药。代表药物：胺碘酮、索他洛尔。

Ⅳ类　钙通道阻滞药。代表药物：维拉帕米、地尔硫䓬。

（三）常用抗心律失常药

Ⅰ类——钠通道阻滞药

Ⅰa类：

奎尼丁

【药理作用】

1. 降低自律性　抑制 Na^+ 内流，使 4 相自动除极减慢，抑制心房异位起搏点。

2. 减慢传导　使折返激动时的单向阻滞变为双向阻滞而消除折返。

3. 延长 ERP。

4. 对自主神经的影响　具有明显的抗胆碱作用、α 受体阻滞作用。

【临床应用】

为广谱抗心律失常药，但因不良反应多，仅用于心房颤动及心房扑动转律后窦性节律维持和用于中止预激综合征伴发的室性心动过速或反复发作的室性心动过速。

【不良反应】

1. 胃肠反应　很常见，可有恶心、呕吐、腹痛、腹泻等。

2. 金鸡纳反应　剂量过大时常引起恶心、呕吐、腹痛、腹泻、头昏、耳鸣、视力模糊、呼吸抑制等，一旦发生应立即停药。

3. 心血管系统反应　心脏抑制是本品较严重的不良反应，甚至出现奎尼丁晕厥。

普鲁卡因胺

与奎尼丁相比，其特点为：降低自律性、减慢传导速度的作用较弱；长期口服不良反应多，可引起红斑狼疮样综合征；现已少用，主要供静脉注射抢救室性期前收缩、阵发性室性心动过速的危重病例。

Ⅰb类：

利多卡因

【体内过程】

口服首关消除显著，需要静脉滴注给药。

【药理作用】

1. 降低自律性　促进K^+外流，抑制Na^+内流，降低浦肯野纤维自律性。

2. 改变传导速度　在细胞外K^+浓升高及酸性环境中，能明显减慢传导。

3. 相对延长ERP　ERP/APD比值增大，相对延长ERP，有利于取消折返。

【临床应用】

窄谱抗心律失常药，能有效地防治急性心肌梗死、心胸手术及强心苷类药物中毒等引起的室性期前收缩、室性心动过速、心室纤颤等，是治疗室性心律失常的首选药，特别适用于危急病例。

【不良反应及注意事项】

较少见。眼震颤是利多卡因中毒的先兆，中毒后主要表现为心脏抑制、血压下降及呼吸抑制，甚至引发心脏停搏。严重房室传导阻滞、过敏患者禁用。

苯妥英钠

苯妥英钠具有抗癫痫作用。是强心苷中毒所致快速型心律失常的首选药物。

美西律、妥卡尼

两药的化学结构及作用与利多卡因相似，特点是口服有效。对利多卡因治疗无效的患者，美西律往往有效。

Ⅰc类：

普罗帕酮（心律平）

【药理作用和临床应用】

可降低浦肯野纤维自律性，降低动作电位最大上升速度，明显减慢传导。延长APD和ERP，并具有局部麻醉作用。此外，尚有一定的β受体阻断作用和钙通道阻滞作用，可轻、中度抑制心肌收缩力。

本品为广谱抗心律失常药，可用于室性或室上性期前收缩及心动过速。

【不良反应】

常见胃肠反应，口干、头痛、口腔金属味等。心血管系统不良反应为低血压、房室传导阻滞、心力衰竭、休克、Ⅱ或Ⅲ度房室传导阻滞及窦房结病变者禁用。

Ⅱ类——β受体阻断药

主要通过阻断β受体而发挥作用，同时还具有阻滞Na^+内流、促进K^+外流等作用，能降低窦房结和异位起搏点的自律性，减慢传导，绝对或相对延长ERP，消除异位节律。常用药物有普萘洛尔、阿替洛尔、美托洛尔、吲哚洛尔、阿普洛尔等。

【药理作用】

可降低窦房结、房室结、浦肯野纤维的自律性，高浓度时能明显减慢传导。可明显延长房室结的ERP。

【临床应用】

主要治疗室上性心律失常，尤其治疗交感神经兴奋性过高、甲状腺功能亢进、嗜铬细胞瘤等引起的窦性心动过速效果良好，可作为首选药。普萘洛尔还可用于运动或情绪变动所引发的室性心律失常，减少肥厚型心肌病所致的心律失常。

Ⅲ类——延长动作电位时程药

胺碘酮

【药理作用】

延长心房肌、心室肌及浦肯野纤维的 APD 和 ERP；扩张冠脉，降低外周阻力，降低血压，并有轻度负性肌力作用，可降低心肌耗氧，保护缺血心肌。

【临床应用】

为广谱抗心律失常药，口服适用于多种室上性和室性心律失常。静脉注射适用于阵发性室上性心动过速及利多卡因治疗无效的室性心动过速。

【不良反应及注意事项】

大剂量可致窦性心动过缓，房室传导阻滞。心脏外的不良反应多见，①胃肠反应；②角膜褐色微粒沉着；③肝损害，神经系统症状可有手部细震颤等；④甲状腺功能亢进或低下；⑤最为严重的是引起肺间质或肺泡纤维性肺炎，形成肺纤维化。

房室传导阻滞、室内传导阻滞、碘过敏、甲状腺功能异常，病态窦房结综合征等患者禁用，心功能不全者慎用。

Ⅳ类——钙通道阻滞药

主要有维拉帕米、地尔硫䓬等。

【药理作用】

通过阻滞心肌细胞膜的钙通道，抑制 Ca^{2+} 内流，降低自律性，减慢传导速度，延长动作电位时程和有效不应期。

【临床应用】

维拉帕米是临床治疗阵发性室上性心动过速的首选药，对室性心律失常无效。

【不良反应及注意事项】

可引起心动过缓、房室传导阻滞甚至心脏停搏，也可引起血压下降，诱发心力衰竭。病态窦房结综合征、严重心力衰竭及Ⅱ、Ⅲ度房室传导阻滞、心源性休克及低血压患者（收缩压 <90mmHg）禁用。

（四）抗心律失常药的用药原则

1. 窦性心动过速　应针对病因治疗，需要治疗时可选用 β 受体阻断药或维拉帕米，其中 β 受体阻断药为首选。

3. 心房纤颤、心房扑动　转律可用奎尼丁（宜先用强心苷）或与普萘洛尔合用，预防复发可加用或单用胺碘酮，控制心室频率可选用强心苷。

4. 阵发性室上性心动过速　急性发作首选维拉帕米，亦可以选用 β 受体阻滞药、强心苷、胺碘酮等。慢性发作或预防可选用强心苷、奎尼丁等。

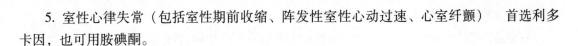

5. 室性心律失常（包括室性期前收缩、阵发性室性心动过速、心室纤颤） 首选利多卡因，也可用胺碘酮。

三、自测试题

Ⅰ 单选题（A1、A2 型题）

1. 治疗阵发性室上性心动过速的首选药物是（ ）

A. 利多卡因　　　　　　　　B. 奎尼丁　　　　　　　　C. 维拉帕米

D. 苯妥英钠　　　　　　　　E. 普鲁卡因胺

2. 下列哪项不是胺碘酮的不良反应（ ）

A. 狼疮样综合征　　　　　　B. 角膜褐色微粒沉着　　　　C. 心律失常

D. 甲状腺功能异常　　　　　E. 肺间质纤维化

3. 口服无效的抗心律失常药为（ ）

A. 维拉帕米　　　　　　　　B. 利多卡因　　　　　　　　C. 普萘洛尔

D. 苯妥英钠　　　　　　　　E. 胺碘酮

4. 关于利多卡因叙述正确的是（ ）

A. 对室上性心律失常有效

B. 口服有效

C. 是急性心肌梗死引起的室性心律失常的首选药

D. 属于Ⅰc类抗心律失常药

E. 肝脏代谢少，主要以原形经肾排泄

5. 胺碘酮抗心律失常的作用机制是（ ）

A. 缩短心房和浦肯野纤维的动作电位时程、有效不应期

B. 加快浦肯野纤维和窦房结的传导速度

C. 提高窦房结和浦肯野纤维的自律性

D. 激动 α 及 β 受体

E. 阻滞心肌细胞 Na^+、K^+、Ca^{2+} 通道

6. 关于普罗帕酮叙述错误的是（ ）

A. 阻滞 Na^+ 内流，降低自律性

B. 降低 0 相去极化速度和幅度，减慢传导

C. 促进 K^+ 外流，相对延长有效不应期

D. 弱的 β 受体阻断作用，减慢心率，抑制心肌收缩力

E. 有普鲁卡因样局麻作用

7. 通过阻滞钙通道发挥抗心律失常作用的药物是（ ）

A. 利多卡因　　　　　　　　B. 普鲁卡因胺　　　　　　　C. 普罗帕酮

D. 维拉帕米　　　　　　　　E. 奎尼丁

8. 有关胺碘酮的叙述，下列错误的是（　　）

A. 延长 APD 和 ERP　　　　B. 加快心房和浦肯野纤维的传导

C. 对 K^+ 通道有阻滞作用　　D. 对房性、室性心律失常均有效

E. 降低自律性

9. 对普萘洛尔抗心律失常的叙述，下列错误的是（　　）

A. 减慢心率　　　　　B. 降低浦肯野纤维的自律性　　C. 加快传导

D. 降低窦房结的自律性　　E. 阻断 β 受体

10. 对维拉帕米抗心律失常的叙述，下列正确的是（　　）

A. 抑制 Ca^{2+} 内流　　　　B. 治疗室性心律失常效果好　　C. 抑制 Na^+ 内流

D. 延长动作电位时程药　　E. 促 K^+ 外流

11. 治疗室性期前收缩首选的药物是（　　）

A. 苯妥英钠　　　　　B. 普萘洛尔　　　　　C. 利多卡因

D. 胺碘酮　　　　　E. 维拉帕米

12. 属于轻度钠通道阻滞药（Ⅰb 类）的是（　　）

A. 利多卡因　　　　　B. 胺碘酮　　　　　C. 奎尼丁

D. 维拉帕米　　　　　E. 普萘洛尔

13. 能阻滞 Na^+、Ca^{2+}、K^+ 通道的药物是（　　）

A. 利多卡因　　　　　B. 胺碘酮　　　　　C. 奎尼丁

D. 维拉帕米　　　　　E. 苯妥英钠

14. 治疗窦性心动过缓首选的药物是（　　）

A. 去甲肾上腺素　　　　B. 肾上腺素　　　　　C. 利多卡因

D. 阿托品　　　　　E. 多巴胺

15. 治疗窦性心动过速的首选药物是（　　）

A. 利多卡因　　　　　B. 胺碘酮　　　　　C. 奎尼丁

D. 维拉帕米　　　　　E. 普萘洛尔

16. 利多卡因对下列哪种心律失常无效（　　）

A. 室上性心律失常　　　　　　　　　　　B. 室性纤颤

C. 急性心肌梗死所致的室性早搏　　　　　D. 阵发性室性心动过速

E. 室性早搏

17. 可引起间质性肺炎或肺纤维化的药物是（　　）

A. 苯妥英钠　　　　　B. 胺碘酮　　　　　C. 奎尼丁

D. 维拉帕米　　　　　E. 普萘洛尔

18. 普萘洛尔不能用于下列哪一种心律失常（　　）

A. 心房扑动　　　　　B. 心房纤颤　　　　　C. 房室传导阻滞

D. 阵发性室上性心动过速　　E. 由运动或情绪激动所诱发的室性早搏

19. 可用于嗜铬细胞瘤所致室性心律失常的药物是（　　）

A. 普鲁卡因胺　　　　　B. 胺碘酮　　　　　C. 奎尼丁

D. 维拉帕米　　　　　　　　E. 普萘洛尔

20. 不能阻滞钠通道的药物是（　　）

A. 普鲁卡因胺　　　　B. 胺碘酮　　　　C. 奎尼丁

D. 利多卡因　　　　　E. 普罗帕酮

Ⅱ共用题干单选题（A3、A4 型题）

（21～23 题共用题干）

患者，女，25 岁，由于吵架后情绪激动，又喝了大量浓茶，窦性心律达到 118 次/分。经心电图检查，诊断为窦性心动过速。

21. 该疾病首选用药是（　　）

A. 利多卡因　　　　B. 普萘洛尔　　　　C. 苯妥英钠

D. 胺碘酮　　　　　E. 维拉帕米

22. 该药物抗心律失常的机制是（　　）

A. 阻断 β 受体　　　　B. 抑制 Ca^{2+} 内流　　　　C. 延长动作电位时程药

D. 阻滞心肌细胞 Na^+、K^+、Ca^{2+} 通道　　　　E. 提高窦房结的自律性

23. 下列哪项不是该药的禁忌证（　　）

A. 支气管哮喘　　　　B. 房室传导阻滞　　　　C. 低血压

D. 心力衰竭　　　　　E. 阵发性室上性心动过速

Ⅲ共用选项单选题（B 型题）

（24～26 题共用选项）

A. 胺碘酮　　　　B. 利多卡因　　　　C. 普鲁卡因

D. 奎尼丁　　　　E. 氟卡尼

24. 能引起红斑狼疮样综合征的药物是（　　）

25. 能引起金鸡纳反应的药物是（　　）

26. 在角膜发生褐色微粒沉着的药物是（　　）

（27～29 题共用选项）

A. 利多卡因　　　　B. 苯妥英钠　　　　C. 阿托品

D. 维拉帕米　　　　E. 普萘洛尔

27. 窦性心动过速首选（　　）

28. 强心苷中毒所致的快速型心律失常首选（　　）

29. 不用于快速型心律失常的药物是（　　）

（30～31 题共用选项）

A. 奎尼丁　　　　B. 利多卡因　　　　C. 恩卡尼

D. 维拉帕米　　　　E. 胺碘酮

30. 缩短 APD 和 ERP 的药物是（　　）

31. 显著延长 APD 和 ERP 的药物是（　　）

（32~33 题共用选项）

A. 奎尼丁   B. 普萘洛尔   C. 利多卡因

D. 维拉帕米   E. 苯妥英钠

32. 促进复极 3 相 K^+ 外流，相对延长有效不应期的药物是 （　　）

33. 有抗胆碱作用和阻断 α 受体的抗心律失常药物是 （　　）

四、自测试题答案

1. C   2. A   3. B   4. C   5. E   6. C   7. D   8. B   9. C   10. A

11. C   12. A   13. B   14. D   15. E   16. A   17. B   18. C   19. E   20. B

21. B   22. A   23. E   24. C   25. D   26. A   27. E   28. B   29. C   30. B

31. E   32. C   33. A

（杨红霞）

第二十一章　治疗心力衰竭的药物

一、学习目标

（一）掌握强心苷类药的药理作用、作用机制、临床应用、不良反应及防治。

（二）熟悉肾素－血管紧张素－醛固酮系统抑制药、利尿药、β受体阻断药的作用及临床应用。

（三）了解其他治疗心力衰竭药物的作用特点。

二、学习要点

充血性心力衰竭又称慢性心功能不全（congestive heart failure，CHF），是由多种原因引起心脏收缩功能和（或）舒张功能障碍，心脏排出血量相对或绝对减少，不能满足全身组织器官代谢需要，导致器官、组织血流灌注不足，同时出现体循环和（或）肺循环淤血的临床综合征。

根据药物的作用及作用机制，将治疗 CHF 的药物分为：

1. 正性肌力作用药

（1）强心苷类：地高辛等。

（2）非强心苷类：β受体激动药：多巴酚丁胺等；磷酸二酯酶抑制药：米力农、维司力农等；钙增敏药：匹莫苯等。

2. 减轻心脏负荷药

（1）利尿药：氢氯噻嗪、呋塞米等。

（2）血管扩张药：硝普钠、硝酸异山梨酯、肼屈嗪、哌唑嗪等。

3. 肾素－血管紧张素系统抑制药

（1）ACEI：卡托普利等。

（2）血管紧张素 II 受体（AT_1）阻断药：氯沙坦等。

4. β受体阻断药　美托洛尔、卡维地洛等。

（一）正性肌力作用药

强心苷类

强心苷是一类能增强心肌收缩力的苷类化合物。临床常用的强心苷类药有地高辛、洋地

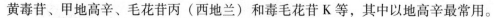

黄毒苷、甲地高辛、毛花苷丙（西地兰）和毒毛花苷 K 等，其中以地高辛最常用。

【体内过程】

常用强心苷类药物的分类及作用时间（表21-1）。

表21-1　常用强心苷类药物的分类及作用时间比较

分类	药物	给药途径	作用时间				特点	适应证
			起效时间（min）	高峰时间（h）	持续时间（d）	作用消失时间（d）		
慢效	洋地黄毒苷	口服	240	8～12	4～7	14～21	起效慢而持久	慢性心衰
中效	地高辛	口服	60～120	4～8	1～2	3～6	排泄快，蓄积少	急慢性心衰
速效	毛花苷丙	静注	10～30	1～2	1～1.5	3～6	起效快	危急患者
	毒毛花苷 K	静注	5～10	0.5～1.5	1～2	1～3		—

【药理作用】

1. 正性肌力作用　其特点为：①加快心肌纤维缩短速度，使心室收缩期缩短，舒张期相对延长，有利于心脏休息及增加静脉回流；②增加衰竭心脏心输出量；③降低衰竭心脏的耗氧量。

正性肌力作用的机制：强心苷通过抑制心肌细胞膜 $Na^+ - K^+ - ATP$ 酶的活性，抑制 $Na^+ - K^+$ 交换，进而通过 $Na^+ - Ca^{2+}$ 交换机制，最终导致心肌细胞内 Ca^{2+} 增多，心肌收缩力加强。

2. 负性频率作用　治疗量强心苷对正常心率影响小。但对心率加快及伴有房颤的心功能不全者，由于心输出量增加，反射性提高迷走神经活性，此外，强心苷可直接增加心肌对迷走神经的敏感性，使心率减慢。

3. 对传导组织和心肌电生理的影响　治疗量强心苷通过加强迷走神经活性，可降低窦房结自律性，减慢房室传导速度；同时兴奋迷走神经，促进 K^+ 外流，加快心房传导速度及缩短心房有效不应期。大剂量强心苷可过度抑制 $Na^+ - K^+ - ATP$ 酶，使细胞内失钾，最大舒张电位负值减小，使浦肯野纤维自律性增高，传导速度减慢，有效不应期缩短，中毒时可引起各型心律失常。

4. 其他作用　包括利尿作用，血管阻力下降等。

【临床应用】

1. 治疗充血性心力衰竭

对不同原因引起的充血性心力衰竭（congestive heart failure，CHF）疗效有一定的差异：①对伴有心房纤颤及心室率快的 CHF 疗效最好；②对瓣膜病、风湿性心脏病（严重二尖瓣狭窄除外）、高血压心脏病、先天性心脏病及冠状动脉粥样硬化性心脏病等引起的 CHF 疗效较好；③对继发于严重贫血、甲亢及维生素 B_1 缺乏症等能量代谢障碍的 CHF 疗效较差；④对肺源性心脏病、严重心肌损伤或活动性心肌炎（如风湿活动期）的 CHF，强心苷不但疗效较差，且易发生中毒；⑤对缩窄性心包炎、心包填塞等机械因素引起的 CHF 几乎无效；⑥对扩张型

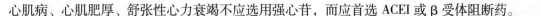

心肌病、心肌肥厚、舒张性心力衰竭不应选用强心苷，而应首选 ACEI 或 β 受体阻断药。

2. 治疗某些快速型心律失常

（1）心房纤颤 强心苷通过兴奋迷走神经及抑制房室结传导，阻止过多的心房冲动下传到心室，而减慢心室率，解除心房纤颤。

（2）心房扑动 强心苷通过不均一地缩短心房的有效不应期，使房扑转为房颤，然后再发挥治疗房颤的作用。部分患者停用强心苷后可恢复窦性心律。

（3）阵发性室上性心动过速 强心苷通过增强迷走神经，抑制房室传导，降低心房的兴奋性而终止阵发性室上性心动过速的发作。

【不良反应】

强心苷的安全范围小，易发生不同程度的毒性反应。常见的诱发因素：低血钾、高血钙、低血镁、心肌缺氧、酸碱平衡失调、发热、心肌病理损害、高龄及合并用药等。

1. 胃肠道反应 是强心苷中毒最常见的早期症状，表现为厌食、恶心、呕吐、腹泻等。

2. 中枢神经系统反应 可见眩晕、头痛、疲倦、失眠、谵妄等症状及视觉障碍，如视物模糊、黄视症、绿视症等。视觉异常是强心苷中毒的先兆，可作为停药指征。

3. 心脏毒性 是强心苷最严重最危险的不良反应，约有50%的病例发生各种类型心律失常。

（1）快速型心律失常 室性期前收缩是出现最早、最常见的心律失常，约占心脏毒性发生率的1/3，也可发生二联律、三联律及室性心动过速，甚至室扑、室颤。

（2）缓慢型心律失常 表现为窦性心动过缓，若心率降至 60 次/分以下，亦属中毒先兆，是停药的指征之一。

【防治措施】

1. 预防措施

注意避免各种诱发因素如低血钾、高血钙、低血镁、心肌缺氧、发热等。

2. 治疗措施

（1）快速型心律失常 ①停药；②补钾：轻症患者可口服补钾，对严重快速型心律失常者，可静脉缓慢滴注钾盐（静脉点滴浓度 0.2% ~ 0.4%），因此应预防低血钾；③积极使用抗心律失常药：苯妥英钠是治疗强心苷中毒所致快速型心律失常的首选药，也可选用利多卡因；④对严重危及生命的地高辛中毒，可用地高辛抗体的 Fab 片段。

（2）缓慢型心律失常 对于因强心苷中毒引起的窦性心动过缓、房室传导阻滞患者，不宜补钾，否则可导致心脏停搏，可用阿托品解救。

非强心苷类

1. β 受体激动药：多巴酚丁胺

通过兴奋心脏的 $β_1$ 受体，增强心肌收缩力和增加排出量，对心率影响小。对 $β_2$ 受体和 α 受体作用微弱，可轻度扩张血管，降低外周阻力，减轻心脏负荷。

仅短期应用于强心苷禁忌（如伴有心率减慢或严重房室传导阻滞的 CHF）或疗效不明显时的替代药。

2. 磷酸二酯酶抑制药

磷酸二酯酶抑制药的代表药有氨力农、米力农和维司力农。其作用机制为，通过抑制磷酸

二酯酶 - Ⅲ，增加细胞内 cAMP 的浓度，发挥正性肌力和扩张血管双重作用，缓解心衰症状。目前主要用于心衰时作短时间的支持疗法，尤其是对强心苷、利尿药和扩血管药反应不佳者。

（二）减轻心脏负荷药

利尿药

利尿药的作用机制是对抗心力衰竭时的水钠潴留，所以是治疗 CHF 的基础药物之一。短期应用通过排钠利尿，减少血容量和回心血量，减轻心脏前负荷，消除或缓解静脉淤血所引发的肺水肿和外周水肿。长期用药可舒张血管平滑肌，降低心脏后负荷。

血管扩张药

临床主要适用于对强心苷和利尿药治疗无效的 CHF 或顽固性 CHF，在常规治疗的基础上加用扩血管药，可提高疗效。

分类：

1. 主要扩张小动脉：肼屈嗪、硝苯地平等。

2. 主要扩张小静脉：硝酸酯类。

3. 扩张小动脉和小静脉：硝普钠、哌唑嗪等。

（三）血管紧张素转化酶抑制药

目前用于治疗 CHF 的 ACEI 常用的有卡托普利、依那普利、培哚普利、贝那普利等，它们的作用基本相似。

【药理作用】

ACEI 通过抑制 ACE 的活性，治疗慢性心功能不全：①减少血管紧张素Ⅱ（angiotensin - Ⅱ，AngⅡ）的生成，提高缓激肽、一氧化氮和前列环素的含量，使血管扩张，降低心脏后负荷；②同时醛固酮生成减少，减轻钠水潴留，降低心脏前负荷，改善心功能，导致心输出量增加，左室充盈压和左室舒张末压降低，室壁张力降低；③组织中 AngⅡ 的产生减少和醛固酮生成减少，可延缓和逆转心室和血管重构，提高顺应性。此外，一氧化氮和前列环素可抑制血小板聚集和黏附、防止血栓形成。

【临床应用】

ACEI 已作为治疗 CHF 的基础药物，用于各种心衰患者治疗。对高血压并发心功能不全，可作为首选用药，尤其对重度及难治性心功能不全疗效佳，可与利尿药、β 受体阻断药、强心苷类药物联合使用，效果更佳。

（四）β 受体阻断药

用于治疗 CHF 的 β 受体阻断药有美托洛尔、卡维地洛和比索洛尔。临床试验证明，在心肌状况严重恶化之前早期应用可改善 CHF 的症状，提高左室射血分数，改善患者生活质量，降低死亡率。目前已被推荐为治疗 CHF 的常规用药。

【药理作用】

β 受体阻断药通过：①阻断心脏 β 受体，拮抗 CHF 时过高的交感神经活性和过量的儿茶酚胺对心脏的毒性作用，避免心肌坏死；②阻断肾小球球旁细胞 β 受体，减少肾素释放，抑制肾素－血管紧张素－醛固酮系统，降低心脏前后负荷，阻止或逆转心血管重构；③减慢心率，降低心肌耗氧量；④上调心肌 β 受体数量，提高 β 受体对儿茶酚胺的敏感性，改善心肌收缩力；⑤抑制心肌异位节律，延缓心内传导，可减少 CHF 时心律失常的出现，可改善预后，降低 CHF 时猝死的发生率。

其中卡维地洛还兼有阻断 α1 受体，抗生长、抗氧自由基等作用，长期应用可保护心肌细胞，降低死亡率，提高生活质量。

【临床应用】

临床主要用于扩张型心肌病或缺血性心肌病导致的 CHF，其中以扩张型心肌病疗效最佳。严重心动过缓、严重左室功能减退、明显房室传导阻滞、低血压及支气管哮喘者禁用或慎用。

三、自测试题

Ⅰ 单选题（A1、A2 型题）

1. 对下列心力衰竭，地高辛疗效最佳的是（　　）
A. 心脏瓣膜病引起的心力衰竭
B. 先天性心脏病引起的心力衰竭
C. 伴有心房扑动、颤动的心力衰竭
D. 甲状腺功能亢进引起的心力衰竭
E. 肺源性心脏病引起的心力衰竭

2. 属于非强心苷类正性肌力药的是（　　）
A. 利多卡因　　　　　B. 卡托普利　　　　　C. 氢氯噻嗪
D. 硝苯地平　　　　　E. 氨力农

3. 强心苷治疗心力衰竭的直接作用是（　　）
A. 心率减慢　　　　　B. 降低心肌耗氧量　　　C. 利尿作用
D. 消除房颤　　　　　E. 正性肌力作用

4. 强心苷用于治疗房颤、房扑，是在于它能够（　　）
A. 降低异位节律点的自律性　B. 减慢房室传导　C. 加强心肌收缩力
D. 延长有效不应期　　　E. 改善传导速度

5. 地高辛对心脏的作用不包括（　　）
A. 减慢心率　　　　　B. 加强心肌收缩力　　　C. 降低自律性
D. 抑制左心室肥厚　　E. 减慢传导

6. 下述哪项是强心苷与肾上腺素所共有的（　　）
A. 减少衰竭心肌的耗氧量　B. 减慢心率　　　　C. 加强心肌收缩力
D. 延长有效不应期　　　E. 加快房、室传导

7. 以下哪种心脏病发生心衰不宜用强心苷治疗 （　　）

A. 心脏瓣膜病所致心衰　　　B. 高血压所致心衰　　　C. 动脉硬化所致心衰

D. 先天性心脏病所致心衰　　　E. 缩窄型心包炎所致心衰

8. 强心苷中毒引起的窦性心动过缓可选用 （　　）

A. 氯化钾　　　　　　　　B. 阿托品　　　　　　　C. 利多卡因

D. 肾上腺素　　　　　　　E. 吗啡

9. 强心苷和氢氯噻嗪合用治疗心衰，应注意补充 （　　）

A. 钾盐　　　　　　　　　B. 镁盐　　　　　　　　C. 钠盐

D. 钙盐　　　　　　　　　E. 高渗葡萄糖

10. 能逆转心肌肥厚，降低病死率的抗慢性心功能不全药是 （　　）

A. 地高辛　　　　　　　　B. 肼屈嗪　　　　　　　C. 氨力农

D. 硝普钠　　　　　　　　E. 卡托普利

11. 强心苷中毒时禁用钾盐治疗的是 （　　）

A. 室性早搏　　　　　　　B. 室上性阵发性心动过速　　　C. 心房颤动

D. 房室传导阻滞　　　　　E. 心房扑动

12. 治疗强心苷中毒引起的室性心律失常宜选用的药物是 （　　）

A. 维拉帕米　　　　　　　B. 普罗帕酮　　　　　　C. 胺碘酮

D. 普洛萘尔　　　　　　　E. 苯妥英钠

13. 地高辛加强心肌收缩力的主要机制是 （　　）

A. 抑制血管紧张素转化酶　　　B. 上调 β 受体

C. 排 Na^+ 利尿，减少血容量　　　D. 抑制磷酸二酯酶 – Ⅲ

E. 抑制 $Na^+ – K^+ – ATP$ 酶

14. 强心苷中毒最常见的早期症状是 （　　）

A. 心电图出现 Q – T 间期缩短　　　B. 头痛　　　　　　C. 房室传导阻滞

D. 低血钾　　　　　　　　E. 胃肠道反应

15. 血管扩张药治疗心力衰竭的药理依据主要是 （　　）

A. 减少心肌耗氧量　　　　B. 扩张冠脉、增加心肌供氧量

C. 降低血压　　　　　　　D. 减轻心脏前、后负荷　　　E. 降低心输出量

16. 下列哪个因素可能诱发强心苷中毒 （　　）

A. 镁盐静注　　　　　　　B. 钾盐静滴　　　　　　C. 钠盐静滴

D. 钙盐静注　　　　　　　E. 葡萄糖静滴

17. 强心苷治疗心衰时，最好与哪一种利尿药联合应用 （　　）

A. 呋塞米　　　　　　　　B. 布美他尼　　　　　　C. 螺内酯

D. 氢氯噻嗪　　　　　　　E. 氯噻嗪

18. 氨力农治疗心衰不能久用的主要原因是 （　　）

A. 降低外周阻力　　　　　B. 耐药　　　　　　　　C. 下调 β 受体

D. 肾功能减退　　　　　　E. 心律失常病死率提高

19. 强心苷对心肌耗氧量的描述，以下正确的是（　　）

A. 可减少正常和衰竭心脏的心肌耗氧量

B. 可增加正常和衰竭心脏的心肌耗氧量

C. 对正常和衰竭心脏的心肌耗氧量均无明显影响

D. 仅减少衰竭心脏的心肌耗氧量

E. 仅减少正常人的心肌耗氧量

20. 对强心苷的叙述，下列错误的是（　　）

A. 能增强心肌收缩力　　　B. 能改善心肌舒张功能　　　C. 有减慢心率作用

D. 对房室结有抑制作用　　E. 能增敏压力感受器

Ⅱ共用题干单选题（A3、A4 型题）

（21～23 题共用题干）

患者，女，45 岁。劳累后心悸、气促 3 年，2 天前因过度劳累后心悸、气促加重，夜间不能平卧，并咳少量粉红色泡沫痰而入院。临床诊断：左心功能不全Ⅲ度伴心房颤动。

21. 为控制心功能不全、减慢心率可选用下列哪种药物（　　）

A. 强心苷　　　　　　　　B. 利尿药　　　　　　　　C. 多巴酚丁胺

D. 肾上腺素　　　　　　　E. 硝普钠

22. 如果用强心苷治疗一段时间后，出现室性早搏，以下哪项处理最佳（　　）

A. 减少强心苷用量　　　　B. 改用利尿药　　　　　　C. 继续使用强心苷

D. 停用强心苷，血钾低者给予补钾　　　　　　　　　E. 合用利尿药

23. 引起强心苷中毒可能的原因是（　　）

A. 低钾血症　　　　　　　B. 低镁血症　　　　　　　C. 高钙血症

D. 心肌缺血　　　　　　　E. 以上均可能

Ⅲ共用选项单选题（B 型题）

（24～26 题共用选项）

A. 考来烯胺　　　　　　　B. 地高辛抗体　　　　　　C. 氢氯噻嗪

D. 阿托品　　　　　　　　E. 苯妥英钠

24. 治疗地高辛中毒引起的快速性心律失常的药物是（　　）

25. 治疗地高辛中毒引起的窦性心动过缓和传导阻滞的药物是（　　）

26. 与洋地黄毒苷结合，减轻中毒的药物是（　　）

（27～28 题共用选项）

A. 毛花苷丙　　　　　　　B. 氯化钾　　　　　　　　C. 洋地黄毒苷

D. 地高辛　　　　　　　　E. 多巴胺

27. 慢性充血性心力衰竭病例应选（　　）

28. 充血性心力衰竭的危急病例应选（　　）

（29～30题共用选项）

A. 抑制窦房结　　　　B. 加强心肌收缩力　　　　C. 加快房室传导

D. 缩短心房的有效不应期　　E. 增加房室结的隐匿性传导

29. 强心苷治疗心衰的作用机制（　　）

30. 强心苷治疗心房颤动的作用机制（　　）

四、自测试题答案

1. C　　2. E　　3. E　　4. B　　5. D　　6. C　　7. E　　8. B　　9. A　　10. E

11. D　　12. E　　13. E　　14. E　　15. D　　16. D　　17. C　　18. E　　19. D　　20. B

21. A　　22. D　　23. E　　24. E　　25. D　　26. B　　27. D　　28. A　　29. B　　30. E

（杨红霞）

第二十二章　抗心绞痛药

一、学习目标

（一）掌握硝酸甘油、普萘洛尔、硝苯地平的药理作用、临床应用、不良反应和注意事项。

（二）熟悉其他抗心绞痛药的特点。

二、学习要点

心绞痛是由于冠状动脉供血不足引起的心肌急剧的、暂时的缺血缺氧综合征，药物治疗的主要思路为降低心肌耗氧量、扩张冠状动脉及增加供血供氧。

（一）硝酸酯类

硝酸甘油

口服首关消除明显，舌下含服 1～2 分钟起效，作用持续 20～30 分钟。

【药理作用】

硝酸甘油基本的药理作用是松弛平滑肌，尤以松弛血管平滑肌最显著。可扩张动静脉，降低心肌耗氧量，扩张冠状动脉，增加缺血心肌的供血，降低心室内压，使冠脉血流重新分配，保护缺血心肌，减轻缺血损害。

【临床应用】

可防治各型心绞痛，治疗急性心肌梗死，治疗心功能不全。

【不良反应及注意事项】

取坐位或半卧位含服，不宜站立服药。剂量过大时，使血压过度下降，大剂量使用可引起高铁血红蛋白血症，可产生耐受性。应存放在棕色玻璃瓶或金属容器内，避免潮热、光照而失效。注意检查药物的有效期，应每 6 个月更换一次。

（二）β受体阻断药

普萘洛尔

【药理作用】

降低心肌耗氧量，改善缺血心肌的供血，改善能量代谢，还具有抑制血小板聚集的作

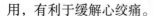

用，有利于缓解心绞痛。

【临床应用】

用于治疗稳定型心绞痛，尤其适用于伴有高血压、心律失常的患者。用于心肌梗死可缩小梗死面积。本类药不宜用于变异型心绞痛。

（三）钙通道阻滞药

常用于抗心绞痛的钙通道阻滞药有：硝苯地平、维拉帕米、地尔硫草等。

【药理作用】

通过抑制 Ca^{2+} 内流，降低心肌耗氧量，增加缺血心肌的供血，保护缺血心肌，抑制血栓形成。

【临床应用】

硝苯地平对变异型心绞痛最有效，伴高血压或窦性心动过缓的患者尤为适合。维拉帕米适用于稳定型心绞痛和不稳定型心绞痛，伴心房扑动、心房颤动或阵发性心动过速患者尤其适合，因扩张冠状动脉的作用较弱，不宜单独用于变异型心绞痛。地尔硫草的作用介于硝苯地平和维拉帕米之间，适用于变异型心绞痛和劳力型心绞痛的预防和治疗。

三、自测试题

Ⅰ 单选题（A1、A2 型题）

1. 硝酸甘油通过下列哪一机制而产生抗心绞痛的作用（　　）

A. 心肌收缩力减弱

B. 心率减慢，心脏舒张期相对延长

C. 扩张小动脉，小静脉和较大的冠状血管

D. 扩张小静脉，外周阻力降低

E. 扩张小动脉，回心血量减少，心室容积减少，心肌耗氧量降低

2. 不宜用于变异型心绞痛的药物是（　　）

A. 硝酸甘油　　　　　　B. 硝苯地平　　　　　　C. 维拉帕米

D. 普萘洛尔　　　　　　E. 硝酸异山梨酯

3. 硝酸甘油、普萘洛尔、硝苯地平治疗心绞痛的共同药理基础是（　　）

A. 减慢心率　　　　　　B. 抑制心肌收缩力　　　　C. 降低心肌耗氧量

D. 缩小心室容积　　　　E. 缩短射血时间

4. 硝酸酯类药物舒张血管的作用机制是（　　）

A. 阻断 β 受体　　　　　B. 直接作用于血管平滑肌　　C. 促进前列环素的生成

D. 释放一氧化氮　　　　E. 阻滞 Ca^{2+} 通道

5. 对伴有高血压的心绞痛患者最好选用（　　）

A. 硝酸甘油　　　　　　　　　B. 普萘洛尔　　　　　　　C. 硝酸异山梨酯

D. 单硝酸异山梨酯　　　　　E. 硝苯地平

6. β 受体阻断药抗心绞痛的作用机制不包括（　　）

A. 心率减慢　　　　　　B. 心肌收缩力减弱　　　　　C. 心肌耗氧量减少

D. 舒张期延长，冠脉灌流时间增加　　　　　E. 心室容积缩小

7. 硝酸甘油控制心绞痛最常用的给药途径是（　　）

A. 静脉注射　　　　　　B. 肌内注射　　　　　C. 口服

D. 舌下含服　　　　　　E. 雾化吸入

8. 心绞痛伴有支气管哮喘不宜选用（　　）

A. 普萘洛尔　　　　　　B. 硝苯地平　　　　　C. 硝酸异山梨酯

D. 维拉帕米　　　　　　E. 硝酸甘油

9. 对各型心绞痛有效且最常用的药物是（　　）

A. 硝苯地平　　　　　　B. 硝酸甘油　　　　　C. 环磷腺苷

D. 地尔硫䓬　　　　　　E. 维拉帕米

10. 具有内在活性的选择性 $β_1$ 受体阻断剂是（　　）

A. 普萘洛尔　　　　　　B. 噻吗洛尔　　　　　C. 吲哚洛尔

D. 阿替洛尔　　　　　　E. 醋丁洛尔

11. 对变异型心绞痛无效并可使其病情加剧的药物是（　　）

A. 硝酸甘油　　　　　　B. 普萘洛尔　　　　　C. 硝苯地平

D. 哌克昔林　　　　　　E. 硝酸异山梨酯

12. 硝苯地平对稳定型心绞痛治疗受限的原因是（　　）

A. 能增加心肌的耗氧量　　　　　B. 此类患者对本药吸收差　　　　　C. 可能导致心衰

D. 能促进血小板聚集　　　　　E. 能增加发作次数

13. 硝酸甘油连续应用出现耐受的原因可能与下列何项关系大（　　）

A. 自身诱导肝药酶活性

B. 血管平滑肌内巯基被耗竭

C. 鸟苷酸环化酶对 NO 反应降低

D. cGMP 降解代偿性加速

E. 腺苷酸环化酶对 NO 反应性升高

14. 治疗心绞痛，下列哪一组药物组合较理想（　　）

A. 普萘洛尔和硝苯地平　　　　　B. 普萘洛尔和维拉帕米　　　　　C. 普萘洛尔和地尔硫䓬

D. 维拉帕米和地尔硫䓬　　　　　E. 各组均不理想

15. 患者，女，49 岁。胸闷、气短反复发作 3 个月余，休息时突发胸骨后压榨性疼痛。心电图检查示 ST 段抬高，诊断为变异型心绞痛。应首选的药物是（　　）

A. 普萘洛尔　　　　　　B. 硝苯地平　　　　　C. 硝酸甘油

D. 吗啡　　　　　　E. 阿司匹林

16. 患者，男，59 岁，高血压病史 12 年，伴有下列哪种疾病时可选用普萘洛尔治疗（　　）

A. 支气管哮喘　　　　　　B. 房室传导阻滞　　　　　C. 心绞痛

D. 心动过缓　　　　　　　E. 窦性心动过缓

Ⅱ共用题干单选题（A3、A4 型题）

（17～18 题共用题干）

患者，女，67 岁，与丈夫发生口角时突感心前区闷痛不适，经休息 3 分钟后不能缓解。

17. 该患者应立即舌下含服（　　）

A. 硝酸甘油　　　　　　　B. 普萘洛尔　　　　　　　C. 维拉帕米

D. 硝苯地平　　　　　　　E. 地尔硫草

18. 对抗该药引起的心率加快可选用（　　）

A. 硝苯地平　　　　　　　B. 地尔硫草　　　　　　　C. 普萘洛尔

D. 硝酸异山梨酯　　　　　E. 阿托品

Ⅲ共用备选答案单选题（B 型题）

（第 19～21 题备选答案）

A. 硝酸甘油　　　　　　　B. 普萘洛尔　　　　　　　C. 维拉帕米

D. 地尔硫草　　　　　　　E. 阿司匹林

19. 不宜用于变异型心绞痛的药物是（　　）

20. 对各型心绞痛有效且最常用的药物是（　　）

21. 适用于变异型心绞痛的药物是（　　）

四、自测试题答案

1. **C**　　2. **D**　　3. **C**　　4. **D**　　5. **B**　　6. **E**　　7. **D**　　8. **A**　　9. **B**　　10. **E**

11. **B**　　12. **A**　　13. **B**　　14. **A**　　15. **B**　　16. **C**　　17. **A**　　18. **C**　　19. **B**　　20. **A**

21. **C**

（曾　慧）

第二十三章 调血脂药与抗动脉粥样硬化药

一、学习目标

（一）掌握他汀类药物的药理作用、临床应用及主要不良反应。

（二）熟悉胆汁酸结合树脂、贝特类、抗氧化剂和多烯脂肪酸类的调血脂作用。

（三）了解调血脂药的分类及作用机制。

二、学习要点

（一）调血脂药

HMG－CoA 还原酶抑制剂（他汀类）

常用药物有洛伐他汀、辛伐他汀、普伐他汀、氟伐他汀、阿托伐他汀及瑞舒伐他汀等。适用于高胆固醇血症为主的高脂血症。

【药理作用】

1. 调血脂作用：对低密度脂蛋白胆固醇（tow density lipoprotein cholesterol，LDL－C）的降低作用最强，总胆固醇（total cholesterol，TC）次之，降甘油三酯（triglyceride，TG）作用很弱，调血脂作用呈剂量依赖性。而对高密度脂蛋白胆固醇（high density-lipoprotein cholesterol，HDL－C）略有升高。作用机制为抑制 HMG－CoA 还原酶（肝细胞合成胆固醇的限速酶），减少胆固醇合成。

2. 非调血脂作用：改善血管内皮功能；抑制血管平滑肌细胞的增殖和迁移，促进凋亡；提高血管内皮对扩血管物质的反应性；减少动脉壁巨噬细胞及泡沫细胞的形成，使动脉粥样硬化斑块稳定和缩小；抑制血小板聚集和提高纤溶活性等。这些作用有助于抗动脉粥样硬化。

【临床应用】

主要用于高胆固醇血症为主的高脂血症，是高胆固醇血症的首选药。也可用于 2 型糖尿病和肾病综合征引起的高胆固醇血症。亦可用于肾病综合征、血管成形术后再狭窄、预防心脑血管急性事件及缓解器官移植后的排异反应和治疗骨质疏松症等。

【不良反应】

不良反应较少。约 10% 患者有轻度胃肠症状、头痛或皮疹。极少数有横纹肌溶解症。有肌痛者应检测肌酸磷酸激酶。肝病者、孕妇禁用。

胆汁酸结合树脂类

包括考来烯胺和考来替泊等。主要作用是与肠道胆汁酸结合，抑制其吸收。能降低 TC 和 LDL－C，其强度与剂量有关，apo B 也相应降低。适用于高胆固醇血症为主的高脂血症。常见的不良反应是胃肠道症状，长期应用可引起脂溶性维生素缺乏。

贝特类（苯氧酸类）

常用药物有吉非贝齐、非诺贝特、苯扎贝特和环丙贝特等。能明显降低患者血浆 TG、极低密度脂蛋白（very low density lipoprotein，VLDL）、低密度脂蛋白（low density lipoprotein，LDL）含量，而使高密度脂蛋白（high density lipoprotein，HDL）升高。此外，也有抗血小板聚集、抗凝血和降低血浆黏滞度、增加纤溶酶活性等作用。共同发挥抗动脉粥样硬化的效应。用于各种类型的高脂血症，尤其对家族性高脂血症效果更好。亦可用于 2 型糖尿病的高脂蛋白血症。

烟酸

烟酸为维生素 B 族之一，大剂量烟酸能降低血清 TG 和 VLDL，升高血浆 HDL。对多数高脂血症类型均有效，其中对 Ⅱ、Ⅳ 型者最佳。也可用于心肌梗死。与考来烯胺合用，降 LDL 作用加强。常见不良反应为皮肤潮红和瘙痒。

阿昔莫司为烟酸衍生物。具有良好的调血脂作用，对血浆甘油三酯和胆固醇均有降低作用，并可升高 HDL，抑制 VLDL 和 LDL 脂蛋白的合成。

（二）抗氧化剂

普罗布考（丙丁酚）

能阻止脂蛋白的氧化，减少氧化型 LDL 的形成，阻止动脉粥样硬化的发生发展，可使 TC 和 LDL－C 降低，主要用于高胆固醇血症，不良反应少，常见为胃肠道反应。

（三）多烯脂肪酸类

多烯脂肪酸又称多不饱和脂肪酸，包括 n－3 型多烯脂肪酸和 n－6 型多烯脂肪酸，常用二十碳五烯酸、二十二碳六烯酸、亚油酸等。可用于高 TG 性高脂血症。对心肌梗死患者的预后有明显改善。亚油酸调血脂作用较弱，用于防治冠心病及心肌梗死等。

（四）保护动脉内皮药（黏多糖和多糖类）

黏多糖的典型代表为肝素。肝素因抗凝血作用强，且口服无效，不便应用。低分子量肝素和类肝素有类似肝素的抗动脉粥样硬化作用。常用制剂有依诺肝素、替地肝素及洛莫肝素等。对血管内皮有保护作用，阻滞动脉粥样硬化斑块形成。也可抑制平滑肌细胞的增生，产生抗动脉内皮损伤作用和预防血管再造术后再狭窄作用。临床用于缺血性心脑血管疾病等。

三、自测试题

Ⅰ单选题（A1、A2型题）

1. 下列属于广谱调血脂的药物是（ ）

A. 考来烯胺   B. 硫酸软骨素   C. 二十二碳六烯酸

D. 普伐他汀   E. 烟酸

2. 可引起肌酸磷酸激酶升高和肌肉触痛的药物是（ ）

A. 苯氧酸类   B. 多不饱和脂肪酸类   C. 胆汁酸结合树脂

D. HMG－CoA 还原酶抑制剂   E. 抗氧化剂

3. 必须经肝脏转化后才具调血脂活性的药物是（ ）

A. 环丙贝特   B. 非诺贝特   C. 硫酸软骨素

D. 阿昔莫司   E. 洛伐他汀

4. 降低血浆胆固醇作用最明显的药物是（ ）

A. HMG－CoA 还原酶抑制剂   B. 苯氧酸类   C. 抗氧化剂

D. 胆汁酸结合树脂   E. 烟酸

5. 调血脂药不包括（ ）

A. 非诺贝特   B. 普罗布考   C. 普伐他汀

D. 吉非贝齐   E. 洛伐他汀

6. 关于他汀类药物的叙述错误的是（ ）

A. 是目前最强的降血浆胆固醇的药物

B. 糖尿病性、肾性高脂血症的首选药

C. 可用于原发性高胆固醇血症

D. 杂合子家族性高胆固醇血症的首选药

E. 可降低纯合子家族性高胆固醇血症的 LDL－C

7. 具有抗氧化作用的抗动脉粥样硬化药物是（ ）

A. 辛伐他汀   B. 环丙贝特   C. 普罗布考

D. 考来烯胺   E. 烟酸

8. 影响胆固醇吸收的药物是（ ）

A. 普罗布考   B. 考来烯胺   C. 洛伐他汀

D. 烟酸   E. 苯扎贝特

9. 属于保护动脉内皮的抗动脉粥样硬化药（ ）

A. HMG－CoA 还原酶抑制剂   B. 普罗布考   C. 苯氧酸类

D. 硫酸多糖   E. 胆汁酸结合树脂

10. EPA 属于哪类抗动脉粥样硬化药（ ）

A. 多烯脂肪酸类   B. 贝特类   C 他汀类

D. 烟酸类   E. 胆汁酸结合树脂

11. 下列哪项不是吉非贝齐的不良反应（ ）

A. 腹胀、腹泻、恶心   B. 脱发   C. 血象异常

D. 皮疹   E. 皮肤潮红

12. 洛伐他汀的作用机制是（ ）

A. 抑制 HMG – CoA 还原酶活性

B. 使肝脏 LDL 受体表达下降

C. 激活 7 – α 羟化酶

D. 使肝脏合成 apo B100 增加

E. 增加脂蛋白脂酶活性

13. 与他汀类合用不会加重骨骼肌溶解症的药物是（ ）

A. 普罗布考   B. 环孢素   C 苯氧酸类

D. 红霉素   E. 烟酸

14. HMG – CoA 还原酶抑制剂不具有的不良反应是（ ）

A. 胃肠症状   B. 头痛   C. 转氨酶升高

D. 皮疹   E. 凝血障碍

15. 普罗布考的禁忌证有（ ）

A. 低血糖   B. 高血压   C. 胆石症

D. 心肌损伤   E. 甲亢

16. 属于 n – 3 多烯脂肪酸的药物是（ ）

A. DHA   B. 亚油酸   C. γ – 亚麻油酸

D. 硫酸类肝素   E. 月见草油

17. 有关烟酸的药理作用错误的叙述是（ ）

A. 可升高 HDL – C   B. 可降低 LDL – C

C. 与考来烯胺合用有拮抗作用   D. 能抑制血小板聚集

E. 降低 VLDL 作用与原 VLDL 水平有关

18. 具有抗动脉粥样硬化作用的脂蛋白是（ ）

A. LDL   B. HDL   C. IDL

D. apo B   E. VLDL

19. 可引起血糖升高的抗动脉粥样硬化药是（ ）

A. 硫酸多糖   B. 考来烯胺   C. 烟酸

D. 二十碳五烯酸   E. 洛伐他汀

20. 治疗高胆固醇血症的首选药物是（ ）

A. 低分子肝素   B. 氯贝丁酯   C. 烟酸

D. 洛伐他汀   E. 苯扎贝特

21. 属于 n – 6 型多不饱和脂肪酸的是（ ）

A. 二十碳五烯酸   B. 二十二碳六烯酸   C. 深海鱼油

D. 亚油酸　　　　　　　　　E. α – 亚麻油酸

22. 肥胖型糖尿病患者不宜应用的降脂药物是（　　）

A. 非诺贝特　　　　　　　B. 吉非贝齐　　　　　　　C. 洛伐他汀

D. 考来替泊　　　　　　　E. 烟酸

23. 他汀类药物的药理作用为（　　）

A. 抑制体内胆固醇氧化酶　　　B. 阻断 HMC – CoA 转化为甲羟戊酸

C. 使肝脏 LDL 受体表达减弱　D. 具有促进细胞分裂作用　　　E. 具有增强细胞免疫作用

24. 不具有抗血管内皮细胞损伤作用的抗动脉粥样硬化药是（　　）

A. 调血脂药　　　　　　　B. 抗血小板药　　　　　　C. 抗氧化药

D. 硫酸多糖　　　　　　　E. 多烯脂肪酸类

25. 能明显提高 HDL 的药物是（　　）

A. 氯贝丁酯　　　　　　　B. 烟酸　　　　　　　　　C. 考来烯胺

D. 不饱和脂肪酸　　　　　E. 硫酸软骨素

26. 下列哪种药物具有抗 LDL 氧化修饰作用（　　）

A. 普罗布考　　　　　　　B. 辛伐他汀　　　　　　　C. 洛伐他汀

D. 氯贝丁酯　　　　　　　E. 烟酸

27. 考来烯胺降血脂作用不正确的是（　　）

A. 与胆酸络合而中断胆酸的肝肠循环

B. 使 TC、LDL 降低

C. 使 HDL 升高

D. 与他汀类联合应用，有协同作用

E. 对 Ⅱa 型高脂血症效果好

28. 他汀类药物不用于（　　）

A. 2 型糖尿病引起的高胆固醇血症

B. 肾病综合征引起的高胆固醇血症

C. 杂合子家族性高脂蛋白血症

D. 高三酰甘油血症

E. 预防心脑血管急性事件

Ⅱ共用题干单选题（A3、A4 型题）

（29 ~ 30 题共用题干）

患者，女，55 岁，因头晕、乏力，去医院就诊，血脂检查诊断为高脂血症，经调整饮食习惯，复查，血脂仍高于正常。医生给予 HMG – CoA 还原酶抑制剂和胆汁酸结合树脂类药物治疗。

29. 如长期服药，需要补充（　　）

A. 维生素 C　　　　　　　B. 维生素 D　　　　　　　C. 钾盐

D. 钠盐　　　　　　　　　E. 铁剂

30. 如用药过程中出现肌痛应检查（　　）

A. 转氨酶　　　　　　　B. 胆碱酯酶　　　　　　C. 肌酸磷酸激酶

D. HMG – CoA 还原酶　　E. 单胺氧化酶

Ⅲ共用备选答案单选题（B 型题）

(31 ~ 33 题共用备选答案)

A. 普罗布考　　　　　　B. 辛伐他汀　　　　　　C. 肝素

D. DHA　　　　　　　　E. 考来烯胺

31. 以上药物中属于 HMG – CoA 还原酶抑制剂的药物是（　　）

32. 以上药物中属于胆汁酸结合树脂的药物是（　　）

33. 以上药物中属于抗氧化剂的抗动脉粥样硬化药物是（　　）

(34 ~ 36 题共用备选答案)

A. 肝素　　　　　　　　B. 阿托伐他汀　　　　　C. 非诺贝特

D. 普罗布考　　　　　　E. 考来烯胺

34. 主要降低总胆固醇和低密度脂蛋白的调血脂药是（　　）

35. 主要降低 TG 和 VLDL 的调血脂药是（　　）

36. 可抗氧化的药物是（　　）

(37 ~ 39 题共用备选答案)

A. 烟酸　　　　　　　　B. 洛伐他汀　　　　　　C. 硫酸软骨素

D. DHA　　　　　　　　E. 考来烯胺

37. 久用可诱发胆结石的药物是（　　）

38. 对动脉内皮有保护作用的药物是（　　）

39. 消化性溃疡患者禁用的药物是（　　）

(40 ~ 41 题共用备选答案)

A. 烟酸　　　　　　　　B. 洛伐他汀　　　　　　C. 硫酸软骨素

D. 普罗布考　　　　　　E. 考来烯胺

40. 抑制氧化 LDL 的生成而降血脂的药物是（　　）

41. 与胆汁酸结合而降血脂的药物是（　　）

四、自测试题答案

1. E　　2. D　　3. E　　4. A　　5. B　　6. E　　7. C　　8. B　　9. D　　10. A

11. E　　12. A　　13. A　　14. E　　15. D　　16. A　　17. C　　18. B　　19. C　　20. D

21. D　　22. E　　23. B　　24. B　　25. B　　26. A　　27. C　　28. D　　29. B　　30. C

31. B　　32. E　　33. A　　34. B　　35. C　　36. D　　37. E　　38. C　　39. A　　40. D

41. E

（彭　电）

第二十四章 作用于血液与造血系统的药物

一、学习目标

（一）掌握肝素、维生素 K 的药理作用、临床应用及不良反应。

（二）熟悉维生素 B_{12}、铁剂、叶酸、香豆素类、链激酶等的药理作用与临床应用。

（三）了解抗血小板药、血容量扩充药的作用与应用。

二、学习要点

（一）抗凝血药

抗凝血药是一类干扰凝血因子，阻止血液凝固的药物。主要用于预防和治疗血栓性疾病。

肝素

【药理作用】

1. 抗凝　①口服无效，常静脉给药；②增强抗凝血酶Ⅲ的作用，作用迅速强大；③体内、体外均有效；④分子大小影响抗凝活性。

2. 其他作用　调血脂、抗炎、抗血管内膜增生、抑制血小板聚集等。

【临床应用】

1. 血栓栓塞性疾病，如心肌梗死、脑血管栓塞等。

2. 弥散性血管内凝血，早期应用肝素，可防止纤维蛋白原及其他凝血因子耗竭，但晚期禁用。

3. 心血管手术、体外循环、血液透析及心导检查等。

4. 体外抗凝。

【不良反应】

1. 自发性出血　鱼精蛋白解救。

2. 短暂性血小板减少症。

3. 其他　如骨质疏松、过敏等。

低分子量肝素

常用药物有依诺肝素、替地肝素、洛吉肝素、洛莫肝素等。选择性抗 Xa，出血发生率低于肝素；$t_{1/2}$ 长，给药次数少；较少与血小板因子 4 结合；促进组织纤维溶酶原激活物释放，抗栓作用强；较少引起骨质疏松。

香豆素类（口服抗凝药）

包括华法林、双香豆素、醋硝香豆素等。

【药理作用】

1. 作用机制　拮抗维生素 K，抑制凝血因子 Ⅱ、Ⅶ、Ⅸ、Ⅹ 的合成。

2. 作用特点　口服有效；仅体内有效；起效慢，作用时间长；血浆蛋白结合率高。

【临床应用】

防治血栓栓塞性疾病。

【不良反应及注意事项】

过量引起自发性出血，可用维生素 K 对抗。苯巴比妥、苯妥英钠等肝药酶诱导剂可加速香豆素类代谢而降低抗凝作用。口服大量广谱抗生素、阿司匹林、吲哚美辛、保泰松等与血浆蛋白结合率高的药物均增强香豆素类药物的作用。

（二）促凝血药

1. 促凝血物质生成药——维生素 K

维生素 K 参与凝血因子 Ⅱ、Ⅶ、Ⅸ、Ⅹ 的合成。若维生素 K 缺乏，可致上述凝血因子合成受阻，导致凝血障碍引起出血。

用于防治维生素 K 缺乏引起的出血，如梗阻性黄疸、胆瘘、慢性腹泻所致出血；早产儿、新生儿出血；长期服用水杨酸类、香豆素类药物所致出血；长期应用大量广谱抗生素所致出血。

2. 抗纤维蛋白溶解药

常用药物有氨甲苯酸、氨甲环酸等。抑制纤溶酶原激活物，使纤溶酶原不能转变为纤溶酶，抑制纤维蛋白的溶解，可达止血效果。临床用于纤溶亢进所致的出血，如肺出血、产后出血、术后出血。用药过大可致血栓形成，甚至诱发心肌梗死，有血栓形成倾向及失血性休克者禁用。

（三）溶栓药（纤维蛋白溶解药）

溶栓药将纤溶酶原转变为纤溶酶，从而迅速水解纤维蛋白和纤维蛋白原，产生溶解血栓的作用。常用药物有链激酶、尿激酶、组织型纤溶酶原激活剂、阿尼普酶、阿替普酶等。主要治疗血栓性疾病，如急性心肌梗死、脑栓塞等，对形成已久或已机化的血栓则无溶解作用。主要不良反应有出血和发热等。

（四）抗血小板药

抗血小板药主要用于防治血栓形成，治疗心脑血管栓塞性疾病。

阿司匹林

阿司匹林不可逆地抑制环氧化酶 - 1 的活性，从而抑制血小板血栓素 A_2 的合成，抑制血小板聚集，防止血栓形成。每日给予小剂量阿司匹林可防治冠状动脉性疾病、心肌梗死、脑梗死、深静脉血栓形成和肺梗死等。能减少缺血性心脏病发作和复发的危险，也可使一过性脑缺血发作患者的卒中发生率和死亡率降低。

利多格雷

利多格雷是强大的血栓素 A_2 合酶抑制剂并具中度的血栓素 A_2 受体拮抗作用，主要用于治疗急性心肌梗死、反复心绞痛及缺血性脑血管病等。

双嘧达莫

通过抑制磷酸二酯酶活性，增加细胞内 cAMP 含量，增强前列环素活性，血栓素 A_2 合成减少。主要用于血栓栓塞性疾病，人工心脏瓣膜置换术后，防止血小板血栓形成。

噻氯匹定

选择性及特异性干扰 ADP 介导的血小板活化，不可逆地抑制血小板聚集和黏附。主要用于预防脑卒中、心肌梗死及外周动脉血栓性疾病的复发。

阿昔单抗

阿昔单抗是 GP Ⅱb/Ⅲa 受体单克隆抗体，抑制血小板聚集作用明显，对血栓形成、溶栓治疗及预防血管再栓塞有明显的治疗作用。

（五）抗贫血药

铁剂

常用的铁剂有硫酸亚铁、枸橼酸铁铵、富马酸亚铁、右旋糖酐铁等。

【体内过程】

铁是以 Fe^{2+} 形式主要在十二指肠及空肠近端吸收。胃酸、维生素 C、果糖、半胱氨酸等可促进铁制剂吸收；而抗酸药、四环素类、多钙、高磷酸盐食物、茶叶及某些含鞣质的植物等，可阻碍铁吸收。

【药理作用和临床应用】

铁是构成血红蛋白、肌红蛋白及多种组织酶的重要原料。铁剂主要用于治疗失血、营养不良、妊娠与哺乳期妇女、儿童生长期等引起的缺铁性贫血。

【不良反应】

口服铁剂有胃肠刺激症状，如恶心、腹痛、腹泻，也可引起便秘。服用1g 以上可引起急性中毒。

叶酸

叶酸在体内被还原成具有活性的四氢叶酸，后者能传递一碳单位，参与体内多种生化代谢，参与核酸和蛋白质的合成。叶酸缺乏出现巨幼红细胞性贫血。

叶酸首选用于巨幼红细胞性贫血，与维生素 B_{12} 合用效果更好。对叶酸拮抗剂甲氨蝶呤、乙胺嘧啶、甲氧苄啶等所致的巨幼红细胞性贫血，需用亚叶酸钙（甲酰四氢叶酸钙）治疗。

维生素 B_{12}

必须与胃黏膜壁细胞分泌的"内因子"相结合，才免受胃液消化而进入空肠吸收。当胃黏膜萎缩导致"内因子"缺乏时，可影响维生素 B_{12} 的吸收，引起恶性贫血。维生素 B_{12}

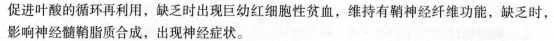

促进叶酸的循环再利用，缺乏时出现巨幼红细胞性贫血，维持有鞘神经纤维功能，缺乏时，影响神经髓鞘脂质合成，出现神经症状。

临床用于恶性贫血、巨幼红细胞性贫血的治疗，也用于神经炎、神经萎缩症的治疗。

（六）血容量扩充药

目前最常用的是右旋糖酐。右旋糖酐分子量较大，不易渗出血管，可提高血浆胶体渗透压，从而扩充血容量，维持血压，用于低血容量休克。右旋糖酐还能抑制红细胞和血小板聚集，因而能防止血栓形成和改善微循环，还有渗透性利尿作用，常用于抗休克及血栓形成性疾病。

三、自测试题

Ⅰ单选题（A1、A2型题）

1. 口服下列哪种物质有利于铁剂的吸收（　　）

A. 维生素C　　　　　　　　B. 牛奶　　　　　　　　C. 茶

D. 咖啡　　　　　　　　　　E. 氢氧化铝

2. 叶酸用于治疗恶性贫血必须合用哪个药物（　　）

A. 硫酸亚铁　　　　　　　　B. 维生素B_{12}　　　　　C. 华法林

D. 肝素　　　　　　　　　　E. 维生素K

3. 维生素K属于下列哪类药物（　　）

A. 抗凝血药　　　　　　　　B. 促凝血药　　　　　　C. 抗高血压药

D. 纤维蛋白溶解药　　　　　E. 血容量扩充药

4. 可用于治疗香豆素类过量引起的自发性出血的药物是（　　）

A. 维生素K　　　　　　　　B. 鱼精蛋白　　　　　　C. 氨甲苯酸

D. 氨甲环酸　　　　　　　　E. 叶酸

5. 关于香豆素类药物的抗凝作用机制的叙述，正确的是（　　）

A. 妨碍肝脏对Ⅱ、Ⅶ、Ⅸ、Ⅹ凝血因子活化　　　B. 激活血浆中的AT－Ⅲ

C. 耗竭体内的凝血因子　　　　　　　　　　　　　D. 激活纤溶酶原

E. 抑制凝血酶原转变为凝血酶

6. 仅能用于体外抗凝的药物是（　　）

A. 尿激酶　　　　　　　　　B. 华法林　　　　　　　C. 肝素

D. 双香豆素　　　　　　　　E. 枸橼酸钠

7. 肝素过量引起的自发性出血可选用（　　）

A. 右旋糖酐　　　　　　　　B. 阿司匹林　　　　　　C. 鱼精蛋白

D. 垂体后叶素　　　　　　　E. 维生素K

8. 手术后出血和血友病辅助治疗宜选用（　　）

A. 维生素 K　　　　　　　B. 鱼精蛋白　　　　　　　C. 氨甲环酸

D. 硫酸亚铁　　　　　　　E. 右旋糖酐铁

9. 有关阿司匹林在心血管病治疗中的作用，说法错误的是（　　）

A. 抑制细胞因子的合成　　B. 阻止白细胞的贴壁　　　C. 调节血脂

D. 抑制血管损伤后内膜增生　E. 抑制血小板聚集

10. 有关华法林的叙述错误的是（　　）

A. 体内有抗凝血活性　　　B. 作用强且稳定可靠　　　C. 能拮抗维生素 K 的作用

D. 起效缓慢　　　　　　　E. 过量中毒时可用鱼精蛋白对抗

11. 关于肝素类药物的抗凝血作用，下列描述正确的是（　　）

A. 仅在体内有效　　　　　　　　　　　　　B. 仅在体外有效

C. 体内、体外均有强大的抗凝作用　　　　　D. 口服效果较好

E. 中毒的特效解毒剂是维生素 K

12. 肝素适应证不包括（　　）

A. 肺栓塞　　　　　　　　B. 心肌梗死　　　　　　　C. 弥散性血管内凝血

D. 活动性消化性溃疡　　　E. 血液透析

13. 下列药物中通过促进纤维蛋白溶解的药物是（　　）

A. 噻氯匹定　　　　　　　B. 链激酶　　　　　　　　C. 尿嘧啶

D. 氨甲苯酸　　　　　　　E. 阿司匹林

14. 阿司匹林抗血小板作用的机理是（　　）

A. 抑制凝血酶　　　　　　B. 激活纤溶酶　　　　　　C. 抑制环氧酶

D. 抑制叶酸合成酶　　　　E. 抑制磷酸二酯酶

15. 硫酸亚铁的适应证是（　　）

A. 恶性贫血　　　　　　　B. 产后大出血　　　　　　C. 缺铁性贫血

D. 巨幼红细胞性贫血　　　E. 再生障碍性贫血

16. 关于铁剂的叙述，下列错误的是（　　）

A. 口服铁剂主要在十二指肠和空肠上段吸收

B. 儿童缺铁可能影响其行为和学习能力

C. 最容易吸收的铁剂为三价铁

D. 缺铁性贫血口服首选硫酸亚铁

E. 吸收的铁一部分储存，一部分供造血

17. 维生素 B_{12} 主要用于治疗的疾病是（　　）

A. 缺铁性贫血　　　　　　B. 慢性失血性贫血　　　　C. 再生障碍性贫血

D. 巨幼细胞性贫血　　　　E. 地中海贫血

18. 应用肝素的禁忌证是（　　）

A. 严重高血压　　　　　　B. 心脏瓣膜置换术　　　　C. 血液透析

D. 肺栓塞　　　　　　　　E. DIC 早期

19. 不属于肝素的禁忌证是 （   ）

A. 肾功能不全　　　　　　B. 急性心梗　　　　　　C. 肝功能不全

D. 严重高血压　　　　　　E. 消化性溃疡

20. 有关肝素的药理作用机制，叙述正确的是 （   ）

A. 拮抗 Vit. K　　　　　　B. 直接灭活凝血因子Ⅱa、Ⅶa、Ⅸa、Ⅹa

C. 增强抗凝血酶Ⅲ的活性　　D. 直接与凝血酶结合，抑制其活性

E. 抑制凝血因子的生物合成

21. 有关尿激酶的叙述，正确的是 （   ）

A. 易引起过敏反应

B. 对血栓部位具有选择性

C. 与纤溶酶原结合成复合物，激活游离纤溶酶原转变成纤溶酶

D. 严重不良反应为出血

E. 对于脑栓塞的治疗效果较链激酶差

22. 有关维生素 K 的叙述，错误的是 （   ）

A. 对于应用链激酶所致出血有特效

B. 较大剂量维生素 K_3 可出现新生儿溶血

C. 参与凝血因子的合成

D. 天然维生素 K 为脂溶性

E. 维生素 K_1 注射过快可出现呼吸困难

23. 不属于维生素 K 的适应证是 （   ）

A. 新生儿出血　　　　　　B. 长期使用广谱抗生素　　　　C. 水蛭素应用过量

D. 阻塞性黄疸所致出血　　E. 胆瘘所致出血

24. 华法林可用于 （   ）

A. 急性脑血栓的抢救　　　B. 输血时防止血液凝固　　　　C. 氨甲苯酸过量所致血栓

D. DIC 早期　　　　　　　E. 心脏换瓣术后

25. 有关水蛭素的叙述，正确的是 （   ）

A. 主要经肝脏代谢失活　　B. 过量可用 Vit. K 对抗　　　　C. 口服易吸收

D. 灭活凝血因子Ⅱa、Ⅶa、Ⅸa、Ⅹa　　　　　　　　　E. 抑制凝血酶活性

26. 阿昔单抗的药理作用机制是 （   ）

A. 抑制磷酸二酯酶　　　　B. 抑制腺苷的摄取，激活腺苷环化酶使 cAMP 浓度增高

C. 阻断血小板膜糖蛋白受体　　D. 抑制血栓素 A_2 合酶，使血栓素 A_2 合成减少

E. 使血管内皮产生前列环素增多

27. 有关纤维蛋白溶解药，叙述错误的是 （   ）

A. 对形成已久的血栓难以发挥作用

B. 尿激酶的出血发生率小于链激酶

C. 组织型纤溶酶原激活物对血栓具有选择性

D. 尿激酶无抗原性

E. 最严重不良反应均为出血

28. 有关铁的吸收，叙述正确的是（ ）

A. 鞣酸含量高的食物可促进铁的吸收

B. 饭后铁的吸收比饭前好

C. 食物中的肌红蛋白铁最易吸收

D. 含有 Vit. C 的食物可阻碍铁的吸收

E. 口服铁剂主要在空肠和回肠上段吸收

29. 阿司匹林的抗血小板作用机制是（ ）

A. 激活环氧酶

B. 促进血小板中前列环素的合成

C. 促进内皮细胞中前列环素的合成

D. 抑制内皮细胞中血栓素 A_2 的合成

E. 抑制血小板中血栓素 A_2 的合成

30. 抑制骨髓引起中性粒细胞减少的抗血小板药是（ ）

A. 噻氯匹定   B. 双嘧达莫   C. 阿昔单抗

D. 丙硫氧嘧啶   E. 阿司匹林

31. 有关抗血小板药的叙述，正确的是（ ）

A. 噻氯匹定的主要不良反应为诱发消化性溃疡及消化道出血

B. 应用阿司匹林的前三个月经常查血象

C. 阿司匹林的剂量越小，抗血小板作用越强

D. 可用于预防心肌梗死的复发

E. 噻氯匹定可与纤维蛋白原竞争血小板膜糖蛋白受体，发挥抗血小板作用

32. 有关叶酸的说法，错误的是（ ）

A. 用于治疗巨幼红细胞性贫血   B. 促进氨基酸的互变

C. 妊娠妇女需要量增加   D. 吸收需要内因子的协助   E. 参与嘌呤的从头合成

33. 尿激酶过量引起的出血宜选用的药物是（ ）

A. 鱼精蛋白   B. 维生素 K   C. 维生素 B_{12}

D. 垂体后叶素   E. 氨甲苯酸

34. 治疗慢性失血所致的贫血应选用的药物是（ ）

A. 硫酸亚铁   B. 红细胞生成素   C. 维生素 B_{12}

D. 亚叶酸钙   E. 叶酸

35. 红细胞生成素的最佳适应证是（ ）

A. 恶性贫血   B. 慢性肾衰所致贫血   C. 化疗药物所致贫血

D. 严重缺铁性贫血   E. 严重再生障碍性贫血

36. 有关维生素 B_{12} 的叙述，正确的是（ ）

A. 长期应用广谱抗生素可导致其缺乏

B. 体内具有辅酶活性的形式为氰钴胺和羟钴胺

C. 对叶酸的作用无影响

D. 萎缩性胃炎患者引起恶性贫血时应口服维生素 B_{12}

E. 缺乏时，可影响正常神经髓鞘脂质合成

37. 有关红细胞生成素的叙述，错误的是（　）

A. 促使网织红细胞从骨髓释出

B. 促进红系干细胞增生和成熟

C. 主要由肾皮质近曲小管管周细胞分泌

D. 贫血时，红细胞生成素合成减少

E. 与红系干细胞受体结合而发挥作用

38. 外伤失血患者造成低血容量性休克合并少尿时宜选用（　）

A. 呋塞米　　　　　　B. 氢氯噻嗪　　　　　　C. 低分子右旋糖酐

D. 高分子右旋糖酐　　E. 中分子右旋糖酐

39. 对于应用甲氨蝶呤引起的巨幼红细胞性贫血，治疗时宜选用（　）

A. 亚叶酸钙　　　　　B. 叶酸＋维生素 B_{12}　　C. 红细胞生成素

D. 叶酸　　　　　　　E. 维生素 B_{12}

40. 巨幼红细胞性贫血患者合并神经症状时需应用（　）

A. 亚叶酸钙　　　　　B. 叶酸＋维生素 B_{12}　　C. 红细胞生成素

D. 硫酸亚铁　　　　　E. 叶酸

41. 有关右旋糖酐的叙述，错误的是（　）

A. 改善微循环　　　　B. 抑制血小板聚集　　　C. 具有渗透性利尿作用

D. 抑制红细胞聚集　　E. 降低毛细血管通透性

42. 铁剂治疗缺铁性贫血，说法错误的是（　）

A. 口服1周，血中网织红细胞即可上升

B. 2～4周后，血红蛋白明显增加

C. 血红蛋白达正常值约需4～8周

D. 血红蛋白正常后，应继续服用2～3个月

E. 肌内注射吸收率高于口服吸收率

43. 苯妥英钠与双香豆素合用，可使后者作用（　）

A. 减弱　　　　　　　B. 起效快　　　　　　　C. 增强

D. 吸收增加　　　　　E. 作用时间长

44. 不属于肝素的药理作用是（　）

A. 抗血管内膜增生作用　B. 抗凝作用　　　　　C. 溶栓作用

D. 抗炎作用　　　　　E. 调血脂作用

45. 铁离子在血浆中的载体是（　）

A. 血红蛋白　　　　　B. 转铁蛋白　　　　　　C. 去铁铁蛋白

D. 铁蛋白　　　　　　E. 球蛋白

46. 与华法林合用应加大剂量的药物是（　　）

A. 苯巴比妥　　　　　　　B. 双嘧达莫　　　　　　　C. 吲哚美辛

D. 四环素　　　　　　　　E. 阿司匹林

47. 阿尼普酶的主要特点是（　　）

A. 出血发生率小　　　　　B. 无抗原性　　　　　　　C. 对血栓部位选择性高

D. 半衰期长，可采用单次静脉注射

E. 茴酰基团可加强其溶栓作用

48. 防治静脉血栓的口服药物是（　　）

A. 低分子量肝素　　　　　B. 华法林　　　　　　　　C. 尿激酶

D. 依诺肝素　　　　　　　E. 链激酶

49. 有关噻氯匹定的说法，正确的是（　　）

A. 与血小板膜糖蛋白 GP Ⅱb/Ⅲa 受体结合，阻断受体与纤维蛋白原的结合

B. 骨髓抑制常发生在用药 3 个月之后

C. 干扰血小板膜糖蛋白 GP Ⅱb/Ⅲa 受体与纤维蛋白原结合，抑制血小板激活

D. 口服后 2 小时即可发挥作用

E. 主要不良反应为诱发消化性溃疡

50. 治疗新生儿出血，宜选用（　　）

A. 维生素 A　　　　　　　B. 维生素 K　　　　　　　C. 维生素 C

D. 维生素 D　　　　　　　E. 维生素 B_{12}

51. 治疗长期口服广谱抗生素所致出血，宜选用（　　）

A. 阿昔单抗　　　　　　　B. 氨甲苯酸　　　　　　　C. 红细胞生成素

D. 垂体后叶素　　　　　　E. 维生素 K

52. 下列关于肝素的叙述错误的是（　　）

A. 无抗炎作用　　　　　　B. 体外抗凝　　　　　　　C. 体内抗凝

D. 降血脂　　　　　　　　E. 带大量负电荷

53. 肝素体内抗凝最常用的给药途径是（　　）

A. 皮下注射　　　　　　　B. 舌下含服　　　　　　　C. 口服

D. 肌肉注射　　　　　　　E. 静脉注射

54. 氨甲苯酸的作用机制为（　　）

A. 抗血小板聚集　　　　　B. 激活纤溶酶原　　　　　C. 激活凝血酶

D. 竞争性对抗纤溶酶激活因子　　　　　　　　　　　E. 灭活凝血酶

55. 有关对香豆素类的叙述错误的是（　　）

A. 维生素 B_{12} 的拮抗剂　　B. 口服可吸收　　　　　　C. 起效慢

D. 对已形成的凝血因子无抑制作用　　　　　　　　　E. 持续时间长

56. 恶性贫血的主要原因是（　　）

A. 叶酸利用障碍　　　　　B. 食物中缺乏维生素 B_{12}　　C. 营养不良

D. 内因子缺乏　　　　　　E. 骨髓红细胞生成障碍

57. 维生素 B_{12} 的适应证不包括（　　）

A. 恶性贫血　　　　　　B. 巨幼红细胞性贫血　　　　C. 神经炎

D. 哮喘　　　　　　　　E. 肝脏疾病

58. 可促进组织纤维溶酶原激活物的释放，具有一定抗栓作用的药物是（　　）

A. 氨甲环酸　　　　　　B. 低分子量肝素　　　　　　C. 尿激酶

D. 低分子右旋糖酐　　　E. 维生素 K

59. 治疗抗艾滋病药物所致的粒细胞减少应选用的药物是（　　）

A. 非格司亭　　　　　　B. 维生素 B_{12}　　　　　　C. 硫酸亚铁

D. 叶酸　　　　　　　　E. 红细胞生成素

60. 有关阿司匹林在心血管病治疗中的作用，说法错误的是（　　）

A. 抑制细胞因子的合成　　B. 阻止白细胞的贴壁　　　C. 调节血脂

D. 抑制血管损伤后内膜增生　E. 抑制血小板聚集

61. 患者，男，62 岁，近 3 个月反复发生恶心、呕吐。近 5 天加重并伴有头晕、心悸、肢体麻木发凉、四肢无力。入院检查后诊断为恶性贫血，应给患者补充（　　）

A. 铁制剂　　　　　　　B. 维生素 B_{12}　　　　　　C. 叶酸

D. 四氢叶酸　　　　　　E. 肝素

62. 患者，男，35 岁，因患有癫痫服用苯妥英钠 4 余年，近 1 个月腹泻伴头晕、乏力、食欲不振入院，经检查诊断为巨幼红细胞性贫血，该患者应使用（　　）

A. 亚叶酸钙　　　　　　B. 铁制剂　　　　　　　　　C. 叶酸

D. 维生素 B_{12}　　　　　E. 依诺肝素

Ⅱ 共用题干单选题（A3、A4 型题）

(63 ~ 64 题共用题干)

患者，女，71 岁，自觉因擦背着凉后两肩和后背阵阵酸痛，每次发作约 10 分钟左右，不发热，仍可下床走动。于今晨 1 时许，突然出现心前区剧痛，并向双肩，后背和左臂放射，伴大汗，休息后不见缓解，早 8 点急诊住院。检查：半卧位，无明显青紫，颈静脉不怒张，肺、心略向左侧扩大，心律尚齐，未闻心脏杂音及摩擦音。心电图：病理性 Q 波，ST 段抬高，T 波倒置。诊断：急性心肌梗死。

63. 为防止冠状动脉血栓的发展和心腔内附壁血栓的形成，患者应立即给予的药物是（　　）

A. 双香豆素　　　　　　B. 华法林　　　　　　　　　C. 醋硝香豆素

D. 肝素　　　　　　　　E. 枸橼酸钠

64. 用药过程中发现患者出现口腔、皮肤黏膜多处出血点。此时应采取的措施是（　　）

A. 减少用量　　　　　　B. 加大用量　　　　　　　　C. 停用并注射维生素 K

D. 停用并注射鱼精蛋白　E. 停用并注射氨甲苯酸

(65 ~ 66 题共用题干)

患者，女，因面色苍白、疲乏无力、厌食、消化不良、舌痛、舌乳头萎缩就诊，发现骨髓中出现巨幼红细胞。

65. 该患者的疾病诊断是（　　）

A. 维生素 B_{12} 缺乏性贫血　　　B. 缺铁性贫血　　　　　C. 巨幼红细胞性贫血

D. 普通贫血　　　　　　　　　E. 失血性贫血

66. 若患者的贫血由营养不良引起，则最宜选用的药物是（　　）

A. 维生素 B_{12}　　　　　　　B. 叶酸　　　　　　C. 叶酸为主，维生素 B_{12} 为辅

D. 红细胞生成素　　　　　　　E. 亚叶酸钙

Ⅲ共用备选答案单选题（B型题）

(67 ~ 68 题备选答案)

A. 维生素 K　　　　　　　　B. 鱼精蛋白　　　　　　C. 去铁胺

D. 氨甲苯酸　　　　　　　　E. 促红细胞生成素

67. 肝素引起出血宜选用（　　）

68. 双香豆素引起出血宜选用（　　）

(69 ~ 70 题备选答案)

A. 华法林　　　　　　　　　B. 依诺肝素　　　　　　C. 氨甲环酸

D. 达比加群酯　　　　　　　E. 利伐沙班

69. 可抑制维生素 K 环氧化酶活性的抗凝血药是（　　）

70. 可直接抑制凝血因子 Xa，并与抗凝血酶Ⅲ结合的抗凝血药是（　　）

(71 ~ 72 题备选答案)

A. 卡巴克洛　　　　　　　　B. 维生素 K_1　　　　　　C. 凝血酶

D. 鱼精蛋白　　　　　　　　E. 氨甲环酸

71. 具有抗纤维蛋白溶解作用的促凝血药是（　　）

72. 影响毛细血管通透性的促凝血药是（　　）

(第 73 ~ 77 题备选答案)

A. 叶酸　　　　　　　　　　B. 肝素　　　　　　　　C. 硫酸亚铁

D. 华法林　　　　　　　　　E. 维生素 B_{12}

73. 治疗小细胞低色素性贫血的药物是（　　）

74. 治疗恶性贫血的药物是（　　）

75. 治疗巨幼红细胞性贫血的药物是（　　）

76. 治疗弥散性血管内凝血的药物是（　　）

77. 口服预防血栓形成的药物是（　　）

四、自测试题答案

1. **A**　　2. **B**　　3. **B**　　4. **A**　　5. **A**　　6. **E**　　7. **C**　　8. **C**　　9. **C**　　10. **E**

11. **C**　　12. **D**　　13. **B**　　14. **C**　　15. **C**　　16. **C**　　17. **D**　　18. **A**　　19. **B**　　20. **C**

21. D 22. A 23. C 24. E 25. E 26. C 27. B 28. C 29. E 30. A

31. D 32. D 33. E 34. A 35. B 36. E 37. D 38. C 39. A 40. B

41. E 42. E 43. A 44. C 45. B 46. A 47. D 48. B 49. C 50. B

51. E 52. A 53. E 54. D 55. A 56. D 57. D 58. B 59. A 60. C

61. B 62. A 63. D 64. D 65. C 66. C 67. B 68. A 69. A 70. E

71. E 72. A 73. C 74. E 75. A 76. B 77. D

（彭　电）

第二十五章　拟组胺药与抗组胺药

一、学习目标

（一）掌握 H_1 受体阻断药的药理作用、临床应用、不良反应及禁忌证。

（二）熟悉组胺及组胺受体的分布与效应。

（三）了解 H_2 受体阻断药的作用与临床应用。

二、学习要点

（一）组胺

组胺与靶细胞上组胺受体（H_1、H_2、H_3 和 H_4）结合，产生广泛的生物效应。

H_1 受体，可使支气管、胃肠、子宫平滑肌收缩；皮肤毛细血管通透性增加和部分血管扩张；心房、房室结收缩增强、传导减慢。

H_2 受体，可刺激胃腺分泌大量胃酸。唾液、泪液、肠液和支气管腺体等分泌增加，但作用较弱。另外，使血管扩张；心室、窦房结收缩增强、心率加快。

H_3 受体，调节中枢和外周器官的活动。H_3 受体与阿尔茨海默病、注意力缺陷多动症、帕金森病等神经行为失调有关。

H_4 受体，参与粒细胞的分化、肥大细胞和嗜酸性粒细胞的趋化等。

（二）H_1 受体阻断药

第一代药物：苯海拉明、异丙嗪、曲吡那敏、氯苯那敏、多塞平等。具有明显的镇静和抗胆碱作用，表现出"（困）倦、耐（药）、（作用时间）短、（口鼻眼）干"的缺点。

第二代药物：西替利嗪、美喹他嗪、阿司咪唑（息斯敏）、阿伐斯汀、咪唑斯汀、左卡巴斯汀及氯雷他定等，具有：大多长效，无嗜睡作用，对喷嚏、清涕和鼻痒效果好，而对鼻塞效果较差的特点。

【药理作用】

1. 抗 H_1 受体作用。

2. 中枢抑制作用　第一代药物镇静、嗜睡。第二代药物无中枢抑制作用。

3. 其他作用　苯海拉明、异丙嗪等具有阿托品样抗胆碱作用，止吐和防晕作用较强；

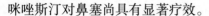
咪唑斯汀对鼻塞尚具有显著疗效。

【临床应用】

1. 皮肤黏膜变态反应性疾病　多用第二代药物。

2. 防晕、止吐　晕动病、放射病等引起的呕吐，常用苯海拉明和异丙嗪。

3. 其他　有明显镇静作用的异丙嗪，可与平喘药氨茶碱配伍，用于对抗氨茶碱所致的中枢兴奋、失眠等不良反应，同时对气道炎症有一定的治疗效果。

【不良反应及注意事项】

1. 中枢神经系统反应　第一代药物多见中枢抑制现象。

2. 消化道反应　口干、厌食、便秘或腹泻等。

3. 其他反应　偶见粒细胞减少及溶血性贫血。

4. 阿司咪唑和特非那定可引起尖端扭转型心律失常。

5. 可致畸，孕妇禁用；青光眼、尿潴留、幽门梗阻患者禁用。

三、自测试题

Ⅰ 单选题（A1、A2 型题）

1. H_1 受体阻断药对下列何症无效（　　）

A. 过敏性鼻炎　　　　　　　B. 过敏性休克　　　　　　　C. 接触性皮炎

D. 花粉症　　　　　　　　　E. 荨麻疹

2. 中枢抑制作用最强的药物是（　　）

A. 西替利嗪　　　　　　　　B. 苯茚胺　　　　　　　　　C. 苯海拉明

D. 氯雷他定　　　　　　　　E. 西咪替丁

3. 下列止吐作用较强的药物是（　　）

A. 曲吡那敏　　　　　　　　B. 氯苯那敏　　　　　　　　C. 氯雷他定

D. 苯茚胺　　　　　　　　　E. 异丙嗪

4. H_1 受体阻断药最常见的不良反应是（　　）

A. 烦躁、失眠　　　　　　　B. 镇静、嗜睡　　　　　　　C. 消化道反应

D. 致畸　　　　　　　　　　E. 荨麻疹

5. 关于阿司咪唑药理作用的叙述，下列准确的是（　　）

A. 抗组胺导致的毛细血管扩张作用　　　　　　B. 抗组胺导致的动脉扩张

C. 抗组胺导致的扩张支气管作用　　　　　　　D. 无镇痛、嗜睡等副作用

E. 抗组胺导致的胃酸分泌作用

6. 下列属于 H_2 受体阻断药的是（　　）

A. 阿司咪唑　　　　　　　　B. 苯茚胺　　　　　　　　　C. 苯海拉明

D. 氯雷他定　　　　　　　　E. 西咪替丁

7. H$_2$受体阻断药的主要用途是（　）

A. 过敏性休克　　　　　B. 支气管哮喘　　　　　C. 消化性溃疡

D. 失眠　　　　　　　　E. 荨麻疹等皮肤黏膜变态反应

8. 法莫替丁治疗消化性溃疡的机制是（　）

A. 阻断 M$_1$受体　　　　B. 阻断 H$_1$受体　　　　C. 阻断 H$_2$受体

D. 促进 PGE$_2$合成　　　E. 干扰胃壁细胞质子泵的功能

Ⅱ 共用题干单选题（A3、A4 型题）

（9～10 题共用题干）

患者，女，50 岁，接触花粉后出现皮肤瘙痒，随即出现风团。

9. 为缓解荨麻疹反应，该患者可选用什么药物治疗（　）

A. 曲吡那敏　　　　　　B. 氯苯那敏　　　　　　C. 氯雷他定

D. 苯茚胺　　　　　　　E. 异丙嗪

10. 该药临床应用不包括（　）

A. 荨麻疹　　　　　　　B. 过敏性鼻炎　　　　　C. 晕动病

D. 昆虫叮咬　　　　　　E. 血清病

Ⅲ 共用备选答案单选题（B 型题）

（11～13 题共用备选答案）

A. 咪唑斯汀　　　　　　B. 异丙嗪　　　　　　　C. 苯海拉明

D. 阿司咪唑　　　　　　E. 法莫替丁

11. 是冬眠合剂的组成成分之一（　）

12. 作用时间最长的 H$_1$受体阻断药是（　）

13. 鼻塞选用（　）

四、自测试题答案

1. B　　2. C　　3. E　　4. B　　5. A　　6. E　　7. C　　8. C　　9. C　　10. C

11. B　　12. D　　13. A

（周　芳）

第二十六章　作用于消化系统的药物

一、学习目标

（一）掌握抗消化性溃疡药的分类、药理作用、临床应用、不良反应及禁忌证。

（二）熟悉泻药、止泻药的药理作用及临床应用。

（三）了解助消化药、止吐药、胃肠动力药、利胆药的药理作用与临床应用。

二、学习要点

（一）抗消化性溃疡药

常用的抗消化性溃疡药包括抗酸药、抑制胃酸分泌药、黏膜保护药、抗幽门螺杆菌药。

抗酸药

抗酸药为弱碱性药物，口服后在胃内直接中和胃酸而降低胃液酸度，降低胃蛋白酶的活性，缓解溃疡疼痛；部分形成胶状，覆盖于溃疡表面，促进愈合。主要用于消化性溃疡和反流性食管炎。常用的药物有氢氧化铝、氢氧化镁、三硅酸镁、碳酸钙、碳酸氢钠等。

抑制胃酸分泌药

1. H_2 受体阻断药

第一代：西咪替丁；第二代：雷尼替丁；第三代：法莫替丁、尼扎替丁。

竞争性阻断壁细胞上的 H_2 受体，抑制胃酸分泌。主要用于消化性溃疡、胃酸分泌增多症等。第一代药物可有腹泻、腹胀、头晕、乏力、嗜睡、皮疹及泌尿系统损害等不良反应，长期应用可致阳痿、男性乳房发育。

2. M 胆碱受体阻断药

哌仑西平和替仑西平等选择性阻断胃壁细胞的 M_1 受体，抑制胃酸分泌发挥治疗作用。

3. 胃泌素受体阻断药

丙谷胺能阻断胃壁细胞上胃泌素受体，疗效比 H_2 受体阻断药差，现已少用。

4. $H^+ - K^+ - ATP$ 酶抑制药（质子泵抑制药）

奥美拉唑

为第一代 $H^+ - K^+ - ATP$ 酶抑制药。

【药理作用与临床应用】

抑制胃壁细胞 $H^+ - K^+ - ATP$ 酶，减少胃酸分泌。作用强、快而持久，同时使胃蛋白酶的分泌减少。能抑制幽门螺杆菌，与抗菌药联合应用有显著的协同作用。

用于治疗消化性溃疡、卓 - 艾综合征、反流性食管炎、上消化道出血、幽门螺杆菌感染。

【不良反应及注意事项】

不良反应少。常见头昏、失眠、恶心、腹胀、腹泻、上腹痛等。长期应用，可致胃内细菌过度生长。严重肝功能不全者、妊娠、哺乳期妇女、婴幼儿禁用。

兰索拉唑为第二代，作用比奥美拉唑强，口服易吸收，但对胃酸不稳定。

泮托拉唑为第三代，作用同奥美拉唑，作用持续时间长，不良反应少而轻。

胃黏膜保护药

主要有前列腺素衍生物类、硫糖铝和铋制剂等。

1. 前列腺素衍生物

米索前列醇，能促进胃黏膜血液循环，抑制胃酸分泌，胃蛋白酶分泌也减少。对阿司匹林等解热镇痛抗炎药所致的胃肠反应有较好的治疗效果。主要不良反应为腹痛、腹泻、恶心等。因能引起子宫收缩，孕妇禁用；对前列腺素过敏者禁用。

2. 硫糖铝

在 pH < 4 时，可聚合成胶体，在溃疡面形成保护屏障；还能促进胃黏液和碳酸氢盐分泌。对消化性溃疡、慢性糜烂性胃炎、反流性食道炎有较好疗效。不能与抗酸药、抑制胃酸分泌药同用。

3. 枸橼酸铋钾

形成氧化铋胶体并附着于溃疡表面，发挥黏膜保护作用。能促进黏液、前列腺素分泌和发挥抗胃蛋白酶作用，同时还有抗幽门螺杆菌的作用。不宜与牛奶、抗酸药同服。服药期间可使舌、粪黑染。严重肾功能不全者及孕妇禁用。

抗幽门螺杆菌药

主要有以下三类。①抗菌药物：阿莫西林、克拉霉素、四环素、甲硝唑、替硝唑、呋喃唑酮等；②铋剂：枸橼酸铋钾等；③抑制胃酸分泌药：$H^+ - K^+ - ATP$ 酶抑制药。

临床常采用质子泵抑制药或铋剂中的一种，阿莫西林、克拉霉素及甲硝唑三种抗菌药中的两种，组成三联疗法，也可用替硝唑或呋喃唑酮替代甲硝唑。如治疗失败，可采用四联疗法，即质子泵抑制药、铋剂、两种抗菌药。

（二）助消化药

多为消化液中成分或能促进消化液分泌的药物。主要用于消化道分泌功能减弱、消化不良。胃蛋白酶常与稀盐酸同服。胰酶一般制成肠衣片完整吞服，不宜嚼碎。乳酶生为干燥活乳酸杆菌制剂，常用于消化不良所致的腹胀及小儿消化不良性腹泻，不宜与抗菌药或吸附剂同时服用。

（三）胃肠运动功能调节药

1. 促胃肠动力药

多潘立酮，阻断外周多巴胺受体，主要用于胃排空延缓、反流性食道炎、慢性胃炎和轻度胃瘫，也可用于偏头痛、颅外伤、肿瘤放疗和化疗等引起的恶心、呕吐。

甲氧氯普胺，常用于各种呕吐，也可用于慢性功能性消化不良、反流性食道炎等疾病引起的胃肠运动障碍。大剂量长期应用，可引起帕金森综合征。注射给药可导致体位性低血压。

西沙必利为 5 – HT$_4$ 受体激动药，能促进食管、胃、小肠直至结肠的运动。用于治疗胃肠运动障碍性疾病，包括反流性食道炎、慢性功能性和非溃疡性消化不良、胃轻瘫及便秘等。不良反应少，可引起腹痛、腹泻、头痛、头晕、嗜睡等。

2. 胃肠解痉药

主要为 M 受体阻断药，包括颠茄生物碱类及合成解痉药。前者有阿托品、山莨菪碱等，选择性低，副反应较多；后者常用溴丙胺太林、丁溴东莨菪碱等，选择性较高，主要用于解除胃肠痉挛性腹痛或蠕动亢进。

（四）止吐药

1. H$_1$ 受体阻断药：常用药物有苯海拉明、异丙嗪、美克洛嗪等。用于防治晕动病、内耳眩晕病及放射病等引起的呕吐。

2. M 胆碱受体阻断药：主要有东莨菪碱、苯海索等。

3. 多巴胺 D$_2$ 受体阻断药：氯丙嗪镇吐作用强，对晕动病呕吐无效。多潘立酮、甲氧氯普胺，用于肿瘤化疗、放疗及多种原因引起的呕吐。

4. 5 – HT$_3$ 受体阻断药：昂丹司琼，用于肿瘤化疗和放疗等引起的恶心呕吐，对晕动病和阿扑吗啡引起的呕吐无效。

（五）泻药与止泻药

1. 泻药

（1）容积性泻药（渗透性泻药）　口服后很少吸收，在肠道内形成高渗，增加肠内容积，刺激肠黏膜而促进肠道蠕动，产生导泻作用。

硫酸镁

导泻作用强大、迅速，用于急性便秘、口服毒物中毒，宜空腹服用并大量饮水。利胆作用，用于阻塞性黄疸、慢性胆囊炎和胆石症。注射硫酸镁溶液则具有抗惊厥、降血压作用。湿敷 50% 的硫酸镁溶液具有消炎去肿作用，用于局部肿胀。中枢抑制药中毒时可用硫酸钠（作用较弱，无中枢抑制作用）导泻。

（2）刺激性泻药（接触性泻药）

刺激结肠引起蠕动而导泻。药物有酚酞、比沙可啶、蒽醌类，用于治疗便秘。

（3）润滑性泻药

液状石蜡口服，50% 甘油直肠给药。

2. 止泻药

（1）抑制肠蠕动止泻药

地芬诺酯、洛哌丁胺抑制肠道蠕动，用于急、慢性腹泻。

（2）收敛止泻药

鞣酸蛋白减轻有害因子对肠道的刺激，降低炎性渗出物，发挥收敛止泻作用。

（3）吸附止泻药

药用炭能吸附肠道中气体、毒物及细菌毒素等，起止泻和阻止毒物吸收作用。

蒙脱石散（思密达）对消化道内的病毒、细菌及其产生的毒素、气体等有极强的固定、吸附作用；对消化道黏膜具有很强的覆盖保护能力。

3. 其他类

地衣芽孢杆菌制剂（整肠生）口服后能调整肠道菌群，拮抗致病菌，适用于细菌、霉菌引起的急、慢性腹泻及各种原因所致的肠道菌群失调。

（六）利胆药

利胆药是指能促进胆汁分泌或胆囊排空的药物，主要用于胆囊炎、胆石症等。如去氢胆酸、熊去氧胆酸、茴三硫、桂美酸。

三、自测试题

Ⅰ 单选题（A1、A2 型题）

1. 作用于消化系统的药物不包括（　　）
A. 抗消化性溃疡药　　　　B. 助消化药　　　　C. 抗过敏药
D. 泻药　　　　E. 利胆药

2. 消化性溃疡的治疗用药疗程至少为（　　）
A. 1～2 周　　　　B. 2～3 周　　　　C. 3～4 周
D. 4～8 周　　　　E. 10～12 周

3. 能引起腹泻的抗酸药是（　　）
A. 氢氧化铝　　　　B. 碳酸钙　　　　C. 三硅酸镁
D. 硫酸镁　　　　E. 碳酸氢钠

4. 能引起便秘的抗酸药是（　　）
A. 氢氧化铝　　　　B. 阿托品　　　　C. 三硅酸镁
D. 硫酸镁　　　　E. 碳酸氢钠

5. 氢氧化铝常见不良反应是（　　）
A. 腹泻　　　　B. 便秘　　　　C. 产气

D. 收敛溃疡表面   E. 起效快

6. 抗酸作用温和、缓慢而持久的药物是（ ）

A. 氢氧化镁   B. 三硅酸镁   C. 氢氧化铝

D. 碳酸钙   E. 碳酸氢钠

7. 三硅酸镁和氢氧化铝合用的目的是（ ）

A. 增强解痉作用   B. 增强止痛作用

C. 可以互相纠正腹泻和便秘   D. 增强抑制胃酸分泌作用

E. 增强对抗胃蛋白酶的作用

8. 配伍恰当的抗酸药复方是（ ）

A. 氢氧化铝配伍三硅酸镁   B. 碳酸氢钠配伍氢氧化铝   C. 氢氧化铝配伍碳酸钙

D. 碳酸氢钠配伍碳酸钙   E. 碳酸氢钠配伍三硅酸镁

9. 用于十二指肠溃疡、胃溃疡的药物是（ ）

A. 组胺   B. 雷尼替丁   C. 苯海拉明

D. 美克洛嗪   E. 异丙嗪

10. 雷尼替丁抑制胃酸分泌的机制是（ ）

A. 阻断 M_1 受体   B. 阻断 H_1 受体   C. 阻断 H_2 受体

D. 促进 PGE_2 合成   E. 干扰胃壁细胞内质子泵的功能

11. 雷尼替丁属于以下哪一类药（ ）

A. H_2 受体阻断药   B. M 受体阻断药

C. $H^+ - K^+ - ATP$ 酶抑制剂   D. H_1 受体阻断药   E. 抑制幽门螺杆菌

12. H_2 受体阻断药可用于（ ）

A. 惊厥   B. 急性荨麻疹   C. 慢性荨麻疹

D. 过敏性休克   E. 胃十二指肠溃疡

13. 长期应用可引起女性泌乳的药物是（ ）

A. 三硅酸镁   B. 兰索拉唑   C. 米索前列醇

D. 硫糖铝   E. 西咪替丁

14. H_2 受体阻断药的用药疗程至少为（ ）

A. 4~8 周   B. 1~2 周   C. 2~3 周

D. 3~4 周   E. 10~12 周

15. 哌仑西平属于以下哪一类药（ ）

A. H_2 受体阻断药   B. M 受体阻断药

C. $H^+ - K^+ - ATP$ 酶抑制剂   D. H_1 受体阻断药

E. 抑制幽门螺杆菌

16. 丙谷胺治疗消化性溃疡的机制是（ ）

A. 抑制胃壁细胞 $H^+ - K^+ - ATP$ 酶而减少胃酸分泌

B. 中和胃酸

C. 阻断 H_2 受体

D. 为胶体物质，可覆盖于溃疡面起保护作用

E. 竞争性阻断胃泌素受体而减少胃酸分泌

17. 抑制胃酸作用最强的药物是（　　）

A. 胃泌素受体阻断药　　　　　B. 抗酸药　　　　　　　　C. H_2 受体阻断药

D. 胃壁细胞 $H^+ - K^+ - ATP$ 酶抑制药　　　　　　E. M 受体阻断药

18. 抑制胃酸作用最强的药物是（　　）

A. 雷尼替丁　　　　　　　　B. 雷贝拉唑　　　　　　　C. 西咪替丁

D. 碳酸氢钠　　　　　　　　E. 山莨菪碱

19. 下列哪种药属于胃壁细胞 H^+ 泵抑制药（　　）

A. 雷尼替丁　　　　　　　　B. 枸橼酸铋钾　　　　　　C. 泮托拉唑

D. 硫糖铝　　　　　　　　　E. 米索前列醇

20. 能作用于胃酸形成的最后环节，抑制 H^+ 泵而发挥治疗作用的药物是（　　）

A. 丙谷胺　　　　　　　　　B. 西咪替丁　　　　　　　C. 哌仑西平

D. 奥美拉唑　　　　　　　　E. 阿托品

21. 阻断胃壁细胞质子泵的抗消化性溃疡药是（　　）

A. 米索前列醇　　　　　　　B. 奥美拉唑　　　　　　　C. 丙谷胺

D. 丙胺太林　　　　　　　　E. 西咪替丁

22. 奥美拉唑不能用于治疗（　　）

A. 胃溃疡　　　　　　　　　B. 十二指肠球部溃疡　　　C. 反流性食管炎

D. 卓 - 艾综合征　　　　　　E. 放疗化疗引起的呕吐

23. 奥美拉唑属于以下哪一类药（　　）

A. H_2 受体阻断药　　　　　　　　　　　　　　　B. M 受体阻断药

C. $H^+ - K^+ - ATP$ 酶抑制剂　　　　　　　　　　D. H_1 受体阻断药

E. 抑制幽门螺杆菌

24. 第三代质子泵抑制药是（　　）

A. 泮托拉唑　　　　　　　　B. 兰索拉唑　　　　　　　C. 奥美拉唑

D. 多潘立酮　　　　　　　　E. 哌仑西平

25. 质子泵抑制剂最好（　　）

A. 饭前服药　　　　　　　　B. 饭后服药　　　　　　　C. 清晨空腹服药

D. 睡前服药　　　　　　　　E. 间歇用药

26. 下列哪种药长期应用可引起胃内细菌滋长（　　）

A. 氢氧化铝　　　　　　　　B. 西咪替丁　　　　　　　C. 米索前列醇

D. 枸橼酸铋钾　　　　　　　E. 奥美拉唑

27. 下列哪种药可抑制肝药酶的活性（　　）

A. 西咪替丁　　　　　　　　B. 法莫替丁　　　　　　　C. 枸橼酸铋钾

D. 氢氧化铝　　　　　　　　E. 硫糖铝

28. 下列哪种药属于胃黏膜保护药 （　　）

A. 阿莫西林　　　　　　　B. 硫糖铝　　　　　　　C. 氢氧化铝

D. 雷尼替丁　　　　　　　E. 兰索拉唑

29. 米索前列醇抗消化性溃疡的机制是 （　　）

A. 中和胃酸　　　　　　B. 阻断壁细胞促胃液素受体　C. 阻断壁细胞 H_2 受体

D. 阻断壁细胞 M_1 受体　　E. 保护细胞或黏膜

30. 保护胃黏膜达到治疗消化性溃疡作用的药物是 （　　）

A. 氨苄西林　　　　　　　B. 奥美拉唑　　　　　　C. 米索前列醇

D. 四环素　　　　　　　　E. 氢氧化镁

31. 能促进胃黏液分泌，增加胃黏膜血流量的抗溃疡病药物是 （　　）

A. 氢氧化铝　　　　　　　B. 哌仑西平　　　　　　C. 奥美拉唑

D. 米索前列醇　　　　　　E. 雷尼替丁

32. 临床口服治疗消化性溃疡的前列腺素衍生物是 （　　）

A. 前列环素　　　　　　　B. 米索前列醇　　　　　C. 前列腺素 I_2

D. 奥美拉唑　　　　　　　E. 前列腺素 F_2

33. 对非甾体抗炎药引起的消化性溃疡有特效的药物是 （　　）

A. 昂丹司琼　　　　　　　B. 三硅酸镁　　　　　　C. 米索前列醇

D. 硫糖铝　　　　　　　　E. 多潘立酮

34. 米索前列醇禁用于孕妇的原因是 （　　）

A. 胃肠反应　　　　　　　B. 致畸作用　　　　　　C. 升血压

D. 引起流产　　　　　　　E. 引起胃出血

35. 抗消化性溃疡药米索前列醇禁用于妊娠妇女是由于 （　　）

A. 兴奋子宫作用　　　　　B. 致畸胎　　　　　　　C. 反射性盆腔充血

D. 胃肠道反应　　　　　　E. 致吐

36. 硫糖铝治疗消化性溃疡病的主要机制是 （　　）

A. 中和胃酸　　　　　　　B. 抑制胃酸分泌　　　　C. 抗幽门螺杆菌

D. 保护胃肠黏膜，促进组织修复和促进溃疡愈合

E. 抑制胃壁细胞内 $H^+ - K^+ - ATP$ 酶

37. 保护胃黏膜达到治疗消化性溃疡作用的药物是 （　　）

A. 氨苄西林　　　　　　　B. 奥美拉唑　　　　　　C. 硫糖铝

D. 四环素　　　　　　　　E. 氢氧化镁

38. 枸橼酸铋钾治疗消化性溃疡的机制是 （　　）

A. 抑制 H^+ 泵　　　　　　B. 抑制胃酸分泌　　　　C. 保护溃疡黏膜

D. 阻断 H_1 受体　　　　　E. 阻断 H_2 受体

39. 枸橼酸铋钾属于以下哪一类药 （　　）

A. H_2 受体阻断药　　　　　　　　　　　　　　B. M 受体阻断药

C. $H^+ - K^+ - ATP$ 酶抑制剂　　　　　　　　　D. H_1 受体阻断药

E. 抑制幽门螺杆菌

40. 具有抗幽门螺杆菌和黏膜保护双重作用的抗消化性溃疡药是（　　）

A. 西咪替丁　　　　　　　B. 奥美拉唑　　　　　　C. 硫糖铝

D. 氢氧化铝　　　　　　　E. 枸橼酸铋钾

41. 下列哪种药物服药后易引起舌、大便颜色染黑（　　）

A. 三硅酸镁　　　　　　　B. 兰索拉唑　　　　　　C. 枸橼酸铋钾

D. 硫糖铝　　　　　　　　E. 西咪替丁

42. 抑制幽门螺杆菌繁殖、减少黏膜中幽门螺杆菌密度的药物是（　　）

A. 米索前列醇　　　　　　B. 恩前列素　　　　　　C. 硫糖铝

D. 替普瑞酮　　　　　　　E. 麦滋林

43. 甲硝唑治疗消化性溃疡的机制是（　　）

A. 抑制质子泵　　　　　　B. 促进胃酸分泌　　　　C. 保护溃疡黏膜

D. 中和胃酸　　　　　　　E. 抑制或杀灭幽门螺杆菌

44. 下列哪一药物没有抗幽门螺杆菌的作用（　　）

A. 枸橼酸铋钾　　　　　　B. 甲硝唑　　　　　　　C. 阿莫西林

D. 溴丙胺太林　　　　　　E. 阿莫西林

45. 使胃蛋白酶活性增强的药物是（　　）

A. 乳酶生　　　　　　　　B. 胰酶　　　　　　　　C. 稀盐酸

D. 奥美拉唑　　　　　　　E. 碳酸氢钠

46. 关于昂丹司琼作用的叙述，下列正确的是（　　）

A. 选择性阻断 $5-HT_3$ 受体，用于镇吐

B. 阻断 $5-HT_2$ 受体，用于治疗偏头痛

C. 阻断 $5-HT$ 受体，产生长时间降压作用

D. 激动 $5-HT$ 受体，兴奋胃肠道平滑肌

E. 小剂量激动而大剂量阻断 $5-HT$ 受体

47. 多潘立酮发挥胃肠动力作用的机制是（　　）

A. 阻断中枢多巴胺受体　　B. 阻断外周多巴胺受体　　C. 激动外周多巴胺受体

D. 激动中枢多巴胺受体　　E. 阻断外周组胺受体

48. 西沙必利具有的作用是（　　）

A. 激动 $5-HT$ 受体　　　　B. 促进神经末梢释放去甲肾上腺素

C. 选择性激动 $5-HT_1A$ 受体　D. 选择性激动 $5-HT_4$ 受体及促进 ACh 释放

E. 激动 $5-HT_1D$ 受体

49. 以下哪个药物不具有促胃肠动力作用（　　）

A. 多潘立酮　　　　　　　B. 甲氧氯普胺　　　　　C. 西沙必利

D. 奥美拉唑　　　　　　　E. 以上都不是

50. 昂丹司琼主要用于（　　）

A. 反流性食管炎　　　　　B. 消化不良引起的腹胀　　C. 肿瘤化疗引起的呕吐

D. 内耳性眩晕　　　　　　　　E. 预防晕车

51. 临床用于肿瘤化学治疗和放射治疗引起的呕吐的药物是（　　）

A. 苯海拉明　　　　　B. 东莨菪碱　　　　　C. 氯丙嗪

D. 昂丹司琼　　　　　E. 甲氧氯普胺

52. 具有促胃肠动力作用的药物是（　　）

A. 奥美拉唑　　　　　B. 昂丹司琼　　　　　C. 东莨菪碱

D. 氯丙嗪　　　　　　E. 多潘立酮

53. 治疗便秘（　　）

A. 首先使用泻药

B. 首先使用硫酸镁

C. 首先进行生理管理，养成合理的饮食结构和良好的排便习惯

D. 首先使用缓泻剂酚酞等

E. 多喝水，多食粗纤维

54. 预防功能性便秘的最佳措施是（　　）

A. 多吃蔬菜、水果，养成定时排便习惯　　　　B. 口服甲基纤维素

C. 口服乳果糖　　　　D. 口服液状石蜡　　　　E. 口服硫酸镁

55. 哪一个选项不属于容积性泻药（　　）

A. 碳酸氢钠　　　　　B. 乳果糖　　　　　C. 硫酸镁

D. 甘油　　　　　　　E. 食物纤维素

56. 以下哪个药物属于容积性泻药（　　）

A. 甘油　　　　　　　B. 番泻叶　　　　　C. 液状石蜡

D. 硫酸镁　　　　　　E. 酚酞

57. 硫酸镁口服给药具备的药理作用是（　　）

A. 抗惊厥作用　　　　B. 骨骼肌松弛作用　　　　C. 利胆作用

D. 降压作用　　　　　E. 消炎止痛

58. 清除肠内虫体可选用（　　）

A. 酚酞　　　　　　　B. 液状石蜡　　　　　C. 硫酸镁

D. 番泻叶　　　　　　E. 药用炭

59. 硫酸镁不能用于（　　）

A. 治疗阻塞性黄疸、慢性胆囊炎　　　　B. 治疗子痫

C. 治疗惊厥　　　　　D. 排除肠内毒物、虫体　　　　E. 止吐

60. 硫酸镁不能用于（　　）

A. 治疗消化性溃疡　　　　B. 排除肠内毒物、虫体

C. 治疗阻塞性黄疸、慢性胆囊炎　　　　D. 治疗子痫

E. 治疗惊厥

61. 中枢抑制药中毒宜用何药导泻（　　）

A. 硫酸镁　　　　　　B. 硫酸钠　　　　　C. 液状石蜡

D. 乳果糖　　　　　　　　　E. 甘油

62. 中枢抑制药中毒不宜用何药导泻（　　）

A. 硫酸镁　　　　　　　B. 硫酸钠　　　　　　　C. 液状石蜡

D. 乳果糖　　　　　　　E. 甘油

63. 抢救硫酸镁过量引起的中毒可用（　　）

A. 鞣酸蛋白　　　　　　B. 纳洛酮　　　　　　　C. 地西泮

D. 钙剂　　　　　　　　E. 氟马西尼

64. 硫酸镁中毒时，特异性的解救措施是（　　）

A. 静脉缓慢注射氯化钙　　　B. 静脉输注 $NaHCO_3$，加快排泄

C. 静脉滴注毒扁豆碱　　　　D. 进行人工呼吸　　　　E. 以上都不是

65. 以下哪个药物属于润滑性泻药（　　）

A. 番泻叶　　　　　　　B. 植物大黄　　　　　　C. 硫酸镁

D. 酚酞　　　　　　　　E. 甘油

66. 适用于儿童、老人便秘的泻药是（　　）

A. 硫酸镁　　　　　　　B. 大黄　　　　　　　　C. 番泻叶

D. 甘油　　　　　　　　E. 三硅酸镁

67. 慢性便秘可选用（　　）

A. 酚酞　　　　　　　　B. 地芬诺酯　　　　　　C. 硫酸钠

D. 鞣酸蛋白　　　　　　E. 硫酸镁

68. 以下哪个药物不属于止泻药（　　）

A. 地芬诺酯　　　　　　B. 酚酞　　　　　　　　C. 药用炭

D. 蒙脱石　　　　　　　E. 洛哌丁胺

69. 大剂量长期服用可产生成瘾性的止泻药是（　　）

A. 地芬诺酯　　　　　　B. 阿托品　　　　　　　C. 药用炭

D. 鞣酸蛋白　　　　　　E. 碱式碳酸铋

70. 能吸附肠内毒物、气体的止泻药是（　　）

A. 地芬诺酯　　　　　　B. 阿片制剂　　　　　　C. 药用炭

D. 碱式碳酸铋　　　　　E. 鞣酸蛋白

Ⅱ共用题干单选题（A3、A4 型题）

（71~73 题共用题干）

患者，男，32 岁。婚后 5 年未育，自述近几天嗳气，反酸较严重，并有上腹饱胀感，伴进食后疼痛，钡餐透视示胃溃疡。

71. 此患者不宜使用（　　）

A. 西咪替丁　　　　　　B. 法莫替丁　　　　　　C. 雷尼替丁

D. 枸橼酸铋钾　　　　　E. 阿莫西林

72. 下列哪种药物不能用于胃溃疡的治疗（　　）

A. 奥美拉唑　　　　　　　B. 雷尼替丁　　　　　　　C. 甲氧氯普胺

D. 枸橼酸铋钾　　　　　　E. 米索前列醇

73. 在治疗胃溃疡时可引起口腔、舌、粪便染黑的药物是（　　）

A. 三硅酸镁　　　　　　　B. 奥美拉唑　　　　　　　C. 西咪替丁

D. 硫糖铝　　　　　　　　E. 枸橼酸铋钾

（74～78 题共用题干）

患者，女，48 岁，因经常出现上腹疼痛被医院诊断为胃溃疡。

74. 治疗胃溃疡会加重嗳气的是（　　）

A. 碳酸氢钠　　　　　　　B. 三硅酸镁　　　　　　　C. 氢氧化铝

D. 氧化镁　　　　　　　　E. 氢氧化镁

75. 该患者除了要使用抑酸药，还需加用何种药物（　　）

A. 降糖药　　　　　　　　B. 激素　　　　　　　　　C. 抗菌药

D. 护肝药　　　　　　　　E. 强心药

76. 下列哪种药物既能抑制胃酸分泌又能杀灭幽门螺旋杆菌（　　）

A. 枸橼酸铋钾　　　　　　B. 硫糖铝　　　　　　　　C. 奥美拉唑

D. 西咪替丁　　　　　　　E. 阿莫西林

77. 克拉霉素治疗消化性溃疡的机制是（　　）

A. 抑制质子泵　　　　　　B. 促进胃酸分泌　　　　　C. 保护溃疡黏膜

D. 中和胃酸　　　　　　　E. 抑制或杀灭幽门螺杆菌

78. 抑制胃壁细胞 $H^+ - K^+ - ATP$ 酶，减少胃酸分泌药是（　　）

A. 奥美拉唑　　　　　　　B. 哌仑西平　　　　　　　C. 丙谷胺

D. 硫糖铝 '　　　　　　　E. 三硅酸镁

（79～81 题共用题干）

患者，女，18 岁，与父母发生争吵而吞服地西泮导致昏迷，为加速肠内地西泮排出。

79. 你认为应选用下列哪种药物（　　）

A. 液状石蜡　　　　　　　B. 甘油　　　　　　　　　C. 酚酞

D. 硫酸镁　　　　　　　　E. 硫酸钠

80. 急性便秘可选用（　　）

A. 酚酞　　　　　　　　　B. 地芬诺酯　　　　　　　C. 硫糖铝

D. 鞣酸蛋白　　　　　　　E. 硫酸镁

81. 关于硫酸镁的药理作用，下列叙述哪项不正确（　　）

A. 中枢兴奋作用　　　　　B. 降低血压　　　　　　　C. 导泻作用

D. 松弛骨骼肌　　　　　　E. 利胆

（82～86 题共用题干）

患者，男，40 岁。近半年来经常出现上腹部隐痛，多在饭后发生并伴有反酸现象。纤维胃镜诊断为胃溃疡。

82. 应选用下列何药治疗效果较好（　　）

A. 三硅酸镁　　　　　　B. 西咪替丁　　　　　　C. 奥美拉唑

D. 硫糖铝　　　　　　　E. 米索前列醇

83. 西咪替丁抑制胃酸分泌的机制是（　　）

A. 阻断 M 胆碱受体　　　B. 阻断 H_1 受体　　　　C. 中和胃酸

D. 阻断 H_2 受体　　　　E. 保护胃黏膜

84. HP（＋）的消化性溃疡患者宜选用的药物是（　　）

A. 硫糖铝　　　　　　　B. 米索前列醇　　　　　C. 枸橼酸铋钾

D. 三硅酸镁　　　　　　E. 西咪替丁

85. 治疗消化性溃疡时应用抗菌药的目的是（　　）

A. 清除肠道寄生菌　　　B. 抗幽门螺杆菌　　　　C. 抑制胃酸分泌

D. 减轻消化性溃疡的症状　E. 保护胃黏膜

86. 消化性溃疡患者的治疗措施中下列描述不正确的是（　　）

A. 宜进半流饮食　　　　B. 注意观察大便的颜色变化　C. 禁暴饮暴食

D. 规律用药　　　　　　E. 硫糖铝可与抗酸药同服

（87～88 题共用题干）

一幼儿因饮食过量，消化不良造成腹胀、腹泻。

87. 应选用哪种药治疗（　　）

A. 土霉素　　　　　　　B. 乳酶生　　　　　　　C. 胰酶

D. 胃蛋白酶　　　　　　E. 西咪替丁

88. 具有止吐作用的药物是（　　）

A. 乳酶生　　　　　　　B. 甲氧氯普胺　　　　　C. 米索前列醇

D. 枸橼酸铋钾　　　　　E. 吗啡

（89～91 题共用题干）

一女青年因子痫注射硫酸镁抗惊厥，由于注射速度过快造成中毒，出现呼吸抑制，血压下降。

89. 应注射哪种药解救（　　）

A. 肾上腺素　　　　　　B. 尼可刹米　　　　　　C. 去甲肾上腺素

D. 葡萄糖酸钙　　　　　E. 阿托品

90. 硫酸镁急性中毒的表现不包括哪个（　　）

A. 呼吸抑制　　　　　　B. 肌腱反射消失　　　　C. 心脏骤停

D. 肢体瘫痪　　　　　　E. 血压升高

91. 硫酸镁静脉给药不具备的药理作用是（　　）

A. 导泻作用　　　　　　B. 降压作用　　　　　　C. 抗惊厥作用

D. 骨骼肌松弛作用　　　E. 以上都不是

Ⅲ 共用备选答案单选题（B 型题）

（第 92 ~ 95 题备选答案）

A. 三硅酸镁　　　　　B. 碳酸钙　　　　　C. 氢氧化铝

D. 氢氧化镁　　　　　E. 碳酸氢钠

92. 抗酸作用较强、较快，有致轻泻作用　（　）

93. 抗酸作用较弱而慢，但持久，致轻泻，对溃疡面有保护作用　（　）

94. 抗酸作用较强、快而短暂，可产生气体，吸收入血后可引起碱血症　（　）

95. 抗酸作用较强，有收敛、止血和引起便秘作用　（　）

（第 96 ~ 100 题备选答案）

A. 哌仑西平　　　　　B. 枸橼酸铋钾　　　　　C. 雷尼替丁

D. 碳酸氢钠　　　　　E. 奥美拉唑

96. 具有抗 HP 作用　（　）

97. 阻断 M_1 受体　（　）

98. 直接中和胃酸　（　）

99. 阻断 H_2 受体　（　）

100. 抑制 $H^+ - K^+ - ATP$ 酶　（　）

（第 101 ~ 105 题备选答案）

A. 氢氧化铝　　　　　B. 西咪替丁　　　　　C. 法莫替丁

D. 枸橼酸铋钾　　　　　E. 奥美拉唑

101. 第一代 H_2 受体阻断药物是　（　）

102. 长期应用可引起男性乳腺发育的药物是　（　）

103. $H^+ - K^+ - ATP$ 酶抑制药是　（　）

104. 中和胃酸的抗消化性溃疡药是　（　）

105. 能杀灭幽门螺杆菌和保护胃黏膜的治疗消化性溃疡的药物是　（　）

（第 106 ~ 111 题备选答案）

A. 选择性阻断 5 - HT_3 受体发挥作用

B. 阻断 H_1 受体发挥作用

C. 阻断 M 受体发挥作用

D. 阻断多巴胺 D_2 受体发挥作用

E. 阻断胃肠的多巴胺受体

106. 苯海拉明的作用机制是　（　）

107. 氯丙嗪的作用机制是　（　）

108. 东莨菪碱的作用机制是　（　）

109. 昂丹司琼的作用机制是　（　）

110. 甲氧氯普胺的主要止吐机制是　（　）

111. 多潘立酮的促胃动力作用及止吐作用是由于　（　）

（第112~115题备选答案）

A. 米索前列醇　　　　　B. 氯化钙　　　　　C. 硫酸镁

D. 番泻叶　　　　　　　E. 多潘立酮

112. 迅速排除肠内毒物可选用（　　）

113. 抢救硫酸镁过量引起的中毒可用（　　）

114. 既能止呕又能促进胃肠运动的药物是（　　）

115. 孕妇禁用何药（　　）

四、自测试题答案

1. C	2. D	3. C	4. A	5. B	6. B	7. C	8. A	9. B	10. C
11. A	12. E	13. E	14. A	15. B	16. E	17. D	18. B	19. C	20. D
21. B	22. E	23. C	24. A	25. A	26. E	27. A	28. B	29. E	30. C
31. D	32. B	33. C	34. D	35. A	36. D	37. C	38. C	39. E	40. E
41. C	42. C	43. E	44. D	45. C	46. A	47. B	48. D	49. D	50. C
51. D	52. E	53. C	54. A	55. B	56. D	57. C	58. C	59. E	60. A
61. B	62. A	63. D	64. A	65. E	66. D	67. A	68. B	69. A	70. C
71. A	72. C	73. E	74. A	75. C	76. C	77. E	78. A	79. E	80. E
81. A	82. C	83. D	84. C	85. B	86. E	87. B	88. B	89. D	90. E
91. A	92. D	93. A	94. E	95. C	96. B	97. A	98. D	99. C	100. E
101. B	102. B	103. E	104. A	105. D	106. B	107. D	108. C	109. A	110. D
111. E	112. C	113. B	114. E	115. A					

（周　芳）

第二十七章 作用于呼吸系统的药物

一、学习目标

（一）掌握常用平喘药的药理作用、临床应用、不良反应及禁忌证。

（二）熟悉镇咳药的药理作用及临床应用。

（三）了解祛痰药的作用及临床应用。

二、学习要点

（一）平喘药

平喘药是指能缓解或消除哮喘和其他呼吸系统疾病引起的喘息症状的药物。

1. 抗炎平喘药

包括糖皮质激素和磷酸二酯酶-4抑制剂。

糖皮质激素

糖皮质激素通过抑制气道炎症反应，达到长期防止哮喘发作的效果。

给药方式有以下两种。①全身给药：严重哮喘或哮喘持续状态其他药物不能控制时，可口服或注射，常用泼尼松、泼尼松龙、地塞米松，不良反应多而严重；②呼吸道吸入：多采用局部作用强的糖皮质激素，如倍氯米松、布地奈德、氟替卡松等，有良好疗效，几乎无全身副作用。

倍氯米松

【药理作用和临床应用】

气雾吸入直接作用于呼吸道，具有局部抗炎作用强、用药剂量小、全身不良反应少等优点，是治疗哮喘发作间歇期及慢性哮喘的首选药。

【不良反应】

少数患者可发生声音嘶哑、咽部念珠菌感染。每次吸入后用清水漱口，避免药液残留于咽喉部。

磷酸二酯酶-4抑制剂

代表药物为罗氟司特，通过抑制磷酸二酯酶-4的活性发挥治疗作用。用于慢性喘息性支气管炎、支气管哮喘、慢性阻塞性肺疾病。

2. 支气管扩张药

包括 β 肾上腺素受体激动药、茶碱类和抗胆碱药。是哮喘急性发作（气道痉挛）的首选药物，也用于慢性阻塞性肺疾病和慢性支气管炎伴喘息的平喘治疗。

β$_2$肾上腺素受体激动药

非选择性 β 受体激动药异丙肾上腺素、肾上腺素，平喘作用强大，但可引起严重的心血管反应。选择性 β$_2$受体激动药，激动支气管平滑肌 β$_2$受体，松弛支气管平滑肌，为哮喘首选的对症治疗药物。

沙丁胺醇

【药理作用和临床应用】

选择性的激动支气管平滑肌 β$_2$受体，扩张支气管。主要用于支气管哮喘、喘息型支气管炎及伴有支气管痉挛的呼吸道疾病。

【不良反应及注意事项】

大剂量或注射给药时，可引起心脏反应，肌肉震颤，代谢紊乱。长期应用引起耐受性。哺乳期妇女、高血压、冠心病、糖尿病、心功能不全、甲状腺功能亢进者慎用。妊娠期妇女禁用。

特布他林作用较沙丁胺醇弱，但较持久。可用于防治支气管哮喘、哮喘型支气管炎。

克仑特罗、福莫特罗和沙美特罗为长效选择性 β$_2$受体激动剂。

茶碱类

主要有氨茶碱、胆茶碱、二羟丙茶碱。

氨茶碱

【药理作用】

（1）松弛支气管平滑肌　其作用机制主要是：①抑制磷酸二酯酶；②阻断腺苷受体；③增加内源性儿茶酚胺的释放；④影响气道平滑肌的钙转运；⑤免疫调节与抗炎作用。

（2）强心作用。

（3）利尿作用。

（4）松弛胆道平滑肌，解除胆道痉挛。

【临床应用】

（1）支气管哮喘和喘息型支气管炎。

（2）急性心功能不全和心源性哮喘　但不作首选药。

（3）胆绞痛　宜与镇痛药合用。

【不良反应】

（1）局部刺激　口服可引起恶心、呕吐。宜饭后服或服用肠溶片。

（2）中枢兴奋。

（3）心血管反应　稀释后缓慢注射。

老年人、孕妇、哺乳妇及心、肝、肾功能不全者慎用。急性心肌梗死、低血压、休克患者禁用。

M 胆碱受体阻断药

异丙托溴铵、噻托溴铵选择性地阻断支气管平滑肌上的 M 受体，有明显的支气管解痉作用，主要用于喘息型慢性支气管炎。大剂量应用可有口干、干咳、咽喉部不适及肌肉震颤等。青光眼及阿托品过敏的患者禁用。

3. 抗过敏平喘药

包括炎症细胞膜稳定药、H_1 受体阻断药、抗白三烯药，主要用于预防哮喘的发作。

炎症细胞膜稳定药——色甘酸钠

【药理作用】

在接触抗原前用药，可预防速发型和迟发型过敏性哮喘、运动或其他刺激诱发的哮喘，对正在发作的哮喘无效。作用机制：①稳定肥大细胞膜，阻止肥大细胞释放组胺、白三烯等过敏介质；②抑制气道高反应性；③抑制气道感觉神经末梢功能与气道神经源性炎症。

【临床应用】

临床上采取微细粉末喷雾吸入给药，预防各型支气管哮喘的发作。亦可用于过敏性鼻炎、春季结膜炎、过敏性湿疹；灌肠可改善溃疡性结肠炎和直肠炎症状。

奈多罗米作用比色甘酸钠强。可作为长期预防性平喘药，吸入给药可用于哮喘早期的维持治疗。

H_1 受体阻断药

酮替芬除有阻止肥大细胞脱颗粒作用外，还具有强大的 H_1 受体阻断作用；并能增强 β_2 受体激动剂的平喘作用。可单独应用或与茶碱类、β_2 受体激动药合用以防治轻、中度哮喘，对儿童患者效果较好。对正在发作的急性哮喘无效。

抗白三烯药

通过拮抗白三烯作用而用于治疗哮喘。扎鲁司特用于成人和 6 岁以上儿童支气管哮喘的长期治疗和预防；孟鲁司特用于成人和 12 岁以上儿童支气管哮喘的长期治疗和预防。

（二）镇咳药

镇咳药分为中枢性镇咳药和外周性镇咳药。某些兼有中枢和外周两种作用。

1. 中枢性镇咳药

（1）成瘾性中枢性镇咳药

可待因（甲基吗啡）具有镇痛和中枢性镇咳作用。主要用于各种原因引起的剧烈干咳和刺激性咳嗽，尤其适用于胸膜炎干咳伴有胸痛者。久用可产生耐受性及依赖性。

（2）非成瘾性中枢性镇咳药

右美沙芬的镇咳作用与可待因相似或略强，起效快，无镇痛作用及依赖性。主要用于干咳，是目前抗感冒药中常用的镇咳药。

喷托维林（咳必清），兼有中枢性和外周性镇咳作用，并有轻度阿托品样作用和局部麻醉作用，能松弛痉挛的支气管平滑肌和抑制呼吸道感受器。适用于呼吸道感染引起的干咳、阵咳或小儿百日咳。

2. 外周性镇咳药

苯丙哌林是中枢性和末梢性双重作用的强效镇咳药，主要用于急慢性支气管炎、肺炎、肺结核等。苯佐那酯（退嗽），具有较强的局部麻醉作用，主要用于支气管镜、喉镜检查及支气管造影预防咳嗽。服用苯丙哌林和苯佐那酯，切勿嚼碎，以免引起口腔麻木。

（三）祛痰药

1. 痰液稀释药

（1）恶心性祛痰药：氯化铵，临床用于急、慢性支气管炎痰多黏稠不易咳出的患者，也可用于代谢性碱中毒及酸化尿液。

（2）刺激性祛痰药：愈创甘油醚。

2. 黏痰溶解药

（1）黏痰溶解药：乙酰半胱氨酸（痰易净），可分解痰液中的黏性成分如黏多糖和黏蛋白，降低痰液黏度，使之易于咳出。

（2）黏痰调节药：溴己新（溴己铵），抑制气管、支气管黏膜细胞产生黏液，降低痰液黏度；还能促进支气管纤毛运动，促进排痰。溴己新的代谢物氨溴索作用强于溴己新，毒性小。

三、自测试题

Ⅰ 单选题（A1、A2 型题）

1. 心血管系统不良反应较少的平喘药是（　　）

A. 茶碱　　　　　　　　B. 肾上腺素　　　　　　C. 沙丁胺醇

D. 异丙肾上腺素　　　　E. 麻黄碱

2. 哪类药品不是平喘药（　　）

A. 抗胆碱药　　　　　　B. 茶碱类　　　　　　　C. 肾上腺皮质激素类

D. β_2 受体激动药　　　　E. 拟胆碱药

3. 可诱发或加重支气管哮喘的药物是（　　）

A. α 受体激动剂　　　　B. α 受体阻断剂　　　　C. β 受体激动剂

D. β 受体阻断剂　　　　E. M 受体阻断剂

4. 无平喘作用的药物是（　　）

A. 可待因　　　　　　　B. 沙丁胺醇　　　　　　C. 异丙肾上腺素

D. 氨茶碱　　　　　　　E. 克仑特罗

5. 明显抑制支气管炎症过程的平喘药是（　　）

A. 肾上腺素　　　　　　B. 倍氯米松　　　　　　C. 沙丁胺醇

D. 异丙肾上腺素　　　　E. 异丙托溴铵

6. 治疗哮喘最有效的抗炎药物以及哮喘持续状态或危重发作的抢救药物宜选（　　）

A. 氨茶碱口服　　　　　　B. 色甘酸钠喷雾吸入　　　　C. 麻黄碱肌注

D. 氨茶碱直肠给药　　　　E. 静注琥珀酸氢化可的松

7. 在应用糖皮质激素防治支气管哮喘时，首选的给药方法是（　　）

A. 口服　　　　　　　　　B. 静脉推注　　　　　　　　C. 静脉滴注

D. 气雾吸入　　　　　　　E. 皮下注射

8. 为减少全身性不良反应，用糖皮质激素平喘时适宜的给药方法是（　　）

A. 口服　　　　　　　　　B. 静脉滴注　　　　　　　　C. 皮下注射

D. 气雾吸入　　　　　　　E. 肌肉注射

9. 倍氯米松吸入常见的不良反应为（　　）

A. 心悸气短　　　　　　　B. 胃肠道反应　　　　　　　C. 声嘶、咽部念珠菌感染

D. 高血压、心律失常　　　E. 白细胞或粒细胞减少

10. 对支气管平滑肌上的 β_2 受体具有选择性兴奋作用，适于长期用于平喘的药物是（　　）

A. 沙丁胺醇　　　　　　　B. 肾上腺素　　　　　　　　C. 异丙肾上腺素

D. 氨茶碱　　　　　　　　E. 氢化可的松

11. 哪一种平喘药不是肾上腺素受体激动药（　　）

A. 布地奈德　　　　　　　B. 异丙肾上腺素　　　　　　C. 特布他林

D. 班布特罗　　　　　　　E. 沙丁胺醇

12. 具有选择性激活 β_2 受体的药物是（　　）

A. 肾上腺素　　　　　　　B. 异丙肾上腺素　　　　　　C. 麻黄碱

D. 克仑特罗　　　　　　　E. 多巴胺

13. 不具有选择性激活 β_2 受体的药物是（　　）

A. 沙丁胺醇　　　　　　　B. 特布他林　　　　　　　　C. 克仑特罗

D. 福莫特罗　　　　　　　E. 肾上腺素

14. 与异丙肾上腺素比较，沙丁胺醇的突出优点是（　　）

A. 对 β_2 受体的作用明显强于 β_1 受体

B. 兴奋心脏作用与异丙肾上腺素相似

C. 气雾吸入起效快

D. 对 α 受体无作用

E. 以上都不是

15. 沙丁胺醇治疗哮喘的主要作用是（　　）

A. 增加过敏介质释放

B. 激动 β_2 受体，松弛支气管平滑肌

C. 对抗组胺、白三烯等过敏介质

D. 具有较强的抗炎作用

E. 阻止抗原与抗体结合

16. 沙丁胺醇最适合用于治疗（　　）

A. 哮喘急性发作　　　　　B. 夜间哮喘发作　　　　　C. 预防哮喘发作

D. 哮喘持续状态　　　　　E. 哮喘危重发作

17. 沙丁胺醇剂量过大可引起（　　）

A. 手指震颤、心悸　　　　B. 心率减慢　　　　　　　C. 视近物模糊

D. 心脏传导阻滞　　　　　E. 体位性低血压

18. 特布他林治疗哮喘的主要作用是（　　）

A. 激动 β_2 受体，松弛支气管平滑肌

B. 抑制肥大细胞脱颗粒，从而抑制组胺等过敏介质释放

C. 对抗组胺、白三烯等过敏介质

D. 具有较强的抗炎作用

E. 阻止抗原与抗体结合

19. 克仑特罗治疗哮喘的主要作用是（　　）

A. 抑制组胺等过敏介质释放　　　　　　　　B. 阻止抗原与抗体结合

C. 对抗组胺、白三烯等过敏介质　　　　　　D. 具有较强的抗炎作用

E. 激动 β_2 受体，松弛支气管平滑肌

20. 福莫特罗治疗哮喘的主要作用是（　　）

A. 抑制肥大细胞脱颗粒，从而抑制组胺等过敏介质释放

B. 具有较强的抗炎作用

C. 对抗组胺、白三烯等过敏介质

D. 激动 β_2 受体，松弛支气管平滑肌

E. 阻止抗原与抗体结合

21. 慢性哮喘患者，现出现气喘、缺氧伴咳嗽、咳痰。首选下列何种药物（　　）

A. 可待因口服　　　　　　B. 沙丁胺醇口服　　　　　C. 色甘酸钠口服

D. 糖皮质激素口服　　　　E. 异丙托溴铵口服

22. 属于平喘药物的是（　　）

A. 阿托品　　　　　　　　B. 肾上腺素　　　　　　　C. 氯化钾

D. 氨茶碱　　　　　　　　E. 利多卡因

23. 对茶碱类药物叙述，下列错误的是（　　）

A. 具有中枢兴奋作用　　　B. 具有兴奋心脏和利尿作用　C. 可用于急慢性哮喘

D. 治疗指数高，安全范围大　E. 静脉给药需要稀释后缓慢注射

24. 茶碱类主要用于（　　）

A. 主要用于支气管哮喘　　B. 主要用于支气管扩张　　C. 主要用于肺不张

D. 主要用于气管炎　　　　E. 主要用于慢性阻塞性肺病

25. 氨茶碱平喘的主要机制是（　　）

A. 抑制磷酸二酯酶　　　　　　　　　　　　B. 激活磷酸二酯酶

C. 促进儿茶酚胺类物质释放及阻断腺苷受体　　D. 激活腺苷酸环化酶

E. 抑制鸟苷酸环化酶

26. 氨茶碱的临床用途不包括（   ）

A. 支气管哮喘   B. 冠心病   C. 心源性哮喘

D. 喘息性支气管炎   E. 慢性阻塞性肺炎

27. 下列对氨茶碱的叙述错误的是（   ）

A. 静注宜缓慢   B. 静注浓度不宜过高   C. 避免睡前用药

D. 心源性哮喘禁用   E. 宜饭后服

28. 下列关于氨茶碱的叙述，正确的是（   ）

A. 中枢抑制作用明显   B. 增强磷酸二酯酶的活性   C. 抑制过敏介质释放

D. 激动 β_2 受体   E. 用于各种哮喘的治疗

29. 治疗伴有心功能不全的支气管哮喘急性发作宜选用（   ）

A. 氨茶碱   B. 色甘酸钠   C. 克仑特罗

D. 麻黄碱   E. 丙酸倍氯米松

30. 氨茶碱不能用于（   ）

A. 胆绞痛   B. 急性心肌梗死   C. 支气管哮喘

D. 心源性水肿   E. 心源性哮喘

31. 氨茶碱的不良反应不包括（   ）

A. 血压下降   B. 中枢抑制   C. 恶心、呕吐

D. 心律失常   E. 失眠、烦躁不安

32. 在治疗支气管哮喘过程中，容易出现心血管方面不良反应的药物是（   ）

A. 阿托品   B. 氨茶碱   C. 色甘酸钠

D. 倍氯米松   E. 沙丁胺醇

33. 为防止氨茶碱中毒，下列哪一种做法是不正确的（   ）

A. 用于急性心肌梗死患者   B. 静注时要稀释   C. 静注时要慢速

D. 静注后注意观察心率和血压   E. 临床监测血药浓度

34. 平喘的抗胆碱药物是（   ）

A. 阿托品   B. 异丙托溴铵   C. 氨茶碱

D. 色甘酸钠   E. 肾上腺素

35. 异丙肾上腺素与治疗哮喘无关的作用是（   ）

A. 激动 β_2 受体   B. 激动 β_1 受体   C. 激活腺苷环化酶

D. 舒张支气管平滑肌   E. 抑制肥大细胞释放过敏介质

36. 异丙托溴铵的平喘作用机制是（   ）

A. 激动 β_2 受体   B. 稳定肥大细胞膜   C. 阻断腺苷受体

D. 阻断 M 受体   E. 抗炎、抗过敏作用

37. 与异丙托溴铵合用可产生协同作用的药物是（   ）

A. 青霉素   B. 沙丁胺醇   C. 氨茶碱

D. 氯化铵   E. 色甘酸钠

38. 支气管哮喘急性发作时，可选用（　　）

A. 色甘酸钠　　　　　　B. 麻黄碱　　　　　　C. 普萘洛尔

D. 特布他林　　　　　　E. 阿托品

39. 控制哮喘急性发作首选的药物是（　　）

A. 肾上腺素　　　　　　B. 氨茶碱口服　　　　C. 沙丁胺醇气雾吸入

D. 倍氯米松注射　　　　E. 色甘酸钠

40. 治疗哮喘持续状态宜选用（　　）

A. 氨茶碱　　　　　　　B. 色甘酸钠　　　　　C. 克仑特罗

D. 麻黄碱　　　　　　　E. 丙酸倍氯米松

41. 对哮喘轻度持续的患者，其用药方案哪项较好（　　）

A. 仅需吸入沙丁胺醇 200～400μg/次，每日 3 次，无须长期用药

B. 给予氨茶碱：0.1～0.2g 口服，一日 3 次，加用沙丁胺醇 200～400μg 吸入，一日 3 次

C. 规则给予氨茶碱：0.1～0.2g 口服，一日 3 次，规则给沙丁胺醇 200～400μg 吸入，一日 3 次，必要时雾化吸入，不理想加入口服的糖皮质激素

D. 静滴琥珀酸氢化可的松 3mg/kg，6 小时一次

E. 氨茶碱 0.5g 加入 10% 葡萄糖液 500mL 静脉滴注

42. 色甘酸钠治疗哮喘的主要作用是（　　）

A. 抑制肥大细胞脱颗粒，从而抑制组胺等过敏介质释放　　B. 直接松弛支气管平滑肌

C. 对抗组胺、白三烯等过敏介质　　　　　　　　　　　　D. 具有较强的抗炎作用

E. 阻止抗原与抗体结合

43. 只能作为预防性治疗、不能控制哮喘发作症状的药物是（　　）

A. 氢化可的松　　　　　B. 异丙肾上腺素　　　C. 氨茶碱

D. 色甘酸钠　　　　　　E. 沙丁胺醇

44. 对哮喘发作无效的药物是（　　）

A. 特布他林　　　　　　B. 异丙托溴铵　　　　C. 沙丁胺醇

D. 色甘酸钠　　　　　　E. 氨茶碱

45. 在冬季来临之前，为预防哮喘发作，患者应气雾吸入以下哪种药物预防支气管哮喘发作（　　）

A. 特布他林　　　　　　B. 氨茶碱　　　　　　C. 色甘酸钠

D. 麻黄碱　　　　　　　E. 克仑特罗

46. 孟鲁司特属于（　　）

A. 抗组胺药　　　　　　B. M 受体阻断剂　　　C. 选择性 β₂ 受体激动剂

D. 肥大细胞膜稳定剂　　E. 白三烯受体阻断剂

47. 扎鲁司特治疗哮喘的主要作用是（　　）

A. 稳定肥大细胞膜　　　B. 提高中枢神经系统兴奋性　　C. 拮抗白三烯受体

D. 激动腺苷酸环化酶　　E. 阻断 M 受体

48. 中枢性镇咳药是（　　）

A. 可待因　　　　　　　　B. 乙酰半胱氨酸　　　　　　C. 色甘酸钠

D. 氯化铵　　　　　　　　E. 苯佐那酯

49. 具有成瘾性的中枢性镇咳药是（　　）

A. 氯化铵　　　　　　　　B. 可待因　　　　　　　　　C. 喷托维林

D. 苯佐那酯　　　　　　　E. 苯丙哌林

50. 可待因主要用于（　　）

A. 长期慢性咳嗽　　　　　B. 多痰的咳嗽　　　　　　　C. 剧烈的干咳

D. 支气管哮喘　　　　　　E. 头痛

51. 过敏性鼻炎宜选用（　　）

A. 氨茶碱　　　　　　　　B. 色甘酸钠　　　　　　　　C. 克仑特罗

D. 麻黄碱　　　　　　　　E. 丙酸倍氯米松

52. 下列关于可待因的描述，哪项是错误的（　　）

A. 镇咳强度约为吗啡的 1/10，兼有镇痛作用

B. 主要用于剧烈干咳

C. 多痰患者禁用

D. 久用可致耐受性和依赖性

E. 大剂量明显抑制呼吸中枢

53. 剧烈刺激性无痰干咳并伴有胸痛患者，首选应用的药物是（　　）

A. 可待因　　　　　　　　B. 喷托维林　　　　　　　　C. 苯佐那酯

D. 右美沙芬　　　　　　　E. 吗啡

54. 剧烈咳嗽且伴有胸膜炎病史的患者宜选择下列哪种药物止咳（　　）

A. 氯化铵　　　　　　　　B. 可待因　　　　　　　　　C. 溴己新

D. 喷托维林　　　　　　　E. 苯佐那酯

55. 非成瘾性中枢性镇咳药是（　　）

A. 可待因　　　　　　　　B. 苯佐那酯　　　　　　　　C. 右美沙芬

D. 溴己新　　　　　　　　E. 沙丁胺醇

56. 外周性镇咳药是（　　）

A. 可待因　　　　　　　　B. 乙酰半胱氨酸　　　　　　C. 色甘酸钠

D. 氯化铵　　　　　　　　E. 苯佐那酯

57. 以下哪个药物不属于中枢性镇咳药（　　）

A. 可待因　　　　　　　　B. 喷托维林　　　　　　　　C. 苯佐那酯

D. 右美沙芬　　　　　　　E. 吗啡

58. 对咳嗽中枢无抑制作用的镇咳药是（　　）

A. 喷托维林　　　　　　　B. 可待因　　　　　　　　　C. 苯丙哌林

D. 苯佐那酯　　　　　　　E. 右美沙芬

59. 下列哪种药属于外周性镇咳药（　　）

A. 氯化铵 　　　　　　　B. 可待因 　　　　　　　C. 氨茶碱

D. 苯佐那酯 　　　　　　E. 喷托维林

60. 能刺激胃黏膜，反射性引起支气管分泌增加而祛痰的药物是（　　）

A. 氨茶碱 　　　　　　　B. 可待因 　　　　　　　C. 喷托维林

D. 氯化铵 　　　　　　　E. 色甘酸钠

61. 乙酰半胱氨酸可用于（　　）

A. 剧烈干咳 　　　　　　B. 痰黏稠不易咳出者 　　C. 支气管哮喘咳嗽

D. 急、慢性咽炎 　　　　E. 以上都不是

62. 不宜与乙酰半胱氨酸混合应用的药物是（　　）

A. 青霉素 　　　　　　　B. 氨茶碱 　　　　　　　C. 诺氟沙星

D. 氯化铵 　　　　　　　E. 异丙肾上腺素

63. 氨溴索、溴己新祛痰的原理在于（　　）

A. 分解酸性黏蛋白纤维，降低痰黏度

B. 分解糖蛋白分子间的二硫键

C. 降低痰液的表面张力

D. 分解痰液中的 DNA，使 DNA 降解

E. 增加支气管浆液腺分泌

Ⅱ 共用题干单选题（A3、A4 型题）

（64～67 题共用题干）

患者，女，39 岁，有哮喘病史。1 天前因发热服用阿司匹林 250mg，用药后 30 分钟哮喘严重发作，大汗，发绀，强迫坐位。

64. 以下说法正确的是（　　）

A. 这是由于发热引发了哮喘 　　B. 这是由于阿司匹林诱发了哮喘

C. 这是阿司匹林中毒的表现 　　D. 可用肾上腺素

E. 是以抗原－抗体反应为基础的过敏反应

65. 喘息治疗的根本是（　　）

A. 松弛支气管平滑肌 　　B. 抑制气道炎症及炎症介质 　　C. 增加呼吸肌张力

D. 促进肾上腺素释放 　　E. 减少乙酰胆碱释放

66. 治疗哮喘持续状态宜选用（　　）

A. 异丙托溴铵气雾吸入 　　B. 色甘酸钠气雾吸入 　　C. 丙酸倍氯米松气雾吸入

D. 沙丁胺醇气雾吸入 　　E. 氢化可的松静脉点滴

67. 糖皮质激素治疗哮喘的主要机制是（　　）

A. 阻断 M 受体 　　　　　B. 激活腺苷酸环化酶 　　C. 激动 β_1 受体

D. 抗炎抗过敏 　　　　　E. 激动 β_2 受体

（68～70 题共用题干）

患者，女，3 岁。过敏体质，既往有哮喘病史，1 小时因吸入油漆而出现哮喘急性发作。

68. 对该患者应选用（ ）

A. 吸入倍氯米松　　　　　B. 吸入色甘酸钠　　　　　C. 吸入沙丁胺醇

D. 口服氨茶碱　　　　　　E. 吸入异丙托溴铵

69. 预防过敏性哮喘宜选用（ ）

A. 氨茶碱　　　　　　　　B. 色甘酸钠　　　　　　　C. 克仑特罗

D. 麻黄碱　　　　　　　　E. 丙酸倍氯米松

70. 色甘酸钠对已发作的哮喘无效的主要原因是（ ）

A. 不能阻止过敏介质的释放　　B. 不能直接对抗过敏介质的作用

C. 无肥大细胞膜稳定作用　　　D. 无降低支气管高反应性作用

E. 不能抑制肺肥大细胞脱颗粒

（71～75 题共用题干）

患者，男，气喘发作 2 小时，检查发现呼吸急促，三凹征，缺氧，心率 130 次/分。

71. 除给予吸氧外，还应立即给予（ ）

A. 沙丁胺醇＋氨茶碱　　　B. 肾上腺素＋青霉素　　　C. 倍氯米松＋沙丁胺醇

D. 氨茶碱＋肾上腺素　　　E. 色甘酸钠＋氨茶碱

72. 用来预防哮喘发作的平喘药是（ ）

A. 沙丁胺醇　　　　　　　B. 氨茶碱　　　　　　　　C. 异丙肾上腺素

D. 色甘酸钠　　　　　　　E. 特布他林

73. 氨茶碱用于治疗支气管哮喘时，该药的主要不良反应有（ ）

A. 口干　　　　　　　　　B. 心律失常和低血压　　　C. 腹绞痛和腹泻

D. 高血压　　　　　　　　E. 红斑和视物模糊

74. 氨茶碱的平喘作用机制是（ ）

A. 稳定肥大细胞膜　　　　B. 阻断 M 受体　　　　　　C. 抗炎、增加 β_2 受体数量

D. 选择性激动 β_2 受体　　E. 促进肾上腺素释放

75. 下面关于氨茶碱药理作用的描述中，错误的是（ ）

A. 增加膈肌的收缩力　　　B. 阻断腺苷受体　　　　　C. 促进肾上腺素释放

D. 抑制磷酸二酯酶的活性　E. 增加腺苷酸环化酶的活性

（76～78 题共用题干）

患者，男，25 岁，因外出春游到植物园，出现咳嗽，咳痰伴喘息 1 天入院。喘息貌，口唇发绀，在肺部可闻及广泛哮鸣音，诊断是支气管哮喘。

76. 下面哪种是控制症状的首选药（ ）

A. 氨茶碱　　　　　　　　B. β_2 受体激动剂　　　　C. 色甘酸钠

D. 氯苯那敏　　　　　　　E. α 受体激动剂

77. 具有选择性激动 β_2 受体的药物是（ ）

A. 肾上腺素　　　　　　　B. 异丙肾上腺素　　　　　C. 麻黄碱

D. 沙丁胺醇　　　　　　　　　E. 多巴胺

78. 预防过敏性哮喘宜选用（　　）

A. 异丙肾上腺素　　　　B. 麻黄碱　　　　　　　C. 色甘酸钠

D. 肾上腺素　　　　　　E. 氨茶碱

（79～82 题共用题干）

患者，女，25 岁，因淋雨，出现咳嗽、咳痰伴喘息并呼气性呼吸困难，诊断为支气管哮喘。

79. 请问下列最有效的抗炎药物是（　　）

A. 氨茶碱　　　　　　　B. 糖皮质激素　　　　　C. 氯苯那敏

D. 谷氨酸钠　　　　　　E. 沙丁胺醇

80. 仅用于预防而对已发作的哮喘无效的药物是（　　）

A. 异丙肾上腺素　　　　B. 氨茶碱　　　　　　　C. 色甘酸钠

D. 沙丁胺醇　　　　　　E. 异丙托溴铵

81. 治疗哮喘持续状态宜选用（　　）

A. 麻黄碱口服　　　　　B. 色甘酸钠气雾吸入　　C. 丙酸倍氯米松气雾吸入

D. 氢化可的松静脉点滴　E. 异丙托溴铵气雾吸入

82. 糖皮质激素雾化吸入常用于治疗（　　）

A. 哮喘急性发作　　　　B. 夜间哮喘发作　　　　C. 预防哮喘发作

D. 哮喘持续状态或危重发作　E. 慢性哮喘

（83～86 题共用题干）

患者，女，28 岁。因春游赏花，出现咳嗽、咳痰伴喘息 1 天入院。诊断为哮喘持续状态。

83. 该患者发病最可能的诱因是（　　）

A. 花粉　　　　　　　　B. 尘螨　　　　　　　　C. 病毒感染

D. 动物毛屑　　　　　　E. 精神因素

84. 丙酸倍氯米松治疗哮喘时的主要优点是（　　）

A. 平喘作用强　　　　　B. 不抑制肾上腺皮质功能　C. 起效迅速

D. 局部抗炎作用强　　　E. 以上都不是

85. 预防过敏性哮喘最好选用（　　）

A. 麻黄碱　　　　　　　B. 氨茶碱　　　　　　　C. 色甘酸钠

D. 沙丁胺醇　　　　　　E. 肾上腺素

86. 扎鲁司特属于（　　）

A. 抗组胺药　　　　　　B. M 受体阻断剂　　　　C. 选择性 β_2 受体激动剂

D. 肥大细胞膜稳定剂　　E. 白三烯受体阻断剂

（87～88 题共用题干）

患者，男，22 岁，因右胸针刺样疼痛就诊，经检查后诊断为结核性胸膜炎。

87. 对患者的对症治疗宜选用（　　）

A. 可待因　　　　　　　B. 喷托维林　　　　　　C. 苯佐那酯

D. 右美沙芬　　　　　　E. 吗啡

88. 成瘾性镇咳药是（　　）

A. 苯佐那酯　　　　　　　B. 右美沙芬　　　　　　C. 苯丙哌林

D. 喷托维林　　　　　　　E. 可待因

（89～92 题共用题干）

患者，男，65 岁，有冠心病史 15 年。突发呼吸困难、喘息，病因未明。

89. 为迅速平喘宜选用何药（　　）

A. 肾上腺素　　　　　　　B. 吗啡　　　　　　　　C. 异丙肾上腺素

D. 沙丁胺醇　　　　　　　E. 氨茶碱

90. 心血管系统不良反应较少的平喘药是（　　）

A. 阿托品　　　　　　　　B. 氨茶碱　　　　　　　C. 肾上腺素

D. 异丙肾上腺素　　　　　E. 沙丁胺醇

91. 对支气管哮喘和心源性哮喘均有效的药物是（　　）

A. 吗啡　　　　　　　　　B. 哌替啶　　　　　　　C. 氨茶碱

D. 异丙肾上腺素　　　　　E. 沙丁胺醇

92. 氨茶碱不用于治疗（　　）

A. 慢性阻塞性肺病　　　　B. 心绞痛　　　　　　　C. 支气管哮喘

D. 心源性哮喘　　　　　　E. 心功能不全

Ⅲ 共用备选答案单选题（B 型题）

（93～97 题备选答案）

A. 氨茶碱　　　　　　　　B. 沙丁胺醇　　　　　　C. 异丙托溴铵

D. 倍氯米松　　　　　　　E. 色甘酸钠

93. 选择性激动 β_2 受体的平喘药是（　　）

94. 可阻断腺苷受体的平喘药是（　　）

95. 阻断 M 胆碱受体的平喘药是（　　）

96. 稳定肥大细胞膜的平喘药是（　　）

97. 具有抗炎、抗过敏作用的平喘药是（　　）

（98～101 题共用备选答案）

A. 抑制肥大细胞脱颗粒，从而抑制组胺等过敏介质释放

B. 通过兴奋 β_2 受体缓解支气管痉挛

C. 阻断 M 胆碱受体

D. 激活腺苷酸环化酶

E. 抗炎、抗过敏

98. 糖皮质激素治疗哮喘的机制是（　　）

99. 异丙托溴铵治疗哮喘的机制是 （ ）

100. 色甘酸钠治疗哮喘的机制是 （ ）

101. 沙丁胺醇治疗哮喘的机制是 （ ）

（102～105 题共用备选答案）

A. 可待因   B. 喷托维林   C. 苯佐那酯

D. 溴己新   E. 氯化铵

102. 依赖性中枢镇咳药是 （ ）

103. 非依赖性中枢镇咳药是 （ ）

104. 外周性镇咳药物是 （ ）

105. 黏痰溶解药物是 （ ）

（106～109 题共用备选答案）

A. N－乙酰半胱氨酸   B. 氯化铵   C. 溴己新

D. 色甘酸钠   E. 特布他林

106. 支气管哮喘急性发作时，应选用 （ ）

107. 通过与黏蛋白二硫键互换作用使黏蛋白裂解的药物是 （ ）

108. 预防支气管哮喘发作的首选药物是 （ ）

109. 裂解痰中酸性黏蛋白纤维的药物是 （ ）

四、自测试题答案

1. C   2. E   3. D   4. A   5. B   6. E   7. D   8. D   9. C   10. A

11. A   12. D   13. E   14. A   15. B   16. A   17. A   18. A   19. E   20. D

21. B   22. D   23. D   24. A   25. A   26. D   27. D   28. E   29. A   30. B

31. B   32. B   33. A   34. B   35. B   36. D   37. B   38. D   39. C   40. A

41. C   42. A   43. D   44. D   45. C   46. A   47. C   48. A   49. B   50. C

51. B   52. A   53. A   54. B   55. C   56. E   57. C   58. D   59. D   60. D

61. B   62. A   63. D   64. B   65. B   66. E   67. D   68. A   69. B   70. B

71. C   72. D   73. B   74. E   75. E   76. D   77. D   78. C   79. B   80. C

81. D   82. E   83. A   84. D   85. C   86. E   87. A   88. E   89. E   90. E

91. C   92. B   93. B   94. A   95. C   96. C   97. D   98. E   99. C   100. A

101. B   102. A   103. B   104. C   105. D   106. E   107. A   108. D   109. C

（周　芳）

第二十八章 子宫平滑肌收缩药与舒张药

一、学习目标

（一）掌握缩宫素的作用、应用和不良反应。

（二）熟悉麦角生物碱的作用和应用。

（三）了解其他药物的作用和应用。

二、学习要点

（一）子宫平滑肌收缩药

缩宫素（催产素）

【药理作用】

1. 兴奋子宫平滑肌　特点有：①作用快速、短暂；②小剂量（2～5U）子宫底部节律性收缩，子宫颈部松弛；大剂量（5～10U）子宫平滑肌强直性收缩，不利于胎儿娩出；③雌激素增强子宫平滑肌对缩宫素的敏感性，孕激素则降低其敏感性。

2. 促进排乳，松弛血管平滑肌。

【临床应用】

小剂量用于催产、引产；大剂量用于产后子宫复原、子宫止血；滴鼻或肌注用于催乳。

【不良反应及注意事项】

过量引起子宫强直性收缩，导致胎儿宫内窒息或子宫破裂，需严格掌握禁忌证、严格控制剂量。

麦角生物碱类

胺类：麦角新碱和甲麦角新碱；肽类：麦角胺和麦角毒。

【药理作用】

1. 兴奋子宫平滑肌　特点：作用强而持久，稍大剂量即可引起子宫强直性收缩，子宫体和颈部都收缩。

2. 收缩血管　直接收缩动静脉。

【临床应用】

麦角新碱、甲基麦角新碱用于子宫出血、产后子宫复原；麦角胺用于偏头痛。

【不良反应及注意事项】

麦角新碱可引起恶心、呕吐及血药升高。禁用于催产、引产、血管硬化及冠心病患者。

前列腺素

包括地诺前列酮、前列腺素、卡前列素、米索前列醇等，可兴奋各期子宫平滑肌，松弛子宫颈部。用于终止妊娠，足月或过期妊娠引产等。

（二）子宫平滑肌舒张药

主要有 β_2 受体激动药（利托君、特布他林）、硫酸镁、钙通道阻滞药（硝苯地平）、前列腺素合成酶抑制药（吲哚美辛）、缩宫素受体阻断药（阿托西班）等。主要用于防治早产。

三、自测试题

Ⅰ 单选题（A1、A2 型题）

1. 缩宫素对子宫平滑肌作用的特点是（　　）

A. 小剂量时可引起子宫底和子宫颈收缩

B. 小剂量可引起子宫底节律性收缩，子宫颈松弛

C. 大剂量时引起子宫底节律性收缩，子宫颈松弛

D. 子宫对药物的敏感性与妊娠阶段无关

E. 妊娠早期对药物敏感性最强

2. 麦角新碱治疗产后出血的作用机制是（　　）

A. 收缩子宫平滑肌　　　　B. 收缩血管　　　　C. 促进凝血过程

D. 促进血管修复　　　　E. 降低血压

3. 缩宫素可用于下列哪种情况（　　）

A. 治疗尿崩症　　　　B. 促进乳腺分泌　　　　C. 小剂量用于催产和引产

D. 小剂量用于产后止血　　　　E. 治疗痛经和月经不调

4. 麦角新碱不用于催产和引产的原因是（　　）

A. 作用较弱　　　　B. 作用强而持久，剂量稍大即引起子宫强制性收缩

C. 妊娠子宫对其敏感性低　　　　D. 使血压下降　　　　E. 起效缓慢

5. 关于缩宫素的作用叙述错误的是（　　）

A. 能增加子宫平滑肌的收缩力

B. 能增加子宫平滑肌的收缩频率

C. 小剂量增强子宫体和子宫底节律性收缩

D. 孕激素水平升高时，子宫对缩宫素敏感增强

E. 大剂量可使整个子宫产生持续强直性收缩

6. 关于麦角生物碱叙述，以下错误的是 （　　）

A. 兴奋子宫平滑肌作用迅速，强而持久

B. 剂量稍大即引起整个子宫平滑肌强直性收缩

C. 临产前与新产后的子宫对其最为敏感

D. 只能用于催产和引产

E. 麦角胺可用于偏头痛的治疗

7. 剂量稍大即引起整个子宫平滑肌强直性收缩的是 （　　）

A. 缩宫素　　　　　　　　B. 麦角胺　　　　　　　　C. 利托君

D. 硫酸镁　　　　　　　　E. 麦角新碱

8. 应用缩宫素的禁忌证不包括 （　　）

A. 产道异常　　　　　　　B. 胎位不正　　　　　　　C. 头盆不称

D. 子宫收缩乏力　　　　　E. 剖宫产史者或三胎以上的经产妇

9. 可用于治疗偏头痛的是 （　　）

A. 缩宫素　　　　　　　　B. 麦角胺　　　　　　　　C. 利托君

D. 硫酸镁　　　　　　　　E. 麦角新碱

10. 可用于催产、引产的药物是 （　　）

A. 麦角新碱　　　　　　　B. 胰岛素　　　　　　　　C. 麦角胺

D. 缩宫素　　　　　　　　E. 二甲双胍

11. 大剂量缩宫素禁用催产是因为 （　　）

A. 子宫底部肌肉节律性收缩　B. 子宫无收缩　　　　　　C. 子宫强直性收缩

D. 直接扩张血管　　　　　E. 患者冠状血管收缩

12. 缩宫素兴奋子宫平滑肌的作用机制是 （　　）

A. 直接兴奋子宫平滑肌　　B. 作用于缩宫素受体　　　C. 激动 M 受体

D. 激动 H 受体　　　　　E. 阻断 β 受体

Ⅱ 共用题干单选题 （A3、A4 型题）

(13 ~ 14 题共用题干)

患者，女，28 岁。足月妊娠，因宫缩乏力导致滞产。

13. 宜选用哪种药物催产 （　　）

A. 麦角胺　　　　　　　　B. 麦角新碱　　　　　　　C. 小剂量缩宫素

D. 硫酸镁　　　　　　　　E. 大剂量缩宫素

14. 该药的临床应用不包括 （　　）

A. 催产　　　　　　　　　B. 引产　　　　　　　　　C. 产后子宫出血

D. 产后子宫复原　　　　　E. 抗早孕

(15 ~ 16 题共用题干)

患者，女，30 岁。自然分娩后，因宫缩乏力导致产后大出血。

15. 宜选用哪种药物（　　）

A. 麦角胺　　　　　　　B. 麦角新碱　　　　　　C. 小剂量缩宫素

D. 硫酸镁　　　　　　　E. 利托君

16. 该药禁用于（　　）

A. 催产　　　　　　　　B. 偏头痛　　　　　　　C. 产后子宫出血

D. 产后子宫复原　　　　E. 低血压

四、自测试题答案

1. **B**　　2. **A**　　3. **C**　　4. **B**　　5. **D**　　6. **D**　　7. **E**　　8. **D**　　9. **B**　　10. **D**

11. **C**　　12. **B**　　13. **C**　　14. **E**　　15. **B**　　16. **A**

（陈　琼）

第二十九章　肾上腺皮质激素类药

一、学习目标

（一）掌握糖皮质激素药物的作用、临床应用、不良反应及禁忌证。

（二）熟悉糖皮质激素药物的体内过程、疗程与用法。

（三）了解盐皮质激素、促皮质素与皮质激素抑制药。

二、学习要点

（一）糖皮质激素类药

肾上腺皮质激素包括盐皮质激素、糖皮质激素和性激素三类。常用糖皮质激素药物有：短效类氢化可的松、可的松；中效类有泼尼松、泼尼松龙；长效类地塞米松、倍他米松。

糖皮质激素口服注射均易吸收，与蛋白质结合率高，主要在肝中代谢，可的松和泼尼松需在肝进行氢化为氢化可的松和泼尼松龙后方能生效，故肝功低下时宜直接使用氢化可的松和泼尼松龙。

【药理作用】

1. 对代谢的影响　增加肝糖原、肌糖原含量，升高血糖。大剂量长期使用使脂肪重新分布，形成向心性肥胖。加速蛋白分解，大剂量抑制合成，形成负氮平衡。较弱的盐皮质激素作用，长期可致低血钙。

2. 允许作用　给其他激素发挥作用创造有利条件。

3. 抗炎作用　强大的非特异性抗炎作用。炎症早期能减轻红肿热痛，后期能防止粘连和瘢痕形成。

4. 免疫抑制及抗过敏作用　小剂量抑制细胞免疫，大剂量抑制体液免疫。可减少过敏介质产生，缓解过敏症状。

5. 抗毒素作用　提高机体对内毒素的耐受能力。

6. 抗休克作用　用于各种严重的休克，特别是感染中毒性休克的治疗。

7. 其他作用　刺激骨髓造血，中性粒细胞、红细胞、血红蛋白、血小板、纤维蛋白原增加，淋巴细胞及单核细胞减少；增加胃酸和胃蛋白酶分泌；兴奋中枢神经系统；引起骨质疏松；退热作用等。

【临床应用】

1. 替代疗法。

2. 严重感染或预防炎症后遗症　中毒性感染或同时伴有休克者目的在于缓解症状，减轻并发症，需注意合用足量的抗感染药物。

3. 自身免疫性疾病、器官移植排斥反应和过敏性疾病。

4. 抗休克　感染性休克早期突击大量使用。

5. 血液病　急性淋巴细胞白血病、再障、血小板减少症等。

6. 局部应用　一般性皮肤疾病。

【不良反应】

1. 长期大剂量应用引起的不良反应

（1）医源性肾上腺皮质功能亢进　对症治疗，低盐、低糖、高蛋白饮食，补钾。

（2）诱发或加重感染、消化性溃疡、糖尿病、高血压、动脉粥样硬化和精神失常等。

（3）诱发骨质疏松、肌肉萎缩、伤口愈合迟缓等。

（4）其他　可影响儿童生长发育，诱发糖皮质激素青光眼和糖皮质激素白内障等。

2. 停药反应

（1）医源性肾上腺皮质功能不全　长期用药者不可突然停药，应逐渐减量缓慢停药。

（2）反跳现象　皮质激素受体拮抗剂进行辅助治疗。

【用法与疗程】

1. 大剂量冲击疗法　疗程 3～5 日。

2. 一般剂量长期疗法　疗程为 6～12 月。

3. 隔日疗法　将两日的总药量在隔日清晨 7～8 时一次给予。

4. 小剂量替代疗法　需长期替代治疗。

5. 局部用药。

【禁忌证】

肾上腺皮质功能亢进、严重高血压、严重的精神病、癫痫、活动性消化性溃疡、活动性肺结核、新近胃肠吻合术、骨折及创伤修复期、角膜溃疡、糖尿病、妊娠早期、抗菌药物不能控制的严重感染等。

（二）盐皮质激素

主要有醛固酮和去氧皮质酮，主要影响水盐代谢，用于采用替代疗法治疗慢性肾上腺皮质功能不全，纠正失水、失钠和钾潴留等。

（三）促皮质素与皮质激素抑制药

促皮质素用于促肾上腺皮质激素兴奋试验以及检测长期应用糖皮质激素停药前后的皮质功能水平。皮质激素抑制药可代替外科的肾上腺皮质切除术，临床常用的有美替拉酮、酮康唑、氨鲁米特、米托坦和依托咪酯等。

三、自测试题

I 单选题（A1、A2 型题）

1. 糖皮质激素无以下哪项作用（　　）

A. 抗菌   B. 抗毒素   C. 抗免疫

D. 抗休克   E. 抗炎

2. 长期应用糖皮质激可引起（　　）

A. 高血钙   B. 低血钾   C. 高血钾

D. 高血磷   E. 低血糖

3. 结核性脑病使用糖皮质激素的目的是（　　）

A. 提高抗结核药的抗菌作用   B. 增加机体免疫功能

C. 抑制结核菌素引起的过敏反应   D. 延缓抗药性产生

E. 缓解炎症，防止组织粘连后遗症

4. 糖皮质激素最常用于（　　）

A. 过敏性休克   B. 感染性休克   C. 神经性休克

D. 心源性休克   E. 低血容量性休克

5. 下列疾病不宜使用泼尼松的是（　　）

A. 结核性脑膜炎   B. 感染性休克   C. 水痘

D. 系统性红斑狼疮   E. 急性淋巴细胞性白血病

6. 下列疾病中禁用糖皮质激素的是（　　）

A. 角膜炎   B. 脑膜炎   C. 重症肌无力

D. 类风湿性关节炎   E. 角膜溃疡

7. 糖皮质激素抗休克机制与哪项因素无关（　　）

A. 扩张痉挛收缩血管   B. 降低缩血管物质的敏感性

C. 稳定溶酶体膜，减少心肌抑制因子释放

D. 抑制心脏的收缩力

E. 提高机体对细菌内毒素的耐受力

8. 长期应用糖皮质激素治疗的患者饮食宜（　　）

A. 低盐、高糖、高蛋白饮食   B. 低盐、低糖、高蛋白饮食

C. 高盐、高糖、高蛋白饮食   D. 低盐、低糖、低蛋白饮食

E. 高盐、低糖、低蛋白饮食

9. 糖皮质激素用于严重感染是因为（　　）

A. 增强抗菌作用   B. 维持血糖水平   C. 抗炎、抗毒

D. 增强中性白细胞数量   E. 促进蛋白质合成

10. 中毒性菌痢合用糖皮质激素的目的是（　　）

A. 减轻腹泻 　　　　　　　　　　　　　　　　B. 减轻腹痛

C. 提高机体对内毒素的耐受力 　　　　　　　　D. 中和内毒素

E. 提高抗生素的抗菌作用

11. 糖皮质激素诱发和加重感染的主要原因是（　　）

A. 选择激素不当 　　　　B. 用量不足 　　　　C. 疗程短

D. 激素抑制免疫功能降低机体抵抗力 　　　　　E. 降低抗菌药物活性

12. 严重肝功能不全的患者不宜用（　　）

A. 氢化可的松 　　　　　B. 甲泼尼龙 　　　　C. 泼尼松龙

D. 泼尼松 　　　　　　　E. 地塞米松

13. 患者，40 岁，患有结核性脑膜炎，伴有高烧不退、呕吐、意识模糊，使用糖皮质激素治疗，哪项不是其目的（　　）

A. 抑制结核杆菌生长 　　B. 减轻炎症渗出 　　C. 退热

D. 防止脑膜粘连和瘢痕形成 E. 减轻中毒症状

14. 长期服用糖皮质激素不产生下列哪种副作用（　　）

A. 肾上腺皮质萎缩 　　　B. 高血钾 　　　　　C. 溃疡或出血穿孔

D. 满月脸 　　　　　　　E. 糖尿病倾向

15. 糖皮质激素禁忌证不包括（　　）

A. 角膜炎、虹膜炎 　　　B. 创伤或手术恢复期 　C. 严重高血压、糖尿病

D. 妊娠初期和产褥期 　　E. 活动性消化性溃疡

16. 患者，突发高热、呕吐、惊厥，数小时后出现面色苍白、四肢厥冷、脉搏细速、血压下降至休克水平。经实验室检查诊断为暴发型流脑所致感染中毒性休克，应采取的抗休克药物为（　　）

A. 阿托品 　　　　　　　B. 酚妥拉明 　　　　C. 右旋糖酐

D. 糖皮质激素 　　　　　E. 肾上腺素

17. 关于糖皮质激素抗炎作用的正确叙述是（　　）

A. 对抗各种原因，如物理、生物等引起的炎症 　　B. 能提高机体的防御功能

C. 促进创口愈合 　　　　　　　　　　　　　　D. 抑制病原菌生长

E. 直接杀灭病原体

18. 糖皮质激素可用于治疗（　　）

A. 原发性血小板增多症 　B. 急性淋巴细胞白血病 　C. 慢性粒细胞白血病

D. 真性红细胞增多症 　　E. 骨质疏松

19. 长疗程应用糖皮质激素采用隔日清晨一次给药是为了避免或减轻（　　）

A. 诱发溃疡 　　　　　　　　　　　　　　　　B. 停药症状

C. 反馈性抑制垂体 - 肾上腺皮质功能 　　　　　D. 诱发感染

E. 反跳现象

20. 糖皮质激素用于严重细菌感染时必须 （   ）

A. 逐渐加大剂量   B. 加用促皮质激素

C. 与足量有效的抗菌药合用   D. 用药到症状改善后一周，以巩固疗效

E. 合用肾上腺素防止休克

21. 糖皮质激素对血液成分的影响正确的描述是 （   ）

A. 减少血中中性白细胞数   B. 减少血中红细胞数

C. 抑制红细胞在骨髓中生成   D. 减少血中淋巴细胞数

E. 血小板数减少

Ⅱ 共用题干单选题 （A3、A4 型题）

(22 ~ 24 题共用题干)

患者，女，43 岁，发热，咳嗽，咳痰，血压 102/50mmHg，临床诊断为中毒性肺炎。

22. 首选以下处理 （   ）

A. 大量输液   B. 服用维生素 C 片   C. 足量有效抗感染药物

D. 肾上腺皮质激素   E. 肾上腺素

23. 症状未见好转，应及早使用 （   ）

A. 氢化可的松   B. 补充维生素   C. 抗病毒药物

D. 使用抗感染药物   E. 肾上腺素

24. 病情缓解后应 （   ）

A. 停用抗菌药   B. 停用肾上腺皮质激素   C. 停用抗病毒药物

D. 使用阿司匹林类药物   E. 以上都行

(25 ~ 26 题共用题干)

患者，女，50 岁，因尿毒症行肾移植。

25. 为减少术后器官移植排斥反应，该患者可选用什么药物治疗 （   ）

A. 对乙酰氨基酚   B. 氢化可的松   C. 芬太尼

D. 卡托普利   E. 地高辛

26. 该药作用不包括 （   ）

A. 抗炎   B. 抗病毒   C. 抗免疫

D. 抗休克   E. 抗过敏

Ⅲ 共用备选答案单选题 （B 型题）

(27 ~ 29 题共用备选答案)

A. 抑制器官移植急性排斥危象   B. 湿疹

C. 变态反应性疾病   D. 肾病综合征

E. 肾上腺皮质功能不全

27. 大剂量糖皮质激素冲击疗法用于 （   ）

28. 糖皮质激素隔日疗法用于 （   ）

29. 小剂量替代疗法用于（　　）

（30~32 题共用备选答案）

A. 向心性肥胖　　　　B. 高血压　　　　C. 肌肉萎缩

D. 骨质疏松　　　　　E. 溃疡

30. 糖皮质激素与蛋白质代谢相关的不良反应是（　　）

31. 糖皮质激素与脂肪代谢相关的不良反应是（　　）

32. 糖皮质激素与水盐代谢相关的不良反应是（　　）

（33~37 题共用备选答案）

A. 水、钠潴留　　　　B. 促进胃酸分泌　　　　C. 抑制免疫功能

D. 抑制蛋白质合成　　E. 兴奋中枢神经系统

33. 糖皮质激素禁用于精神病是因为（　　）

34. 糖皮质激素禁用于胃溃疡是因为（　　）

35. 糖皮质激素禁用于高血压是因为（　　）

36. 糖皮质激素禁用于创伤修复期是因为（　　）

37. 糖皮质激素治疗暴发性流脑必须合用足量有效的抗生素是因为（　　）

四、自测试题答案

1. A　　2. B　　3. E　　4. B　　5. C　　6. E　　7. D　　8. B　　9. C　　10. C

11. E　　12. D　　13. A　　14. B　　15. A　　16. D　　17. B　　18. B　　19. C　　20. C

21. D　　22. C　　23. A　　24. B　　25. B　　26. B　　27. A　　28. D　　29. E　　30. C

31. A　　32. B　　33. E　　34. B　　35. A　　36. D　　37. C

（陈　琼）

第三十章　甲状腺激素类药与抗甲状腺药

一、学习目标

（一）掌握硫脲类、碘及碘化物的作用、临床应用与不良反应。

（二）熟悉甲状腺激素的作用与临床应用。

（三）了解甲状腺激素的合成、分泌与调节。

二、学习要点

（一）甲状腺激素类药

甲状腺激素包括甲状腺素（T_4）、三碘甲状腺原氨酸（T_3）。

【甲状腺激素的合成、储存、分泌】

合成原料为无机碘I^-，关键酶为过氧化物酶。合成过程：腺泡聚碘、I^-活化、酪氨酸碘化、碘化酪氨酸的耦联（缩合）。储存：T_3、T_4+甲状腺球蛋白→储存于滤泡腔。分泌关键酶：蛋白水解酶。

【药理作用】

1. 维持生长发育　对神经系统和骨骼系统的发育尤为重要。甲状腺功能低下时，小儿可致呆小病；成人可引起黏液性水肿。

2. 促进新陈代谢　提高基础代谢率，使产热增多。

3. 提高机体对儿茶酚胺的敏感性　甲亢时可出现交感神经活性增强的症状，如心率加快、多汗、震颤、失眠、心排出量增加及血压升高等。

【临床应用】

1. 呆小病　治疗应从小剂量开始，需要终身治疗。

2. 黏液性水肿　对垂体功能低下的患者宜先用糖皮质激素再给予甲状腺激素，以防发生急性肾上腺皮质功能不全。对昏迷患者应立即静脉注射大剂量左甲状腺素，待苏醒后改口服。

3. 单纯性甲状腺肿　缓解甲状腺组织代偿性增生肥大。

【不良反应】

过量引起甲状腺功能亢进，老年人和心脏病患者应用可诱发心绞痛、心肌梗死等，一旦出现，应立即停药，必要时用 β 受体阻断药等进行对症治疗。糖尿病、高血压、快速型心律失常、甲亢患者禁用。

（二）抗甲状腺药

硫脲类

硫脲类包括：①硫氧嘧啶类，如甲硫氧嘧啶和丙硫氧嘧啶；②咪唑类，如甲巯咪唑（他巴唑）和卡比马唑（甲亢平）。

【药理作用】

1. 抗甲状腺作用：抑制过氧化酶，阻止酪氨酸的碘化和碘化酪氨酸的缩合，从而抑制甲状腺激素的生物合成。

2. 免疫抑制作用：抑制甲状腺免疫球蛋白的生成，起病因性治疗作用。

【临床应用】

1. 甲亢的内科治疗：适用于轻症、术后复发、不宜手术或放射性碘治疗者。

2. 甲亢手术前准备：可减少并发症和术后甲状腺危象的产生。手术前 2 周加服大剂量碘剂，使腺体缩小变韧，减少出血，以利于手术。

3. 甲状腺危象的综合治疗：应用大剂量碘剂，并加用丙硫氧嘧啶，以阻断甲状腺激素的合成和释放及抑制外周血中 T_4 转为 T_3。

【不良反应】

1. 粒细胞缺乏症 为本类药物最严重的毒性反应。

2. 过敏反应 可用抗组胺药对抗。

3. 甲状腺肿大。

4. 消化道反应。

5. 甲状腺功能减退。

碘及碘化物

碘及碘化物常用碘化钠、碘化钾、复方碘溶液（卢戈液）。

【药理作用】

1. 小剂量碘：参与甲状腺激素的合成。

2. 大剂量碘：抑制甲状腺球蛋白水解酶，抑制甲状腺激素的释放，还能抑制甲状腺激素的合成。

【临床应用】

1. 小剂量碘防治单纯性甲状腺肿。

2. 大剂量碘：①用于甲状腺功能亢进手术前准备；②甲状腺危象的治疗。

【不良反应】

1. 过敏反应。

2. 慢性毒性反应。

3. 诱发甲状腺功能紊乱。

放射性碘

放射性碘 ^{131}I 能释放 β 射线，能选择性地破坏甲状腺实质，因增生组织对射线敏感，故很少波及周围组织。临床可用于甲亢的治疗和甲状腺功能检查。

β 肾上腺素受体阻断药

阻断 β 受体而控制甲状腺功能亢进者的交感神经兴奋症状，又能适当减少甲状腺激素的分泌。普萘洛尔、阿普洛尔、阿替洛尔和美托洛尔还能抑制脱碘酶，减少 T_4 转化为 T_3。

用于控制严重甲亢、甲状腺危象或危象先兆的某些症状，减轻震颤、心悸、紧张、焦虑、多汗、心动过速等，是治疗甲亢的辅助药物，也可作为甲状腺手术前的准备用药。

三、自测试题

Ⅰ 单选题（A1、A2 型题）

1. 有关甲状腺激素药理作用的叙述，下列不正确的是（　　）
A. 促进物质氧化分解，机体产热增加
B. 提高交感神经系统活性
C. 增强心脏对儿茶酚胺的敏感性
D. 可促进骨骼发育
E. 不影响智力发育

2. 甲状腺激素的不良反应是（　　）
A. 粒细胞缺乏　　　　　B. 甲状腺功能亢进　　　　　C. 甲状腺功能低下
D. 中枢抑制　　　　　　E. 血管神经性水肿

3. 不属于甲状腺激素应用的是（　　）
A. 呆小病　　　　　　　B. 黏液性水肿　　　　　　　C. 单纯性甲状腺肿
D. 地方性甲状腺肿　　　E. 甲状腺功能亢进

4. 甲状腺素的临床应用是（　　）
A. 维持正常生长发育　　B. 抑制甲状腺激素释放　　　C. 黏液水肿治疗
D. 抑制甲状腺过氧化物酶　E. 甲状腺功能检查

5. 甲状腺激素应用过量引起的不良反应，可采用何药对抗（　　）
A. 硫脲类　　　　　　　B. 大剂量碘　　　　　　　　C. 小剂量碘
D. β 受体阻断药　　　　E. 磺脲类

6. 甲亢手术后复发对硫脲类无效者宜选用（　　）
A. 甲状腺素　　　　　　B. 放射性 ^{131}I　　　　　　C. 大量碘化钾
D. 普萘洛尔　　　　　　E. 磺酰脲类

7. 常与硫脲类合用于甲亢的内科治疗药物是（　　）
A. 甲状腺素　　　　　　B. 小剂量碘制剂　　　　　　C. 大剂量碘制剂
D. 放射性 ^{131}I　　　　E. 普萘洛尔

8. 先用甲硫氧嘧啶后加大剂量碘用于治疗（　　）

A. 单纯甲状腺肿　　　　　　B. 甲状腺危象　　　　　　C. 甲亢术前

D. 黏液性水肿昏迷者　　　　E. 甲亢术后复发及硫脲类药物无效者

9. 甲亢患者术前服用硫脲类药物的目的是（　　）

A. 控制甲亢症状，并防止术后出现甲状腺危象　　B. 使增生的甲状腺缩小

C. 使甲状腺组织退化　　　　　　　　　　　　　D. 使甲状腺组织血管减少

E. 使甲状腺腺体变硬

10. 碘及碘化物的应用不正确的是（　　）

A. 不能单独用于甲亢的内科治疗　　　　　B. 甲亢的手术前准备

C. 甲状腺危象的治疗　　　　　　　　　　D. 单纯性甲状腺肿

E. 甲状腺功能检查

11. 用大剂量碘并辅以大剂量硫脲类用于治疗（　　）

A. 单纯甲状腺肿　　　　　　B. 甲状腺危象　　　　　　C. 甲亢术前

D. 黏液性水肿昏迷者　　　　E. 甲亢术后复发及硫脲类药物无效者

12. 甲亢术前准备的加用大剂量碘应是在术前（　　）

A. 2 周　　　　　　　　　　B. 3 周　　　　　　　　　　C. 2 天

D. 3 天　　　　　　　　　　E. 7 天

13. 小剂量碘的用途是（　　）

A. 黏液性水肿　　　　　　　B. 单纯性甲状腺肿　　　　　C. 甲亢

D. 呆小病　　　　　　　　　E. 甲状腺危象

14. 能对抗甲亢心率加快，常与硫脲类合用于甲亢术前准备的是（　　）

A. 大剂量碘化钾　　　　　　B. 小剂量碘化钾　　　　　　C. 放射性^{131}I

D. 普萘洛尔　　　　　　　　E. 全都不是

15. 大剂量碘抑制甲状腺激素释放的酶是（　　）

A. 多巴胺 β 羟化酶　　　　　B. 蛋白水解酶　　　　　　　C. 过氧化物酶

D. 二氢叶酸合成酶　　　　　E. 二氢叶酸还原酶

16. 碘化物的主要不良反应是（　　）

A. 血管神经性水肿　　　　　B. 诱发心绞痛　　　　　　　C. 甲状腺功能低下

D. 肾功能衰竭　　　　　　　E. 粒细胞缺乏症

17. 硫脲类药物的药理学特点不包括（　　）

A. 对已合成的甲状腺激素无作用

B. 起效慢，1 ~ 3 个月基础代谢率才恢复正常

C. 可使血清甲状腺激素水平显著下降

D. 可使甲状腺组织退化、血管减少、腺体缩小

E. 可使腺体增生、增大、充血

18. 碘化物治疗甲状腺危象的主要作用机制是（　　）

A. 使有机碘形成减少

B. 使增生的甲状腺缩小

C. 抑制甲状腺激素的合成与释放

D. 促进甲状腺激素的合成与释放

E. 反馈性抑制垂体释放促甲状腺素

Ⅱ 共用题干单选题 （A3、A4 型题）

(19 ~ 21 题共用题干)

某幼儿表现为脑的发育缓慢，智力低下，身材矮小；X 线片显示骨化中心发育不全，骨骺愈合延迟；血中甲状腺激素水平偏低，TSH 明显升高。请问：

19. 应诊断为 （　　）

A. 侏儒症　　　　　　　　B. 黏液性水肿　　　　　　C. 地方性甲状腺肿

D. 呆小症

20. 治疗宜选 （　　）

A. 小剂量碘　　　　　　　B. 大剂量碘　　　　　　　C. 丙硫氧嘧啶

D. 甲状腺激素　　　　　　E. 美托洛尔

21. 用药指导错误的是 （　　）

A. 控制剂量　　　　　　　B. 观察心率、脉压　　　　C. 终生用药

D. 规律用药　　　　　　　E. 症状缓解后停药

(22 ~ 24 题共用题干)

患者，女，42 岁，怕热、多汗、多食、消瘦、乏力、腹泻半年。体查：甲状腺Ⅱ度肿大，双目炯炯有神，心率 120 次/分。请问：

22. 该患者最可能的诊断为 （　　）

A. 呆小症　　　　　　　　B. 黏液性水肿　　　　　　C. 地方性甲状腺肿

D. 糖尿病　　　　　　　　E. 甲状腺功能亢进症

23. 能抑制甲状腺激素合成的药物是 （　　）

A. 小剂量碘　　　　　　　B. 大剂量碘　　　　　　　C. 丙硫氧嘧啶

D. 甲状腺激素　　　　　　E. 美托洛尔

24. 该药最主要的不良反应是 （　　）

A. 粒细胞减少　　　　　　B. 甲状腺肿大　　　　　　C. 突眼加剧

D. 牙龈肿胀　　　　　　　E. 过敏反应

Ⅲ 共用备选答案单选题 （B 型题）

(25 ~ 28 题共用备选答案)

A. 可导致甲状腺功能低下　　　B. 可导致血管神经性水肿、上呼吸道水肿及喉头水肿

C. 可导致粒细胞缺乏症　　　　D. 可诱发心绞痛和心肌梗死

E. 可导致肝功能损害

25. 甲状腺素 （　　）

26. 卡比马唑 （ ）

27. 放射性碘 （ ）

28. 大剂量碘剂 （ ）

（29～32 题共用备选答案）

A. 使甲状腺泡上皮萎缩、减少分泌

B. 使甲状腺组织退化、血管减少、腺体缩小变韧

C. 抑制甲状腺过氧化物酶，从而抑制甲状腺激素的生物合成

D. 对甲状腺激素代谢无作用，仅能改善甲亢症状

E. 使摄碘率高，摄碘高峰前移

29. 大剂量碘剂 （ ）

30. 丙硫氧嘧啶 （ ）

31. 放射性碘 （ ）

32. 普萘洛尔 （ ）

四、自测试题答案

1. E	2. B	3. E	4. C	5. D	6. B	7. E	8. C	9. A	10. E
11. B	12. A	13. B	14. D	15. B	16. A	17. D	18. C	19. D	20. D
21. E	22. E	23. C	24. A	25. D	26. C	27. A	28. B	29. B	30. C
31. A	32. D								

（王　野）

第三十一章　降血糖药

一、学习目标

（一）掌握胰岛素的药理作用、临床应用及主要不良反应。

（二）熟悉常用口服降血糖药的药理作用特点。

二、学习要点

（一）胰岛素

胰岛素是胰岛 β 细胞分泌的一种蛋白质激素，需注射给药，单位"U"计量。

【药理作用】

1. 降低血糖　促进葡萄糖的摄取，加速葡萄糖的无氧酵解和有氧氧化，促进糖原的合成及储存，抑制糖原分解及糖异生，从而降低血糖。

2. 促进脂肪合成。

3. 促进蛋白质合成。

4. 促进钾离子转运　促进 K^+ 进入细胞内，降低血 K^+，增加细胞内 K^+ 浓度。

【临床应用】

1. 糖尿病　胰岛素对各型糖尿病均有效。主要用于：

（1）1 型糖尿病。

（2）2 型糖尿病经饮食控制和口服降血糖药治疗未能控制者。

（3）糖尿病发生并发症者，如酮症酸中毒、高渗性昏迷。

（4）糖尿病有合并症者，如严重感染、高热、创伤、手术及分娩等。

2. 纠正细胞内缺钾　胰岛素与氯化钾、葡萄糖组成极化液，可促进钾内流，纠正细胞内缺钾，用于防治心肌梗死时的心律失常。

【不良反应】

1. 低血糖　最常见。低血糖轻者可进食少量饼干、面包和糖水等。严重低血糖时，应立即静脉注射 50% 葡萄糖。普萘洛尔等 β 受体阻断药与胰岛素合用可增加低血糖的危险。

2. 过敏反应。

3. 局部反应　表现为红肿、皮下结节或皮下脂肪萎缩。

4. 胰岛素抵抗　急性抵抗可增加胰岛素用量；慢性抵抗宜换用高纯度胰岛素或人胰岛

素，也可加用口服降血糖药。

（二）口服降血糖药

磺酰脲类药

第一代：甲苯磺丁脲、氯磺丙脲；第二代：格列本脲（优降糖）、格列吡嗪；第三代：格列齐特（达美康）等。

【药理作用】

1. 降血糖作用　促进已合成的胰岛素释放，对正常人和胰岛功能尚存的糖尿病患者有效，对 1 型糖尿病及胰腺切除者单独应用无效。

2. 抗利尿作用　氯磺丙脲。

3. 对凝血功能的影响　格列齐特能降低血小板黏附力，刺激纤溶酶原的合成，恢复纤溶活性，改善微循环。

【临床应用】

1. 糖尿病　用于 2 型糖尿病；胰岛功能尚存且单用饮食控制无效者。

2. 尿崩症　氯磺丙脲可使尿量减少，与氢氯噻嗪合用可提高疗效。

【不良反应】

1. 消化道反应。

2. 过敏反应，应定期检查血象和肝功能。

3. 低血糖反应，过量可发生持续性低血糖，老年人及肾功能不全者尤为多见。

4. 中枢神经系统反应。

胰岛素增敏剂——罗格列酮、吡格列酮

【药理作用和临床应用】

提高肝脏、肌肉和脂肪组织对胰岛素的敏感性；保护胰岛 β 细胞功能；降低血脂；防治 2 型糖尿病并发症。主要用于治疗胰岛素抵抗和其他药效果不佳的 2 型糖尿病。

【不良反应】

低血糖反应发生率低。副作用主要是嗜睡、头痛及胃肠道反应等。

双胍类——二甲双胍

【药理作用和临床应用】

能明显降低糖尿病患者血糖，对正常人血糖几乎无影响，不会引起低血糖。作用机制可能是：①促进组织细胞对葡萄糖的摄取和利用；②减少肝内糖原异生；③抑制肠道对葡萄糖的吸收；④抑制胰高血糖素释放。主要用于 2 型糖尿病，尤其是肥胖及单用饮食控制无效者。

【不良反应】

1. 胃肠反应。

2. 乳酸血症　肝、肾功能不全者禁用。

α - 葡萄糖苷酶抑制药——阿卡波糖、伏格列波糖、米格列醇

在小肠竞争性抑制 α - 葡萄糖苷酶，减慢水解及产生葡萄糖的速度，可降低餐后血糖。

临床用于轻、中度 2 型糖尿病患者。主要副作用为胃肠道反应。服药期间应增加碳水化合物的比例，以提高疗效。

餐时血糖调节药——瑞格列奈、那格列奈、米格列奈

非磺酰脲类的促胰岛素分泌药，其最大优点是模拟胰岛素类似生理性分泌，有效控制餐后血糖。适用于 2 型糖尿病患者，尤其是老年和肥胖患者与双胍类合用有协同作用。

三、自测试题

Ⅰ 单选题（A1、A2 型题）

1. 纠正细胞内缺钾，最佳的方法是（ ）

A. 葡萄糖 + 氯化钾静滴　　　　　　　　　　B. 单独静滴氯化钾

C. 葡萄糖 + 氯化钾 + 胰岛素静滴　　　　　　D. 胰岛素 + 氯化钾静滴

E. 葡萄糖 + 胰岛素静滴

2. 应用胰岛素容易出现低血糖的原因不包括（ ）

A. 用量过大　　　　　　　B. 没有按时进餐　　　　　　C. 剧烈运动

D. 合用氢氯噻嗪　　　　　E. 喝酒

3. 胰岛素的主要用途中不包括（ ）

A. 重症糖尿病　　　　　　B. 非胰岛素依赖性糖尿病　　C. 糖尿病合并妊娠

D. 糖尿病酮症酸中毒　　　E. 糖尿病合并重度感染

4. 下述哪种糖尿病不需要首选胰岛素（ ）

A. 幼年重型糖尿病患者　　B. 合并严重感染的糖尿病患者　　C. 轻型糖尿病患者

D. 需作手术的糖尿病患者　E. 合并妊娠的糖尿病患者

5. 二甲双胍可产生的严重不良反应是（ ）

A. 低血糖　　　　　　　　B. 乳酸血症　　　　　　　　C. 粒细胞减少

D. 肝毒性　　　　　　　　E. 肾毒性

6. 下列关于二甲双胍的描述，哪一项是错误的（ ）

A. 口服有效

B. 直接作用于糖代谢过程

C. 对胰岛功能完全丧失者仍有效

D. 对成年型及幼年型糖尿病均有救

E. 刺激胰岛 β 细胞释放胰岛素

7. 胰岛功能基本丧失的幼年型糖尿病可用（ ）

A. 氯磺丙脲　　　　　　　B. 丙硫氧嘧啶　　　　　　　C. 苯乙双胍

D. 胰岛素　　　　　　　　E. 阿卡波糖

8. 胰岛素的药理作用不包括（ ）

A. 降低血糖　　　　　　　B. 抑制脂肪分解　　　　　　C. 促进蛋白质合成

D. 促进糖原异生　　　　　E. 促进 K^+ 入细胞

9. 胰岛功能丧失后，仍有降血糖作用的是（　）

A. 胰岛素　　　　　　B. 格列本脲　　　　　C. 氯磺丙脲

D. 格列齐特　　　　　E. 甲苯磺丁脲

10. 磺酰脲类降血糖作用的主要机制是（　）

A. 增强胰岛素作用　　　B. 提高靶细胞的敏感性　　C. 抑制胰高血糖素的作用

D. 刺激胰岛 β 细胞释放胰岛素　　　　E. 促进胰岛素的分泌

11. 使用胰岛素应避免合用（　）

A. 抗菌药　　　　　　B. β 受体阻断药　　　　C. 双胍类药物

D. 钙拮抗药　　　　　E. ACEI

12. 下列关于胰岛素作用的描述，哪一项是错误的（　）

A. 加速葡萄糖的氧化和酵解，促进糖原合成和储存

B. 抑制糖原的分解和异生

C. 促进脂肪合成并抑制其分解

D. 增加蛋白质的合成，抑制蛋白质分解

E. 减少氨基酸的转运

13. 磺酰脲类药物可用于治疗（　）

A. 糖尿病合并高热　　　B. 胰岛功能尚存的 2 型糖尿病

C. 糖尿病合并酮症酸中毒　　D. 1 型糖尿病

E. 重症糖尿病

14. 胰岛素没有下列哪项生理作用（　）

A. 促进葡萄糖利用，抑制糖原分解，降血糖

B. 促进蛋白质合成，抑制其分解

C. 减少游离脂肪酸和酮体

D. 促进脂肪合成，抑制其分解

E. 促进钾外流

15. 以下不属于胰岛素不良反应的是（　）

A. 低血糖　　　　　　B. 高钾血症　　　　　C. 脂肪萎缩与肥厚

D. 胰岛素抵抗　　　　E. 变态反应

16. 双胍类药物的降血糖作用机制是（　）

A. 促进胰高血糖素的分泌　B. 促进胰岛素的分泌　　C. 增强胰岛素的作用

D. 促进葡萄糖的排泄　　E. 促进组织摄取和应用葡萄糖

17. 磺脲类降糖药引起的持久性低血糖多见于（　）

A. 老人　　　　　　　B. 肝功能不全者　　　　C. 肾功能不全者

D. 老人及肝功能不全者　　E. 老人及肝、肾功能不全

18. 胰岛素中加鱼精蛋白及微量锌的目的是（　）

A. 增加溶解度，提高生物利用度

B. 降低溶解度，增加稳定性，延缓吸收

C. 收缩血管，减慢吸收

D. 减少注射部位的刺激性

E. 降低排泄速度，延长作用时间

19. 胰岛素对糖代谢的影响主要是（　　）

A. 抑制葡萄糖的转运，减少组织的摄取　　　B. 抑制葡萄糖的氧化分解

C. 增加糖原的合成和储存　　　D. 促进糖原分解和异生

E. 抑制葡萄糖排泄

20. 磺酰脲类降血糖的作用环节是（　　）

A. 直接刺激胰岛细胞释放胰岛素，使内源性胰岛素增加

B. 可增强外源性胰岛素的降血糖作用

C. 增加葡萄糖的转运

D. 抑制糖原的分解和异生

E. 对胰岛功能完全丧失者也有效

21. 极化液的成分是（　　）

A. 葡萄糖　　　B. 氯化钾　　　C. 胰岛素

D. 葡萄糖 + 氯化钾　　　E. 葡萄糖 + 氯化钾 + 胰岛素

22. 对甲苯磺丁脲的下列描述，哪一项是错误的（　　）

A. 刺激胰岛 β 细胞释放胰岛素

B. 对胰岛 β 细胞功能丧失者无效

C. 有抗利尿作用

D. 与血浆蛋白结合率较高

E. 可引起黄疸及肝损害

23. 阿卡波糖降血糖的作用机制是（　　）

A. 提高靶细胞对胰岛素的敏感性

B. 竞争性抑制 α - 葡萄糖苷酶，减少淀粉和双糖的水解

C. 增强胰岛素的作用

D. 拮抗胰高血糖素的作用

E. 促进胰岛素的分泌

24. 主要用于其他口服降糖药不佳的 2 型糖尿病患者，尤其伴有胰岛素抵抗的糖尿病患者（　　）

A. 罗格列酮　　　B. 格列齐特　　　C. 格列吡嗪

D. 胰岛素　　　E. 阿卡波糖

25. 可用于尿崩症的降血糖药是（　　）

A. 氯磺丙脲　　　B. 甲苯磺丁脲　　　C. 格列苯脲

D. 格列齐特　　　E. 胰岛素

Ⅱ共用题干单选题（A3、A4 型题）

(26 ~ 27 题共用题干)

患者，女，55 岁。糖尿病病史 7 年，长期胰岛素治疗，某日凌晨突感到饥饿难忍，全身无力，心慌，出虚汗，继而神志恍惚。

26. 应首先考虑发生了（ ）

A. 胰岛素过敏　　　　　　B. 低血糖反应　　　　　　C. 酮症酸中毒

D. 高渗性昏迷先兆　　　　E. 血容量不足

27. 应立即采取的措施是（ ）

A. 通知家属　　　　　　　B. 协助患者饮糖水　　　　C. 进行血压监测

D. 建立静脉通路　　　　　E. 专人护理

(28 ~ 30 题共用题干)

患者，男，46 岁。发现口渴、多饮、消瘦 3 个月，突发昏迷 2 日。血糖 30mmol/L，血钠 132mmol/L，血钾 4.0mmol/L，尿素氮 9.8mmol/L，CO_2 结合力 18.3mmol/L，尿糖、尿酮体强阳性。

28. 该患者首选治疗为（ ）

A. 快速静滴生理盐水 + 小剂量胰岛素

B. 快速静滴高渗盐水 + 小剂量胰岛素

C. 快速静滴低渗盐水 + 小剂量胰岛素

D. 快速静滴生理盐水 + 大剂量胰岛素

E. 快速静滴碳酸氢钠 + 大剂量胰岛素

29. 治疗 8 小时后，患者神志渐清，血糖降至 12.8mmol/L，血钾 3.2mmol/L。此时，可采用的治疗是（ ）

A. 输 5% 葡萄糖 + 普通胰岛素

B. 输 5% 葡萄糖 + 普通胰岛素 + 适量钾

C. 输 10% 葡萄糖 + 普通胰岛素

D. 输碳酸氢钠 + 普通胰岛素

E. 输低渗盐水 + 普通胰岛素 + 适量钾

30. 该患者最可能的诊断是（ ）

A. 高渗性昏迷　　　　　　B. 糖尿病酮症酸中毒　　　C. 糖尿病乳酸性酸中毒

D. 糖尿病合并脑血管意外　E. 应激性高血糖

Ⅲ共用备选答案单选题（B 型题）

(31 ~ 34 题共用备选答案)

A. 胰岛素　　　　　　　　B. 二甲双胍　　　　　　　C. 格列齐特

D. 葡萄糖　　　　　　　　E. 格列齐特 + 二甲双胍

31. 1 型糖尿病治疗宜选（ ）

32. 轻、中度 2 型糖尿病常选（　　）

33. 2 型糖尿病伴糖尿病肾病宜选（　　）

34. 糖尿病高渗性昏迷宜选（　　）

四、自测试题答案

1. **C**　　2. **D**　　3. **B**　　4. **C**　　5. **B**　　6. **E**　　7. **D**　　8. **D**　　9. **A**　　10. **D**

11. **B**　　12. **E**　　13. **B**　　14. **E**　　15. **B**　　16. **E**　　17. **E**　　18. **B**　　19. **C**　　20. **A**

21. **E**　　22. **C**　　23. **B**　　24. **A**　　25. **A**　　26. **B**　　27. **B**　　28. **A**　　29. **B**　　30. **B**

31. **A**　　32. **B**　　33. **A**　　34. **A**

（王　野）

第三十二章　性激素与抗生育药

一、学习目标

（一）熟悉抗生育药的药理作用、临床应用和不良反应。
（二）了解各类性激素的作用和应用。

二、学习要点

性激素为性腺分泌的激素，包括雌激素、孕激素和雄激素。目前临床应用的是人工合成品及其衍生物。计划生育常用的避孕药大多属于性激素制剂。

（一）雌激素类药与抗雌激素类药

雌激素类
包括雌二醇、雌酮、雌三醇及其他雌激素。
【药理作用】
1. 促使女性第二性征和性器官发育成熟。
2. 在孕激素的协同作用下，使子宫内膜发生周期性变化，形成月经周期。
3. 促进排卵作用。
4. 有轻度水、钠潴留作用。能增加骨骼钙盐沉积，加速骨骺闭合。
【临床应用】
围绝经期综合征，卵巢功能不全和闭经，功能性子宫出血，乳房胀痛及回乳，绝经后乳腺癌和前列腺癌，痤疮，避孕。
【不良反应】
常见恶心、呕吐、食欲不振，早晨较多见。长期大量应用可引起子宫内膜过度增生及子宫出血，增加子宫癌发生率。

抗雌激素类药
与雌激素受体结合，拮抗雌激素作用，有氯米芬、他莫昔芬、雷洛昔芬等。用于功能性不孕、功能性子宫出血、月经不调、晚期乳腺癌及长期应用避孕药后发生的闭经等。

（二）孕激素类药及抗孕激素类药

孕激素类药

天然孕激素为黄体酮，人工合成的有乙酸甲羟孕酮、甲地孕酮、氯地孕酮、炔诺酮、左炔诺孕酮等。

【药理作用】

1. 生殖系统　促进子宫膜增厚，腺体增生，利于受精卵着床和发育。抑制子宫的收缩。促进乳腺腺泡发育。抑制排卵。

2. 代谢　竞争性地对抗醛固酮，促进 Na^+ 和 Cl^- 的排泄而利尿。

3. 升温作用　有轻度升高体温作用，使月经周期的黄体相基础体温较高。

【临床应用】

功能性子宫出血，痛经和子宫内膜异位，前列腺肥大和前列腺癌，先兆流产、习惯性流产和子宫内膜癌等。

抗孕激素类药

米非司酮为孕激素受体阻断药，具有抗早孕作用，用于终止早孕及紧急避孕。

（三）雄激素类与抗雄激素类药

雄激素类药

天然雄激素为睾酮，人工合成的有甲睾酮、丙酸睾酮、苯乙酸睾酮等。

【药理作用】

1. 促进男性性征和生殖器官发育和成熟，有抗雌激素作用。

2. 促进蛋白质合成（同化作用）。

3. 刺激骨髓造血功能。

4. 免疫增强作用。

【临床应用】

睾丸功能不全，围绝经期及功能性子宫出血，晚期乳腺癌及卵巢癌，再生障碍性贫血等。

抗雄激素类药

环丙孕酮具有孕激素和抗雄激素的作用，用于抑制男性性功能亢进，其他药物无效或患者无法耐受的前列腺癌等。

（四）抗生育药

1. 主要抑制排卵的避孕药

由不同类型的雌激素和孕激素类组成，主要避孕作用是抑制排卵；改变子宫内膜的组织形态，不适宜受精卵着床；还可使宫颈黏液变得更黏稠，使精子不易进入子宫腔等。不良反应有类早孕反应、子宫不规则出血、闭经、乳汁减少及凝血功能亢进等。

2. 其他抗生育药

包括抗着床的避孕药甲地孕酮、炔诺孕酮、左炔诺孕酮等；抗早孕药米非司酮和米索前列醇；杀精子药棉酚、壬苯醇醚、孟苯醇醚等。

三、自测试题

Ⅰ 单选题（A1、A2 型题）

1. 避孕药中孕激素的主要作用是（　　）

A. 抑制孕卵着床　　　　　　　B. 影响子宫收缩

C. 抑制 LH 释放而抑制排卵　　D. 反馈抑制 FSH 分泌而抑制排卵

E. 影响胎盘功能

2. 甾体避孕药禁用于（　　）

A. 子宫内膜癌　　　　　　B. 卵巢癌　　　　　　C. 子宫肌瘤

D. 宫颈癌　　　　　　　　E. 乳腺纤维囊性病变

3. 避孕效率最高的是（　　）

A. 短效避孕药　　　　　　B. 长效避孕药　　　　C. 多相片剂

D. 探亲避孕药　　　　　　E. 棉酚

4. 避孕制剂的错误组方是（　　）

A. 避孕片 1 号炔诺酮＋炔雌醇

B. 避孕片 2 号甲地孕酮＋炔雌醇

C. 53 号避孕针双炔失碳酯

D. 长效避孕片氯地孕酮＋炔雌醇

E. 避孕针 1 号己酸孕酮＋戊酸雌二醇

5. 苯丙酸诺龙禁用于（　　）

A. 老年性骨质疏松　　　　B. 术后恢复期　　　　C. 前列腺癌

D. 骨折长期不愈合　　　　E. 严重烧伤

6. 主要抑制排卵的避孕药是（　　）

A. 甲睾酮　　　　　　　B. 雌激素与孕激素复方制剂　C. 大剂量炔诺酮

D. 己烯雌酚　　　　　　E. 前列腺素

7. 抗着床避孕药服用时间正确的是（　　）

A. 必须在月经周期第 5 天　B. 排卵前　　　　　　C. 排卵期

D. 排卵后　　　　　　　　　E. 不受月经周期的限制

8. 属于男性避孕药的是（　　）

A. 长效避孕片　　　　　　B. 双炔失碳酯　　　　C. 炔诺酮片

D. 棉酚　　　　　　　　　E. 复方甲地孕酮片

9. 关于探亲避孕药的服药时间，下列哪项是正确的（　　）

A. 月经周期的任何一天　　B. 在月经来潮的第 14 天　C. 必须在排卵前

D. 必须在排卵期　　　　　E. 必须在排卵后

10. 抑制排卵避孕药的较常见的不良反应是（　　）

A. 子宫不规则出血　　　　　B. 类早孕反应　　　　　C. 闭经

D. 减少乳汁分泌　　　　　E. 乳房肿块

11. 卵巢功能不全和闭经宜选用（　　）

A. 黄体酮　　　　　　　　B. 甲睾酮　　　　　　　C. 氯米芬

D. 己烯雌酚　　　　　　　E. 双醋炔诺醇

12. 属于非甾体类雌激素类药是（　　）

A. 己烯雌酚　　　　　　　B. 炔雌醇　　　　　　　C. 雌二醇

D. 戊酸雌二醇　　　　　　E. 雌酮

13. 老年性骨质疏松选用（　　）

A. 黄体酮　　　　　　　　B. 炔诺酮　　　　　　　C. 前列腺素

D. 糖皮质激素　　　　　　E. 苯丙酸诺龙

14. 有关孕激素的作用，以下描述错误的是（　　）

A. 可降低子宫对缩宫素的敏感性

B. 与雌激素一起促使乳腺腺泡发育

C. 抑制黄体生成素的分泌

D. 有抗利尿作用

E. 有抗醛固酮作用

15. 人工合成的雌二醇衍生物是（　　）

A. 雌酮　　　　　　　　　B. 炔雌醇　　　　　　　C. 炔诺酮

D. 司坦唑醇　　　　　　　E. 雌三醇

16. 退乳可选用（　　）

A. 黄体酮　　　　　　　　B. 炔诺酮　　　　　　　C. 小剂量己烯雌酚

D. 大剂量己烯雌酚　　　　E. 甲睾酮

17. 氯米芬的特点为（　　）

A. 抑制卵巢雌激素的合成，发挥抗雌激素作用

B. 可用治疗卵巢囊肿

C. 可用于功能性不孕症的治疗

D. 阻断下丘脑的雌激素受体，减少垂体前叶促性腺激素分泌

E. 激动下丘脑的雌激素受体，促进垂体前叶性激素分泌

18. 由卵巢成熟滤泡分泌的雌激素是（　　）

A. 炔雌醚　　　　　　　　B. 炔雌醇　　　　　　　C. 己烯雌酚

D. 雌二醇　　　　　　　　E. 雌三醇

19. 肝功不良者服用性激素类药最易发生（　　）

A. 消化不良　　　　　　　B. 胆汁淤积性黄疸　　　C. 肝良性腺瘤

D. 病毒性肝炎　　　　　　E. 肝硬化

20. 不能用己烯雌酚的是 ( )

A. 避孕   B. 前列腺癌   C. 乳房胀痛

D. 绝经期前乳癌   E. 闭经

21. 为合成同化作用较好，雄激素样作用较弱的药物是 ( )

A. 甲睾酮   B. 丙酸睾酮   C. 司坦唑醇

D. 雌二醇   E. 氯米芬

Ⅱ 共用备选答案单选题（B 型题）

（22~23 题共用备选答案）

A. 先兆流产   B. 功能性子宫出血   C. 痛经

D. 子宫内膜异位症   E. 退乳

22. 以上哪项不是孕激素的临床用途 ( )

23. 雄激素的临床应用是 ( )

（24~25 题共用备选答案）

A. 己烯雌酚   B. 丙酸睾酮   C. 甲地孕酮

D. 苯丙酸诺龙   E. 黄体酮

24. 不能治疗功能性子宫出血的药物有 ( )

25. 治疗无睾症可选用 ( )

（26~27 题共用备选答案）

A. 胃肠道反应   B. 肝损害   C. 水钠潴留

D. 使子宫内膜过度增生而出血   E. 黄疸

26. 以上哪项不是雌激素的不良反应 ( )

27. 雄激素的不良反应是 ( )

四、自测试题答案

1. C   2. D   3. E   4. D   5. C   6. B   7. E   8. D   9. A   10. A

11. D   12. A   13. E   14. D   15. B   16. D   17. C   18. D   19. B   20. D

21. C   22. C   23. B   24. D   25. B   26. B   27. B

（曾　慧）

第三十三章　抗菌药物概论

一、学习目标

（一）掌握抗菌药的基本概念。

（二）熟悉药物的抗菌机制及细菌耐药性产生机制。

（三）了解抗菌药物的合理应用。

二、学习要点

（一）抗菌药物基本概念

1. 抗菌药：对细菌有抑制或杀灭作用，用于防治细菌感染性疾病的药物，包括抗生素和人工合成抗菌药。对致病菌有杀灭作用的抗菌药为杀菌药，如青霉素类。仅能抑制致病菌生长繁殖而无杀灭作用的抗菌药为抑菌药，如大环内酯类。

2. 抗生素：某些微生物（细菌、真菌、放线菌等）产生的具有抑制或杀灭其他微生物作用的物质，包括天然抗生素和人工半合成抗生素。

3. 抗菌谱：指抗菌药的抗菌范围。可分为窄谱抗菌药和广谱抗菌药。

4. 抗菌活性：抗菌药物抑制或杀灭病原菌的能力。常以最低抑菌浓度及最低杀菌浓度表示。

5. 化学治疗：指对所有病原体，包括微生物、寄生虫和肿瘤细胞所致疾病的药物治疗。

6. 化疗指数（chemotherapentic index，CI）：动物的半数致死量与治疗病原体感染动物的半数有效量之比，即 LD_{50}/ED_{50}。CI 越大，表明临床用药越安全。但 CI 越大，并非绝对安全。

7. 抗菌后效应：抗菌药物血清药物浓度降到最低抑菌浓度以下或已消失后，对微生物的抑制作用依然持续一定时间的效应。

（二）抗菌药物作用机制

1. 抑制细菌细胞壁的合成：青霉素类、头孢菌素类。

2. 影响细菌胞浆膜通透性：多黏菌素类。

3. 抑制细菌蛋白质合成：氨基糖苷类、大环内酯类、氯霉素类。

4. 抑制细菌核酸合成：喹诺酮类。

5. 影响细菌叶酸代谢：磺胺类。

（三）细菌的耐药性

耐药性又称抗药性，即病原体与化学治疗药长期或反复接触后，对药物的敏感性降低，疗效减弱或消失的现象。

耐药性产生机制：

1. 产生灭活酶：青霉素类。

2. 改变细菌胞浆膜通透性：多黏菌素类。

3. 细菌体内靶位结构改变：利福霉素类。

4. 改变代谢途径：磺胺类。

（四）抗菌药物的合理应用

1. 尽早确定感染性疾病的病原诊断。

2. 综合患者病情、病原菌种类及抗菌药物特点制定治疗方案。

3. 严格控制预防用药。

4. 尽量避免局部用药。

5. 抗菌药的联合应用。

三、自测试题

Ⅰ 单选题（A1、A2 型题）

1. 化疗指数是指（　　）

A. ED_{90}/LD_{10} B. LD_{90}/ED_{10} C. LD_{50}/ED_{50}

D. LD_{95}/ED_5 E. ED_{50}/LD_{50}

2. 化疗药物是指（　　）

A. 人工合成的化学药物 B. 抗菌药 C. 抗肿瘤药

D. 防治病原微生物、寄生虫及恶性肿瘤细胞所致疾病的化学药物

E. 治疗各种疾病的化学药物

3. 化疗指数的意义为（　　）

A. 比值越小，临床用药越安全 B. 比值越大，临床用药越安全

C. 反映抗菌谱的大小 D. 反映血药浓度的高低

E. 反映抗菌活性的大小

4. 评价抗菌药抗菌活性的指标是（　　）

A. 药物剂量 B. 化疗指数

C. 最低抑菌浓度或最低杀菌浓度 D. 血药浓度

E. 抗菌谱

5. 抗菌谱是（　　）

A. 抗菌药物的适应证　　　　B. 抗菌药物的抗菌能力　　　　C. 抗菌药物的抗菌范围

D. 抗菌药物的治疗效果　　　E. 抗菌药物杀灭细菌的程度

6. 细菌的耐药性指（　　）

A. 长期或反复用药，机体对药物的敏感性降低，需加大剂量才能保持疗效

B. 长期或反复用药，细菌对药物的敏感性降低或消失

C. 长期或反复用药，药物对机体的敏感性降低，需加大剂量才能保持疗效

D. 细菌对抗菌药物产生依赖性

E. 患者对抗菌药物产生依赖性

7. 细菌对青霉素类抗生素耐药的机制主要是（　　）

A. 细菌产生了钝化酶　　　　B. 细菌细胞膜对药物通透性改变

C. 细菌的靶位蛋白改变　　　D. 细菌产生了 β－内酰胺酶

E. 细菌的代谢途径改变

8. 关于细菌的耐药性描述，以下正确的是（　　）

A. 是细菌毒性大

B. 是药物副作用的一种表现

C. 是药物对细菌缺乏选择性

D. 细菌与药物一次接触后，对药物敏感性下降

E. 细菌与药物多次接触后，对药物敏感性下降甚至消失

9. 为防止细菌产生耐药性，下列何种措施是错误的（　　）

A. 合理使用抗菌药物　　　　B. 足够的剂量与疗程　　　　C. 严格按适应证选药

D. 尽量的联合用药及预防应用　　　　　　　　　　E. 开发新的抗菌药物

10. 下列哪种抗菌药物属于窄谱抗菌药（　　）

A. 四环素　　　　　　　　　B. 异烟肼　　　　　　　　　C. 氯霉素

D. 诺氟沙星　　　　　　　　E. 阿莫西林

11. 下列哪种药物是细菌繁殖期杀菌剂（　　）

A. 氯霉素　　　　　　　　　B. 青霉素　　　　　　　　　C. 四环素

D. 红霉素　　　　　　　　　E. 链霉素

Ⅱ 共用题干单选题（A3、A4 型题）

（12 ~ 13 题共用题干）

抗菌药是指对病原菌有抑制或杀灭作用，用于防治细菌感染性疾病的药物，包括抗生素和人工合成抗菌药物。

12. 下列哪种药物属于抗生素（　　）

A. 诺氟沙星　　　　　　　　B. 磺胺嘧啶　　　　　　　　C. 阿莫西林

D. 甲硝唑　　　　　　　　　E. 甲氧苄啶

13. 下列哪种药物属于人工合成抗菌药物 （ ）

A. 诺氟沙星　　　　　B. 红霉素　　　　　C. 阿莫西林

D. 头孢菌素　　　　　E. 庆大霉素

Ⅲ共用备选答案单选题（B 型题）

（14～18 题共用备选答案）

A. 影响细胞膜通透性　　　B. 抑制细菌细胞壁合成　　　C. 影响细菌蛋白质的合成

D. 影响细菌核酸的合成　　　E. 影响细菌叶酸的代谢

14. 喹诺酮类药物的抗菌作用机制是 （ ）

15. 青霉素的抗菌作用机制是 （ ）

16. 大环内酯类药物的抗菌作用机制是 （ ）

17. 磺胺类药物的抗菌作用机制是 （ ）

18. 氨基糖苷类药物的抗菌作用机制是 （ ）

四、自测试题答案

1. C　　2. D　　3. B　　4. C　　5. C　　6. B　　7. D　　8. E　　9. D　　10. B

11. B　　12. C　　13. A　　14. D　　15. B　　16. C　　17. E　　18. C

（张　琼）

第三十四章 β-内酰胺类抗生素

一、学习目标

（一）掌握青霉素 G 的体内过程、抗菌作用、临床应用及过敏性休克的防治。

（二）熟悉半合成青霉素及头孢菌素的作用特点。

（三）了解新型 β-内酰胺类抗生素的作用特点。

二、学习要点

（一）分类、抗菌作用机制和耐药机制

【分类】

1. 青霉素类。

2. 头孢菌素类。

3. 其他 β-内酰胺类。

4. β-内酰胺酶抑制药。

【抗菌作用机制】

本类药物的作用机制主要是作用于细菌菌体内的青霉素结合蛋白，抑制细菌细胞壁合成，菌体失去渗透屏障而膨胀、裂解，同时借助细菌的自溶酶溶解而产生抗菌作用。本类药物为杀菌药，对人和动物的毒性很小，对繁殖期细菌的作用强。

【耐药机制】

主要耐药机制为细菌产生水解酶：β-内酰胺酶。

（二）青霉素类

青霉素 G

【体内过程】

青霉素 G 口服易被胃酸及消化酶破坏，故不宜口服，通常作肌内注射。

【抗菌作用】

对下列细菌有高度抗菌活性：①大多数 G^+ 球菌；②G^+ 杆菌；③G^- 球菌；④少数 G^- 杆菌；⑤螺旋体、放线杆菌。

【临床应用】

本药肌内注射或静脉滴注为治疗敏感菌所致感染的首选药。

【不良反应】

1. 变态反应　皮肤过敏、血清病样反应多见，多不严重，停药可消失。最严重的是过敏性休克。

主要防治措施：①问过敏史；②避免滥用和局部用药；③避免在饥饿时注射青霉素；④不在没有急救药物（如肾上腺素）和抢救设备的条件下使用；⑤初次使用、用药间隔3天以上或换批号者必须做皮肤过敏试验，反应阳性者禁用；⑥注射液需临用现配；⑦患者每次用药后需观察30分钟；⑧一旦发生过敏性休克，应首先立即肌内注射肾上腺素0.5～1.0mg，严重者应稀释后缓慢静注或滴注，必要时加入糖皮质激素和抗组胺药。

2. 赫氏反应。

3. 其他　肌内注射青霉素G可产生局部疼痛、红肿或硬结。剂量过大或静脉给药过快时可对大脑皮层产生直接刺激作用。

半合成的青霉素

1. 耐酸青霉素类：青霉素Ⅴ。

特点：耐酸不耐酶；可口服；抗菌谱与青霉素相同；用于轻症感染。

2. 耐酸、耐酶青霉素类：氯唑西林、苯唑西林、氟氯西林。

特点：耐酸耐酶；抗菌作用不及青霉素G；主要用于耐青霉素G的金葡菌感染。

3. 广谱青霉素类：氨苄西林、阿莫西林等。

特点：耐酸，可口服；不耐酶，对耐药金葡菌感染无效；对G^+菌、G^-菌都有效，对铜绿假单胞菌无效。

4. 抗铜绿假单胞菌广谱青霉素：羧苄西林、替卡西林、哌拉西林、呋布西林。

特点：不耐酸不耐酶，口服无效，对耐药金葡菌无效；对铜绿假单胞菌作用强。

5. 主要作用于G^-杆菌的青霉素类：美西林、替莫西林。

特点：对G^-杆菌作用强，但对铜绿假单胞菌无效；对G^+菌作用弱；主要用于尿路感染。

（三）头孢菌素类

头孢菌素类为杀菌药，抗菌原理与青霉素类相同。具有抗菌谱广、杀菌力强、对酶稳定、过敏反应少等优点（表34-1）。

表34-1　头孢菌素类药物及其作用

头孢菌素	常用药物	对G^+的抗菌活性	对G^-的抗菌活性	对β-内酰胺酶的稳定性	肾毒性
第一代	头孢噻吩、头孢唑啉、头孢氨苄、头孢拉定	+++	+	+	++
第二代	头孢呋辛、头孢孟多、头孢克洛、头孢丙烯、头孢替安	++	++	++	+

续表

头孢菌素	常用药物	对 G⁺ 的抗菌活性	对 G⁻ 的抗菌活性	对 β-内酰胺酶的稳定性	肾毒性
第三代	头孢噻肟、头孢曲松、头孢他啶、头孢哌酮	+	+ + +	+ + +	±
第四代	头孢匹罗、头孢吡肟、头孢利定、头孢噻利	+	+ + +	+ + + +	−

第一代头孢菌素：主要用以治疗耐药金黄色葡萄球菌及敏感菌所致的呼吸道、尿路、皮肤及软组织感染。

第二代头孢菌素：主要用于敏感菌所致肺炎、胆道感染及尿路感染。

第三代头孢菌素：主要用于败血症、脑膜炎、骨髓炎等严重感染。

第四代头孢菌素：对第三代头孢菌素耐药的细菌感染。

【不良反应】

头孢菌素类药物毒性较低，不良反应较少，常见的是过敏反应，但与青霉素类有交叉过敏现象。第一代、第二代有一定的肾毒性。

（四）其他 β-内酰胺类抗生素

1. 碳青霉烯类

亚胺培南，具有抗菌谱广、抗菌作用强、耐酶且稳定等特点。本品不能口服。临床主要用于 G⁺ 和 G⁻ 需氧菌、厌氧菌及耐甲氧西林金葡菌所致的各种严重感染。

2. 头霉素类

头孢西丁，抗菌谱广，对 G⁺ 菌和 G⁻ 菌均有较强的杀菌作用，对厌氧菌有高效，对耐青霉素金黄色葡萄球菌及头孢菌素耐药菌有较强活性。

3. 氧头孢烯类

拉氧头孢，具有与第三代头孢菌素相似的抗菌谱广和抗菌作用强的特点，对 β-内酰胺酶极稳定。

4. 单环 β-内酰胺类

氨曲南，对 G⁻ 菌有强大的抗菌作用，对 G⁺ 菌、厌氧菌作用弱，并具耐酶、低毒等特点。

三、自测试题

Ⅰ 单选题（A1、A2 型题）

1. 青霉素 G 对下列哪种病原体敏感（   ）

A. 立克次体　　　　　　　　B. 病毒　　　　　　　　C. 真菌

D. 螺旋体　　　　　　　　　E. 阿米巴原虫

2. 对青霉素 G 不敏感的细菌是（　　）

A. 肺炎球菌　　　　　　　B. 淋病奈瑟菌　　　　　　C. 变形杆菌

D. 放线菌　　　　　　　　E. 螺旋体

3. 青霉素最常见的不良反应是（　　）

A. 心脏毒性　　　　　　　B. 胃肠道反应　　　　　　C. 骨髓抑制

D. 过敏反应　　　　　　　E. 肝脏损害

4. 青霉素 G 最适于治疗（　　）

A. 布氏杆菌病　　　　　　B. 伤寒和副伤寒　　　　　C. 细菌性痢疾

D. 铜绿假单胞菌感染　　　E. 溶血性链球菌感染

5. 最易对青霉素 G 产生耐药性的病原体是（　　）

A. 金黄色葡萄球菌　　　　B. 肺炎球菌　　　　　　　C. 炭疽杆菌

D. 破伤风杆菌　　　　　　E. 脑膜炎奈瑟菌

6. 半合成青霉素与青霉素 G 比较，优点是（　　）

A. 耐酸、耐酶，价格低廉

B. 耐酸、耐酶，不会产生过敏反应

C. 耐酸、耐酶，杀菌力更强，毒性更小

D. 杀菌力更强，耐酸、耐酶

E. 耐酸、耐酶，广谱

7. 哪个不属于半合成的青霉素（　　）

A. 阿莫西林　　　　　　　B. 头孢氨苄　　　　　　　C. 美西林

D. 氨苄西林　　　　　　　E. 青霉素 V

8. 从抗菌作用原理分析可知青霉素类（　　）

A. 对人和动物的细胞也有一定的影响

B. 对静止期细菌的作用强

C. 对生长繁殖期的细菌作用强

D. 对繁殖期和静止期的细菌均作用不强

E. 对繁殖期和静止期的细菌均作用强

9. 青霉素溶液在室温下放置会引起（　　）

A. 抗菌作用增加，过敏反应增加

B. 抗菌作用增加，过敏反应减少

C. 抗菌作用减弱，过敏反应增加

D. 抗菌作用减弱，过敏反应减少

E. 抗菌作用和过敏反应均不受影响

10. 青霉素对人体几乎无毒性，原因是（　　）

A. 人体细胞无细胞壁　　　B. 人体细胞膜不含固醇　　C. 人体细胞浆渗透压低

D. 青霉素为不稳定的有机酸　E. 人体细胞可直接利用叶酸

11. 耐青霉素酶的半合成青霉素是（ ）

A. 苯唑西林　　　　　　B. 氨苄西林　　　　　　C. 羧苄西林

D. 阿莫西林　　　　　　E. 哌拉西林

12. 对头孢菌素的错误描述为（ ）

A. 抗菌机制与青霉素相似

B. 耐药机制与青霉素相似

C. 第三代药物对革兰阳性菌的作用比第一代强

D. 第一、二代药物对肾脏均有毒性

E. 与青霉素有部分交叉过敏现象

13. 对第一代头孢菌素特点的叙述，哪项是正确的（ ）

A. 抗革兰阴性菌作用强于第二、三代　　　　　B. 抗革兰阳性菌作用最强

C. 对肾脏基本无毒性　　　　　　　　　　　　D. 没有过敏反应

E. 对 β - 内酰胺酶稳定性最高

14. 肾病患者慎用的药物是（ ）

A. 青霉素 G　　　　　　B. 苯唑西林　　　　　　C. 羧苄西林

D. 氨苄西林　　　　　　E. 头孢氨苄

15. 与青霉素 G 比较，头孢菌素类的优点是（ ）

A. 抗菌谱广，作用更强，无过敏反应

B. 抗菌谱广，对 β - 内酰胺酶较稳定，过敏反应较少

C. 抗菌谱窄，作用更强，部分药物可口服

D. 抗菌谱窄，作用更强，价格低廉

E. 作用更强，过敏反应较少，不能口服

16. 下列哪个不属于 β - 内酰胺类抗生素（ ）

A. 青霉素 V　　　　　　B. 阿莫西林　　　　　　C. 红霉素

D. 青霉素 G　　　　　　E. 头孢拉定

17. 克拉维酸与阿莫西林配伍应用主要是因为前者可（ ）

A. 提高阿莫西林的生物利用度

B. 减少阿莫西林的不良反应

C. 扩大阿莫西林的抗菌谱

D. 延缓阿莫西林经肾小球的分泌

E. 抑制 β - 内酰胺酶，起到抑酶增效作用

18. 下列哪种药物属于典型的 β - 内酰胺类抗生素（ ）

A. 克拉维酸　　　　　　B. 舒巴坦　　　　　　　C. 三唑巴坦

D. 氨曲南　　　　　　　E. 阿莫西林

19. 患者，男，35 岁，近几天出现咽痛伴中等程度发热、乏力、厌食、全身不适等症状，咽部充血，扁桃体肿大，扁桃体覆有假膜，细菌学检查发现白喉杆菌，诊断为普通型咽白喉，选用下列哪种治疗方案为宜（ ）

A. 庆大霉素 + 白喉抗毒素　　　B. 青霉素　　　　　　C. 青霉素 + 白喉抗毒素

D. 氯霉素 + 白喉抗毒素　　　E. 红霉素 + 白喉抗毒素

20. 患儿，女，4 岁，发烧昏迷入院，诊断为化脓性脑膜炎。脓液细菌培养显示为脑膜炎奈瑟菌感染。进行抗菌治疗首选的抗生素是（　　）

A. 红霉素　　　　　　　B. 林可霉素　　　　　　C. 阿奇霉素

D. 青霉素　　　　　　　E. 链霉素

Ⅱ 共用题干单选题（A3、A4 型题）

(21 ~ 25 题共用题干)

患者，女，41 岁，因高热、畏寒、咳嗽 1 天就诊。体检：右下肺呼吸音低，可闻及湿性罗音，胸片示右下肺有大片炎性阴影，诊断为肺炎链球菌肺炎。

21. 请问治疗的首选药物为（　　）

A. 林可霉素　　　　　　　B. 青霉素　　　　　　C. 链霉素

D. 氯霉素　　　　　　　E. 阿奇霉素

22. 注射后 3 分钟，患者出现皮肤瘙痒，胸闷，气急伴濒危感，面色苍白，出冷汗，血压下降至 55/42mmHg。此时患者出现了（　　）

A. 血清病型反应　　　　B. 过敏性休克　　　　　C. 毒性反应

D. 呼吸道过敏反应　　　E. 皮肤过敏反应

23. 此时应首选何药抢救（　　）

A. 异丙肾上腺素　　　　B. 去甲肾上腺素　　　　C. 普萘洛尔

D. 肾上腺素　　　　　　E. 多巴胺

24. 上述首选急救药的正确给药途径是（　　）

A. 静脉注射　　　　　　B. 静脉滴注　　　　　　C. 吸入给药

D. 口服给药　　　　　　E. 肌内注射

25. 下列防治过敏性休克发生的措施，错误的是（　　）

A. 避免饥饿时用药　　　B. 首次注射需要做皮试　　　C. 药液需要现配现用

D. 皮试不需要准备急救药品　E. 用药之前需要询问过敏史

Ⅲ 共用备选答案单选题（B 型题）

(26 ~ 30 题共用备选答案)

A. 第一代　　　　　　　B. 第二代　　　　　　C. 第三代

D. 第四代　　　　　　　E. 以上都不是

26. 头孢氨苄属于第几代头孢菌素类抗生素（　　）

27. 头孢克洛属于第几代头孢菌素类抗生素（　　）

28. 头孢吡肟属于第几代头孢菌素类抗生素（　　）

29. 头孢曲松属于第几代头孢菌素类抗生素（　　）

30. 头孢拉定属于第几代头孢菌素类抗生素（　　）

(31~35题共用备选答案)

A. 天然青霉素   B. 广谱青霉素类   C. 耐酶青霉素类

D. 耐酸青霉素类   E. 用于抗 G⁻菌的青霉素类

31. 氨苄西林属于哪一类青霉素 (　　)

32. 青霉素 G 属于哪一类青霉素 (　　)

33. 青霉素 V 属于哪一类青霉素 (　　)

34. 苯唑西林属于哪一类青霉素 (　　)

35. 羧苄西林属于哪一类青霉素 (　　)

四、自测试题答案

1. D   2. C   3. D   4. E   5. A   6. E   7. B   8. C   9. C   10. A

11. A   12. C   13. B   14. E   15. B   16. C   17. E   18. E   19. C   20. D

21. B   22. B   23. D   24. E   25. D   26. A   27. B   28. D   29. C   30. A

31. B   32. A   33. D   34. C   35. E

（张　琼）

第三十五章 大环内酯类、林可霉素类及多肽类抗生素

一、学习目标

（一）掌握大环内酯类药物抗菌作用、临床应用和不良反应。

（二）熟悉林可霉素类抗生素的作用特点、临床应用及主要不良反应。

（三）了解多肽类抗生素的主要临床应用及不良反应。

二、学习要点

（一）大环内酯类抗生素

第一代：红霉素；第二代药物：罗红霉素、克拉霉素、阿奇霉素；第三代：泰利霉素、喹红霉素。

红霉素

口服常使用肠溶片或酯化物。主要在肝代谢，从胆汁排泄，胆汁中浓度高，可形成肝肠循环，$t_{1/2}$约 2 小时。

【抗菌作用】

抑制蛋白质合成而发挥抑菌作用，抗菌谱与青霉素相似而略广，抗菌效力不如青霉素。对大多数革兰阳性菌有较强的抑制作用。对革兰阴性菌，如脑膜炎奈瑟菌、淋病奈瑟菌、流感嗜血杆菌、百日咳鲍特菌等有效；对军团菌、弯曲杆菌、支原体、衣原体、立克次体，厌氧菌有抑制作用。

【临床应用】

常作为青霉素过敏患者的替代药物。对军团菌、支原体、衣原体等所致呼吸道及泌尿生殖系统感染可作为首选。

【不良反应】

常见为胃肠道反应，其发生率、反应与剂量大小有关。大剂量或长期应用可致胆汁淤积和转氨酶升高。

罗红霉素

抗菌谱与红霉素相近略广。主要用于敏感菌所致的呼吸道、泌尿道、皮肤、软组织、耳鼻咽喉等部位感染。胃肠道反应比红霉素少。

克拉霉素

抗菌活性强于红霉素，不良反应发生率较红霉素低。主要用于敏感菌所致的呼吸系统、泌尿生殖系统和皮肤软组织感染的治疗。

阿奇霉素

作用时间长，每日只要给药 1 次，抗菌谱比红霉素广，对肺炎支原体作用强，主要用于敏感菌所致的呼吸道感染、皮肤感染、软组织感染及泌尿生殖系统感染。

（二）林可霉素类抗生素

林可霉素（洁霉素）、克林霉素（氯洁霉素）

克林霉素口服吸收好，抗菌作用强，毒性低，临床常用。吸收后分布广泛，骨组织浓度高。

【抗菌作用和临床应用】

抗菌谱与红霉素类似。主要用于厌氧菌引起的口腔、腹腔和妇科感染；也可用于治疗需氧革兰阳性球菌引起的呼吸道、骨、软组织、胆道感染，以及败血症、心内膜炎等。对金黄色葡萄球菌引起的骨髓炎为首选药。

【不良反应】

主要为恶心、呕吐等胃肠道反应。严重者可引起假膜性肠炎，口服万古霉素或甲硝唑防治。

（三）多肽类抗生素

包括万古霉素、去甲万古霉素和替考拉宁。通过抑制细菌细胞壁合成而起快速杀菌作用，对革兰阳性菌作用强，不易产生耐药性，用于耐药革兰阳性菌所致的严重感染，假膜性肠炎等。大剂量应用有耳毒性、肾毒性。

三、自测试题

Ⅰ 单选题（A1、A2 型题）

1. 下列药物中首选用于军团菌肺炎的是（   ）

A. 红霉素   B. 异烟肼   C. 呋喃唑酮

D. 对氨水杨酸   E. 庆大霉素

2. 红霉素的主要不良反应有（   ）

A. 胃肠道反应和肾损害   B. 肝损害和肾损害   C. 胃肠道反应和肝损害

D. 骨髓抑制和肝损害   E. 胃肠道反应和骨髓抑制

3. 患者，女，18 岁，上呼吸道感染、高热，青霉素皮试阳性，宜选用下列何药治疗（　）

A. 红霉素
B. 羧苄西林
C. 阿莫西林
D. 卡那霉素
E. 头孢氨苄

4. 红霉素在何种组织中的浓度最高（　）

A. 骨髓
B. 胆汁
C. 肺
D. 肾脏
E. 胸水

5. 下列哪种药不属于大环内酯类（　）

A. 罗红霉素
B. 克拉霉素
C. 阿奇霉素
D. 克林霉素
E. 红霉素

6. 对支原体肺炎有效的药物是（　）

A. 异烟肼
B. 青霉素
C. 红霉素
D. 灰黄霉素
E. 庆大霉素

7. 大环内酯类对下述哪类细菌无效（　）

A. 革兰阳性菌
B. 真菌
C. 大肠杆菌、变形杆菌
D. 军团菌
E. 衣原体和支原体

8. 关于红霉素的分布，以下描述正确的是（　）

A. 不易透过血脑屏障
B. 能渗入骨及其他组织
C. 不易透过血脑屏障，而易渗入骨及其他组织
D. 易透过血脑屏障，不能渗入骨及其他组织
E. 易透过血脑屏障，易渗入骨及其他组织

9. 关于红霉素的作用特点，不正确的描述是（　）

A. 对金葡萄有抑菌作用
B. 对肺炎支原体无抑制作用
C. 可引起肝损害
D. 青霉素过敏患者可用红霉素
E. 可引起胃肠道反应

10. 可引起肝脏损害的药物是（　）

A. 红霉素
B. 庆大霉素
C. 链霉素
D. 青霉素 G
E. 头孢菌素

11. 罗红霉素属于哪类抗生素（　）

A. 氨基糖苷类
B. 大环内酯类
C. 四环素类
D. β - 内酰胺类
E. 喹诺酮类

12. 使用前不需要先做皮试的药物是（　）

A. 阿莫西林
B. 青霉素 G
C. 红霉素
D. 苯唑西林
E. 羧苄西林

13. 下列何药对敏感菌所致急、慢性骨及关节感染疗效较好（　）

A. 克林霉素
B. 红霉素
C. 吉他霉素

D. 万古霉素   E. 四环素

14. 克林霉素与下列哪项不良反应有关 （ ）

A. 肺毒性   B. 肾毒性   C. 耳毒性

D. 心脏毒性   E. 假膜性肠炎

15. 不属于克林霉素的抗菌特点是 （ ）

A. 对耐青霉素的金葡菌有效

B. 对溶血性链球菌、草绿色链球菌有效

C. 对肺炎球菌有效

D. 对大多数厌氧菌有效

E. 对多数革兰阴性菌有效

Ⅱ 共用题干单选题（A3、A4 型题）

（16~17 题共用题干）

患者，男，18 岁，确诊为金葡菌引起的急性骨髓炎。

16. 最佳选药应是 （ ）

A. 红霉素   B. 庆大霉素   C. 青霉素 G

D. 四环素   E. 克林霉素

17. 该药引起的不良反应不包括 （ ）

A. 肝损害   B. 过敏反应   C. 胃肠反应

D. 伪膜性肠炎   E. 耳毒性

Ⅲ 共用备选答案单选题（B 型题）

（18~19 题共用备选答案）

A. 过敏性休克   B. 影响牙、骨组织生长 C. 肾损害

D. 骨髓抑制   E. 肝损害

18. 青霉素最主要的不良反应是 （ ）

19. 红霉素最主要的不良反应是 （ ）

四、自测试题答案

1. A 2. C 3. A 4. B 5. D 6. C 7. B 8. A 9. B 10. A

11. B 12. C 13. A 14. E 15. E 16. E 17. E 18. A 19. E

（肖 凌）

第三十六章　氨基糖苷类抗生素

一、学习目标

（一）掌握氨基糖苷类抗生素的共同特点；常用氨基糖苷类抗生素的作用特点、临床应用及不良反应。

（二）熟悉氨基糖苷类抗生素的抗菌作用机制。

（三）了解氨基糖苷类抗生素的耐药性。

二、学习要点

（一）氨基糖苷类抗生素的共性

氨基糖苷类抗生素口服难以吸收，仅用于肠道感染。全身感染需注射给药，肌内注射吸收迅速完全。

【抗菌作用】

为静止期杀菌药，对各种需氧革兰阴性杆菌有较强的抗菌作用，在碱性环境下作用强；对革兰阴性球菌如淋球奈瑟菌、脑膜炎奈瑟菌作用差。链霉素、卡那霉素对结核分枝杆菌有效。

【临床应用】

主要用于敏感需氧革兰阴性杆菌所致的全身感染，也可口服治疗消化道感染。此外，链霉素、卡那霉素可作为抗结核治疗药物。

【不良反应】

1. 耳毒性　包括前庭神经和耳蜗神经损伤。应用本类药物时应注意患者是否有耳鸣、眩晕等早期症状，并进行听力监测，避免与其他有耳毒性的药物合用。

2. 肾毒性　本类药物是诱发药源性肾衰的最常见因素。临床可见蛋白尿、血尿，严重者可致氮质血症、少尿及无尿等。

3. 过敏反应　链霉素可引起过敏性休克，用肾上腺素和葡萄糖酸钙抢救。

4. 神经肌肉麻痹　大剂量静脉滴注或腹腔给药可阻断神经肌接头，出现四肢无力、血压下降、呼吸困难，甚至呼吸停止，可用新斯的明和钙剂抢救。

（二）常用氨基糖苷类抗生素

庆大霉素

为最常用的氨基糖苷类药，$t_{1/2}$ 为 4 小时。抗菌谱广。临床常用于：①革兰阴性杆菌严重感染作为首选；②与青霉素、头孢菌素等联合应用治疗心内膜炎；③与替卡西林、头孢菌素类或氟喹诺酮类药物合用治疗铜绿假单胞菌感染；④口服用于治疗肠道感染。本药使用后，肾毒性较多见，听神经损害较重，偶见过敏反应，可致过敏性休克。

阿米卡星

为本类药物中抗菌谱最广的一种，$t_{1/2}$ 约为 2 ~ 2.5 小时，对钝化酶稳定性极强，适用于耐药菌感染。

妥布霉素

抗菌作用与庆大霉素相似，对铜绿假单胞菌作用较突出，主要用于各种严重的革兰阴性细菌感染，尤其是铜绿假单胞菌感染。不良反应比庆大霉素轻。

三、自测试题

Ⅰ 单选题（A1、A2 型题）

1. 过敏性休克发生率最高的氨基糖苷类药物是（ ）

A. 庆大霉素　　　　　　　B. 妥布霉素　　　　　　　C. 新霉素

D. 阿米卡星　　　　　　　E. 链霉素

2. 氨基糖苷类药物分布浓度较高的部位是（ ）

A. 细胞内　　　　　　　　B. 浆膜腔　　　　　　　　C. 脑脊液

D. 肾脏皮质　　　　　　　E. 肾脏髓质

3. 下列哪种药物与呋塞米合用可增强耳毒性（ ）

A. 头孢噻肟　　　　　　　B. 氨基糖苷类　　　　　　C. 四环素

D. 氯霉素　　　　　　　　E. 氨苄西林

4. 鼠疫和兔热病的首选药是（ ）

A. 链霉素　　　　　　　　B. 四环素　　　　　　　　C. 红霉素

D. 庆大霉素　　　　　　　E. 青霉素

5. 以下关于氨基糖苷类体内过程的描述，正确的是（ ）

A. 口服易吸收　　　　　　B. 易透过血脑屏障，也可进入内耳的内、外淋巴液中

C. 主要分布在细胞外液中　D. 血浆蛋白结合率高

E. 主要以原形经肾小管分泌排出

6. 具有耳毒性、肾毒性的药物是（ ）

A. 头孢氨苄　　　　　　　B. 庆大霉素　　　　　　　C. 呋塞米

D. 万古霉素　　　　　　　E. 多黏菌素

7. 下列药物组合有协同作用的是（　　）

A. 青霉素＋磺胺药　　　　　B. 青霉素＋红霉素　　　　　C. 青霉素＋四环素

D. 青霉素＋氯霉素　　　　　E. 青霉素＋庆大霉素

8. 氨基糖苷类抗生素的消除途径是（　　）

A. 被单胺氧化酶代谢　　　　B. 以原形经肾小球滤过排出

C. 以原形经肾小管分泌排出　D. 经肝药酶氧化

E. 与葡萄糖醛酸结合后排出

9. 口服可用于肠道感染的药物是（　　）

A. 庆大霉素　　　　　　　　B. 链霉素　　　　　　　　　C. 奈替米星

D. 妥布霉素　　　　　　　　E. 小诺米星

10. G⁻菌对庆大霉素耐药者可用（　　）

A. 卡那霉素　　　　　　　　B. 阿米卡星　　　　　　　　C. 链霉素

D. 青霉素 G　　　　　　　　E. 全都不是

11. 下列哪项不属于氨基糖苷类药物的不良反应（　　）

A. 耳毒性　　　　　　　　　B. 神经肌肉阻滞　　　　　　C. 骨髓抑制

D. 肾毒性　　　　　　　　　E. 过敏反应

12. 庆大霉素对下列何种感染无效（　　）

A. 大肠杆菌致尿路感染　　　B. 肠球菌心内膜炎　　　　　C. G⁻菌感染的败血症

D. 结核性脑膜炎　　　　　　E. 口服用于肠道感染

13. 对结核杆菌敏感的氨基糖苷类抗生素是（　　）

A. 链霉素　　　　　　　　　B. 妥布霉素　　　　　　　　C. 奈替卡星

D. 庆大霉素　　　　　　　　E. 阿米卡星

Ⅱ 共用题干单选题（A3、A4 型题）

（14～15 题共用题干）

患者，女，28 岁，近三天小便灼痛，伴尿频、尿急，诊断为泌尿道感染。

14. 该患者宜选用（　　）

A. 红霉素　　　　　　　　　B. 氯霉素　　　　　　　　　C. 青霉素

D. 四环素　　　　　　　　　E. 庆大霉素

15. 该药物主要的不良反应是（　　）

A. 视神经炎　　　　　　　　B. 过敏反应、胃肠道反应　　C. 肝脏毒性

D. 耳毒性、肾毒性　　　　　E. 二重感染、神经系统反应

Ⅲ 共用备选答案单选题（B 型题）

（16～18 题共用备选答案）

A. 青霉素 G　　　　　　　　B. 链霉素　　　　　　　　　C. 四环素

D. 氟喹诺酮类　　　　　　　E. 红霉素

16. 梅毒首选（　　）

17. 支原体肺炎首选（　　）

18. 鼠疫首选（　　）

四、自测试题答案

1. E　　2. D　　3. B　　4. A　　5. C　　6. B　　7. E　　8. B　　9. A　　10. B

11. C　　12. D　　13. A　　14. E　　15. D　　16. A　　17. E　　18. B

（肖　凌）

第三十七章 四环素类和氯霉素类抗生素

一、学习目标

（一）掌握四环素类和氯霉素类抗生素的抗菌作用及临床应用。

（二）熟悉四环素类和氯霉素类抗生素的不良反应及防治。

（三）了解四环素类和氯霉素类抗生素的体内过程。

二、学习要点

（一）四环素类

天然品：四环素、土霉素等；半合成品：多西环素、米诺环素、替加环素等。

【抗菌作用】

抗菌谱广，对革兰阳性菌和阴性菌均有效，对革兰阳性菌作用强于革兰阴性菌。对支原体、衣原体、立克次体、螺旋体、放线菌和阿米巴原虫等也有抑制作用。

【临床应用】

对细菌性感染，四环素类药物一般不再作为首选药。但是仍可作为立克次体感染、支原体感染、衣原体感染及某些螺旋体感染的首选药，其中首选多西环素。

【不良反应】

可引起胃肠道反应、血栓性静脉炎、二重感染、过敏反应、光敏反应、肝损伤等，也可影响骨和牙齿生长。孕妇、哺乳期妇女及 8 岁以下儿童禁用。

（二）氯霉素类

氯霉素

【抗菌作用】

为速效抑菌剂，对革兰阴性菌的作用较革兰阳性菌强；对流感嗜血杆菌、脑膜炎奈瑟菌、肺炎链球菌有杀菌作用；对立克次体、衣原体和支原体亦有抑制作用。

【临床应用】

因其不良反应，一般不作为首选药。可用于治疗无法使用青霉素类药物的脑膜炎、多重耐药的流感嗜血杆菌感染、无法使用四环素类药物或对其过敏的严重立克次体感染等。

【不良反应】

氯霉素最严重的不良反应是抑制骨髓造血功能，出现可逆性血细胞减少或再障。本药还可引起灰婴综合征、胃肠道反应、二重感染，以及肝、肾功能损害等。

三、自测试题

Ⅰ单选题（A1、A2 型题）

1. 影响牙齿、骨骼发育的药物是（ ）
A. 苯妥英钠   B. 诺氟沙星   C. 氯霉素
D. 四环素   E. 红霉素

2. 斑疹伤寒首选（ ）
A. 链霉素   B. 多西环素   C. 磺胺嘧啶
D. 多黏菌素   E. 阿奇霉素

3. 氯霉素在临床应用受限的主要原因是（ ）
A. 抗菌活性弱   B. 血药浓度低   C. 细菌易耐药
D. 易致过敏反应   E. 严重损害造血系统

4. 氯霉素抗菌谱广，但仅限于伤寒、立克次体病及敏感菌所致严重感染，是因为（ ）
A. 严重的造血系统不良反应   B. 胃肠道反应   C. 影响骨、牙生长
D. 肝脏损害   E. 二重感染

5. 立克次体感染可选用（ ）
A. 磺胺甲噁唑   B. 庆大霉素   C. 多黏菌素
D. 四环素   E. 链霉素

6. 下列有关四环素的叙述，正确的是（ ）
A. 其吸收不受离子和食物的影响
B. 仅对革兰阳性菌及革兰阴性菌有效
C. 对革兰阳性球菌的作用比青霉素强
D. 四环素类药物间有交叉耐药性
E. 其严重不良反应是骨髓抑制和二重感染

7. 男性，50 岁，因患伤寒选用氯霉素治疗，应注意定期检查（ ）
A. 肝功能   B. 肾功能   C. 尿常规
D. 血常规   E. 查肝脾体积

Ⅱ共用题干单选题（A3、A4 型题）

（8～9 题共用题干）

患者，男，40 岁。突发寒战、稽留型高热、剧烈头痛入院，给予青霉素治疗 3 天无明显好转，第 4 天于胸、背、肩等处出现红色斑丘疹，进一步检查诊断为斑疹伤寒。

8. 应选用的治疗药物是（　　）

A. 青霉素　　　　　　　　B. 氯霉素　　　　　　　　C. 红霉素

D. 四环素　　　　　　　　E. 头孢菌素

9. 该药属于哪一类抗生素（　　）

A. 大环内酯类　　　　　　B. 氯霉素类　　　　　　　C. 大环内酯类

D. 四环素类　　　　　　　E. 头孢菌素类

Ⅲ共用备选答案单选题（B型题）

（10～12题共用备选答案）

A. 青霉素 G　　　　　　　B. 四环素　　　　　　　　C. 氯霉素

D. 多黏菌素 B　　　　　　E. 万古霉素

10. 作用于细菌核蛋白体 30S 亚基，抑制蛋白质合成的是（　　）

11. 作用于细菌核蛋白体 50S 亚基，抑制蛋白质合成的是（　　）

12. 影响胞浆膜通透性的是（　　）

四、自测试题答案

1. **D**　　2. **B**　　3. **E**　　4. **A**　　5. **D**　　6. **D**　　7. **D**　　8. **D**　　9. **D**　　10. **B**

11. **C**　　12. **D**

（李新才）

第三十八章　人工合成抗菌药

一、学习目标

（一）掌握喹诺酮类及磺胺药的抗菌作用及临床应用。

（二）熟悉喹诺酮类及磺胺药的不良反应。

（三）了解硝基咪唑及硝基呋喃类临床应用。

二、学习要点

（一）喹诺酮类

萘啶酸为第一代，吡哌酸为第二代，第三、四代喹诺酮类分子在结构中均引入了氟原子，统称为氟喹诺酮类，第三代代表药物有诺氟沙星、环丙沙星、氧氟沙星等，第四代代表药物有莫西沙星等。

【抗菌作用】

氟喹诺酮类属于广谱杀菌药，对需氧菌及厌氧菌均有杀菌作用。对革兰阴性菌作用强大，对革兰阳性球菌也有较强的抗菌作用。某些品种对衣原体、支原体、军团菌、结核杆菌亦有效。本类药作用于细菌 DNA 回旋酶（革兰阴性菌）和拓扑异构酶Ⅳ（革兰阳性菌），干扰细菌 DNA 复制而杀菌。

【临床应用】

1. 呼吸系统感染　尤其对下呼吸道感染效果好。

2. 肠道感染　细菌性肠炎、腹泻、菌痢等。

3. 泌尿生殖系统感染　单纯性、复杂性尿路感染及宫颈炎等。

4. 其他　急慢性骨髓炎、化脓性关节炎、败血症、伤寒等。

【不良反应】

1. 消化道反应　较为常见。有胃溃疡史者应慎用。

2. 中枢神经系统反应　表现为头晕、头痛、眩晕、失眠等。有中枢神经系统病史者，尤其是有癫痫病史者应慎用。

3. 过敏反应　表现为皮疹、血管神经性水肿、光敏性皮炎等。用药期间应避免阳光或紫外线照射。

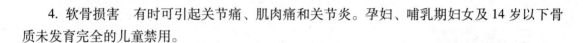

4. 软骨损害 有时可引起关节痛、肌肉痛和关节炎。孕妇、哺乳期妇女及 14 岁以下骨质未发育完全的儿童禁用。

（二）磺胺类

分类：用于全身性感染的磺胺药（口服易吸收类）；用于肠道感染的磺胺药（口服难吸收类）；外用磺胺药。

【抗菌作用】

广谱慢效抑菌药。对大多数革兰阳性菌和阴性菌，对沙眼衣原体有效。对螺旋体、立克次体、支原体、病毒无效。磺胺米隆和磺胺嘧啶银对铜绿假单胞菌有效。磺胺类药与对氨苯甲酸竞争二氢叶酸合成酶，妨碍二氢叶酸的合成，抑制细菌生长繁殖。

【临床应用】

1. 流行性脑脊髓膜炎 选用磺胺嘧啶。

2. 呼吸系统感染 可选用磺胺甲噁唑，并常与甲氧苄啶合用以增强疗效。

3. 泌尿道感染 选用磺胺异噁唑，亦可用磺胺嘧啶或磺胺甲噁唑，但需加服等量碳酸氢钠，以增加药物溶解度，也可合用甲氧苄啶。

4. 伤寒 可选用磺胺甲噁唑，加甲氧苄啶。

5. 鼠疫 可选用磺胺嘧啶，加链霉素。

6. 肠道感染 溃疡性结肠炎选用柳氮磺吡啶。

7. 局部软组织或创面感染 铜绿假单胞菌引起的创面感染可选用磺胺嘧啶银。

【不良反应】

1. 泌尿系统损害 磺胺类一旦在尿中形成结晶，可引起结晶尿、血尿、尿痛、管型尿、尿少甚至尿闭等。防治措施：①同服等量碳酸氢钠以碱化尿液；②服药期间多饮水（＞1500mL／日）；③服药 1 周以上者，应定期检查尿常规，避免长期用药；④老年人及肝肾功能不全者，少尿或休克患者慎用或禁用。

2. 其他 可见过敏反应、造血系统反应、中枢神经系统反应、消化系统反应、新生儿或早产儿黄疸、肝损害等。

（三）甲氧苄啶

甲氧苄啶是细菌二氢叶酸还原酶抑制药，抗菌谱与磺胺甲噁唑相似，单用易引起细菌耐药。因能增强磺胺类药抗菌作用，故称磺胺增效剂。甲氧苄啶与某些抗生素合用亦可增效，如四环素、庆大霉素等，故又称抗菌增效剂。

（四）硝基呋喃类药

呋喃妥因为广谱杀菌药，主要用于敏感菌所致的泌尿系统感染。呋喃唑酮口服不吸收，在肠道浓度高，主要用于细菌性痢疾、肠炎的治疗。

三、自测试题

Ⅰ 单选题（A1、A2 型题）

1. 临床常用的喹诺酮类药物体外抗菌最强者是（　）
A. 依诺沙星 　　　　　　 B. 环丙沙星 　　　　　　 C. 洛美沙星
D. 氟罗沙星 　　　　　　 E. 氧氟沙星

2. 关于第三代喹诺酮类药物的特点，下列错误的是（　）
A. 大多数口服吸收好 　　 B. 半衰期相对较长 　　　 C. 与血浆蛋白结合率高
D. 药物可分布到骨、关节、前列腺等
E. 广泛用于泌尿生殖系统感染

3. 可能造成软骨损害及引起关节痛，不宜用于儿童及孕妇的药物是（　）
A. 喹诺酮类 　　　　　　 B. 磺胺类 　　　　　　　 C. 甲氧苄啶
D. 呋喃唑酮 　　　　　　 E. 庆大霉素

4. 磺胺药禁止与局麻药普鲁卡因合用的理由是（　）
A. 避免妨碍磺胺药的吸收 　 B. 缩短磺胺药的半衰期 　 C. 减少磺胺药的水解
D. 竞争磺胺药与血浆蛋白的结合
E. 防止普鲁卡因水解产物对磺胺药的削弱作用

5. 磺胺甲𫫇唑与甲氧苄啶合用增强抗菌作用的机制是（　）
A. 促进磺胺甲𫫇唑的吸收 　　　　 B. 减少磺胺甲𫫇唑在肝内乙酰化代谢
C. 减少磺胺甲𫫇唑的肾脏排泄 　　 D. 双重阻断细菌叶酸代谢
E. 延长磺胺甲𫫇唑的半衰期

6. 有关呋喃妥因的正确叙述是（　）
A. 血中药物浓度高，尿浓低，主要用于 G$^-$ 菌感染
B. 血中药物浓度低，尿浓高，主要用于泌尿道感染
C. 血中药物浓度低，尿浓也低，主要用于皮肤感染
D. 血中药物浓度低，肠道浓度高，主要用于肠道感染
E. 血中药物浓度高，主要用于绿脓杆菌感染

7. 对厌氧菌有强大杀灭作用的药物是（　）
A. 青霉素 G 　　　　　　 B. 头孢唑啉 　　　　　　 C. 甲硝唑
D. 呋喃唑酮 　　　　　　 E. 多黏菌素

8. 服用磺胺时，同服小苏打的目的是（　）
A. 增强抗菌活性 　　　　 B. 扩大抗菌谱 　　　　　 C. 促进磺胺的吸收
D. 延缓磺胺药的排泄 　　 E. 增加溶解度，降低体内药物浓度

9. 磺胺类药的抗菌机制是（　）
A. 抑制二氢叶酸合成酶 　 B. 抑制二氢叶酸还原酶 　 C. 抑制四氢叶酸还原酶

D. 抑制叶酸还原酶　　　　　　E. 以上均不是

10. 长期使用甲氧苄啶产生的不良反应是（　　）

A. 巨幼红细胞性贫血　　　B. 缺铁性贫血　　　　C. 周围神经炎

D. 二重感染　　　　　　　E. 以上均不是

11. 喹诺酮类药物的作用机制是（　　）

A. 抑制细菌细胞壁生物合成　B. 影响胞浆膜通透性　　　C. 抑制菌体蛋白质

D. 抑制细菌 DNA 螺旋酶　　E. 抑制二氢叶酸合成酶，干扰细菌叶酸合成

12. 磺胺类药物具有以下优点，除了（　　）

A. 可口服　　　　　　　　B. 性质稳定　　　　　　　C. 价格低廉

D. 对某些感染疾病（如流脑、鼠疫）有特效　　　　　E. 无过敏反应

13. 患者，女，突发寒战高热，伴腹痛、腹泻，腹泻十余次，粪便质少，为黏液脓血便，便常规：脓液（＋＋），便红细胞 5 个/HP，白细胞 10 个/HP，便细菌培养痢疾杆菌阳性，该患者应首选治疗（　　）

A. 先锋霉素　　　　　　　B. 红霉素　　　　　　　　C. 氧氟沙星

D. 氯霉素　　　　　　　　E. 四环素

14. 患者，女，主诉外阴瘙痒、白带增多，取阴道分泌物镜检可见滴虫活动，该患者应选用下列哪种药治疗（　　）

A. 青霉素　　　　　　　　B. 环丙沙星　　　　　　　C. 庆大霉素

D. 磺胺嘧啶　　　　　　　E. 甲硝唑

Ⅱ 共用题干单选题（A3、A4 型题）

（15～16 题共用题干）

某患者，女性，28 岁，确诊暴发型流行性脑脊髓膜炎，青霉素皮试阳性。

15. 该患者应选下列哪个药物治疗（　　）

A. 磺胺嘧啶　　　　　　　B. 红霉素　　　　　　　　C. 头孢氨苄

D. 四环素　　　　　　　　E. 链霉素

16. 用药期间，该患者加用碳酸氢钠的理由在于（　　）

A. 减少对胃肠道的刺激性　B. 增强抗菌效果　　　　　C. 防止代谢性酸中毒

D. 预防过敏反应发生　　　E. 减少肾脏损害

Ⅲ 共用备选答案单选题（B 型题）

（17～20 题共用备选答案）

A. 诺氟沙星　　　　　　　B. 磺胺嘧啶　　　　　　　C. 甲氧苄啶

D. 呋喃唑酮　　　　　　　E. 甲硝唑

17. 属于磺胺增敏剂的是（　　）

18. 具有抗厌氧菌作用的药物是（　　）

19. 14 岁以下儿童不宜使用的药物是（　　）

20. 可能引起新生儿黄疸的是（　　）

四、自测试题答案

1. B　　2. D　　3. A　　4. E　　5. D　　6. B　　7. C　　8. E　　9. A　　10. A

11. D　　12. E　　13. C　　14. E　　15. A　　16. E　　17. C　　18. E　　19. A　　20. B

（李新才）

第三十九章 抗结核病药

一、学习目标

（一）掌握一线抗结核病药的抗菌机制、临床应用、不良反应及抗结核药物应用原则。
（二）熟悉二线抗结核药的抗菌机制、临床应用和不良反应。
（三）了解新一代抗结核病药的作用特点。

二、学习要点

（一）常用抗结核病药

一线抗结核病药包括异烟肼、利福平、乙胺丁醇、吡嗪酰胺、链霉素；二线抗结核病药包括对氨基水杨酸、丙硫异烟胺等。此外尚有新一代抗结核病药如利福定、利福喷汀、司帕沙星和新大环内酯类。

异烟肼
【药理作用】
特点为：①有高度抗菌选择性；②抗菌力强，全效杀菌药；③穿透力强。
其抗菌机制是抑制分枝菌酸的生物合成，对其他细菌几乎无效。单用易耐药，但与其他抗结核药间无交叉耐药性，故常联合用药以延缓耐药性的产生，并使疗效增强。
【临床应用】为治疗各型结核病的首选药物。
【不良反应】
1. 神经系统毒性：主要为周围神经炎，需同服维生素 B_6。
2. 肝脏毒性反应：长期使用可发生药物性肝脏损害。

利福平
【药理作用】
特点为：①广谱抗菌药；②抗菌作用强；③穿透力强。抗结核作用与异烟肼相当，且对繁殖期、静止期均有效。单用易耐药，与其他抗结核药之间无交叉耐药性，联合使用增强疗效，又能延缓耐药性的产生。
机制为抑制细菌依赖 DNA 的 RNA 多聚酶，阻碍 mRNA 的生成。

【临床应用】

主要用于各种结核病及重症患者，常与异烟肼等其他抗结核药合用；可用于耐药金黄色葡萄球菌及其他敏感菌引起的感染；也可用于沙眼和麻风病等。

【不良反应】

有胃肠反应、肝损害、过敏反应等。

链霉素

链霉素是第一个有效的抗结核病药。单用迅速产生耐药性，长期用药耳毒性发生率高，与其他抗结核病药联合应用可延缓耐药性产生并降低耳毒性。

乙胺丁醇

乙胺丁醇为人工合成的抗结核药。对胞内外结核分枝杆菌均有较强的抗菌作用，对其他细菌无效。大剂量可导致视神经炎，表现为视力下降、视野缩小、红绿色盲，为剂量依赖性及可逆性改变，早发现并及时停药可恢复正常。

（二）抗结核病药的应用原则

1. 早期用药　早期用药疗效显著。
2. 联合用药　能增强疗效、降低毒性、延缓耐药性的产生。
3. 适量用药。
4. 规律用药　不规律用药易导致治疗失败。
5. 全程督导用药。

三、自测试题

Ⅰ单选题（A1、A2 型题）

1. 异烟肼的作用机制是（　　）

A. 抑制核酸合成 　　　　　　B. 抑制蛋白质合成

C. 抑制细菌细胞膜的完整性　D. 抑制细胞壁分枝菌酸的合成

E. 以上都不是

2. 利福平的作用机制是（　　）

A. 抑制核酸合成 　　　　　　B. 抑制蛋白质合成

C. 抑制细菌细胞膜的完整性　D. 抑制细胞壁分枝菌酸的合成

E. 以上都不是

3. 为减少异烟肼的神经毒性，可以加服（　　）

A. 维生素 C 　　　　B. 维生素 A 　　　　C. 维生素 B_6

D. 维生素 E 　　　　E. 以上都不是

4. 利福平除了可以治疗结核病外，还可以用于（　　）

A. 高血压 　　　　B. 麻风病 　　　　C. 慢性心功能不全

D. 心律失常　　　　　　　E. 以上都不是

5. 有关异烟肼的描述，以下选项错误的是（　　）

A. 抗结核杆菌作用强　　　B. 穿透力强　　　　　　C. 单用易抗药

D. 无肝毒性　　　　　　　E. 机理是抑制分枝菌酸的合成

6. 中毒后可用等剂量维生素 B_6 来对抗的抗结核药是（　　）

A. 利福平　　　　　　　　B. 乙胺丁醇　　　　　　C. 异烟肼

D. 对氨基水杨酸　　　　　E. 吡嗪酰胺

7. 各种类型结核病的首选药是（　　）

A. 利福平　　　　　　　　B. 异烟肼　　　　　　　C. 链霉素

D. 吡嗪酰胺　　　　　　　E. 乙胺丁醇

8. 有关异烟肼抗结核作用叙述，下列错误的是（　　）

A. 抗结核作用强大　　　　B. 穿透力强，易进入细胞内　C. 结核菌不易产生耐药

D. 对结核菌有高度选择性　E. 有杀菌作用

9. 主要毒性是视神经炎的药物为（　　）

A. 乙胺丁醇　　　　　　　B. 异烟肼　　　　　　　C. 利福平

D. 链霉素　　　　　　　　E. 吡嗪酰胺

10. 兼有抗结核病和抗麻风病的药物是（　　）

A. 异烟肼　　　　　　　　B. 乙胺丁醇　　　　　　C. 氨苯砜

D. 罗红霉素　　　　　　　E. 利福平

11. 关于利福定的叙述，下列错误的是（　　）

A. 与利福平有交叉耐药性　　　　　　B. 抗菌机制与利福平相同

C. 对麻风分枝杆菌的作用比利福平稍强　D. 可用于治疗沙眼、急性结膜炎

E. 其严重不良反应为外周神经炎

12. 抗结核杆菌作用弱，但有延缓细菌产生耐药性，常与其他抗结核菌药合用的是（　　）

A. 利福平　　　　　　　　B. 异烟肼　　　　　　　C. 链霉素

D. 对氨基水杨酸钠　　　　E. 庆大霉素

13. 关于异烟肼引起中枢神经症状的原因是（　　）

A. 异烟肼本身所致　　　　　　　　　B. 异烟肼抑制对氨基苯甲酸的合成

C. 异烟肼抑制 γ - 氨基丁酸的合成　　D. 异烟肼减少体内维生素 B_6 的含量

E. 异烟肼代谢产物所致

14. 下列药物中，抗结核杆菌作用强，对纤维化病灶中结核杆菌有效的是（　　）

A. 对氨基水杨酸　　　　　B. 链霉素　　　　　　　C. 阿米卡星

D. 庆大霉素　　　　　　　E. 异烟肼

Ⅱ 共用题干单选题（A3、A4 型题）

（15 ~ 16 题共用题干）

患者，男，23 岁。患者 2 年前出现咳嗽、低热、气喘、胸闷隐痛及盗汗。经 X 线诊断

为"肺结核"，以抗结核药物治疗。

15. 对该患者抗结核治疗的原则不包括（　　）

A. 早期用药　　　　　　B. 联合用药　　　　　　C. 规律用药

D. 全程用药　　　　　　E. 足量用药

16. 合用下列药物可减少耐药性产生的是（　　）

A. 链霉素　　　　　　B. 乙胺丁醇　　　　　　C. 青霉素

D. 氨苯砜　　　　　　E. 司帕沙星

（17～19题共用题干）

患者，男，24岁，因头痛、呕吐，午后发热及颈项强直，诊断为结核性脑膜炎，需要进行治疗。

17. 该患者应选择哪种抗结核药物（　　）

A. 利福平 + 异烟肼 + 吡嗪酰胺　　　　　　B. 异烟肼 + 链霉素

C. 乙胺丁醇 + 吡嗪酰胺　　　　　　D. 异烟肼 + 乙胺丁醇

E. 利福平 + 链霉素

18. 在治疗期间，出现肢端麻木、蚁行感时，还必须使用（　　）

A. 甘露醇　　　　　　B. 维生素 B_6　　　　　　C. 肾上腺皮质激素

D. 脑营养药　　　　　　E. 噻嗪类利尿剂

19. 使用上述药物的目的是（　　）

A. 脱水降低颅内压　　　　　　B. 减少炎症后期的组织粘连　　　C. 促进脑细胞功能恢复

D. 利尿降低颅内压　　　　　　E. 防止由于维生素 B_6缺乏而引起的周围神经炎

Ⅲ 共用备选答案单选题（B型题）

（20～23题共用备选答案）

A. 异烟肼　　　　　　B. 利福平　　　　　　C. 链霉素

D. 对氨基水杨酸钠　　　　　　E. 乙胺丁醇

20. 可引起视神经炎的药物是（　　）

21. 仅对结核分枝杆菌有作用的药物是（　　）

22. 长期应用极易产生耐药性并可导致严重的耳毒性的药物是（　　）

23. 用药期间可使患者的汗液、唾液呈橘红色的药物是（　　）

四、自测试题答案

1. D　　2. A　　3. C　　4. B　　5. D　　6. C　　7. B　　8. C　　9. A　　10. E

11. E　　12. D　　13. D　　14. E　　15. E　　16. B　　17. A　　18. B　　19. E　　20. E

21. A　　22. C　　23. B

（彭　电）

第四十章　抗真菌药和抗病毒药

一、学习目标

（一）掌握常用抗真菌药、抗病毒药的作用及应用。
（二）了解其他抗真菌药、抗病毒药的作用特点和应用。

二、学习要点

（一）抗真菌药

抗生素类抗真菌药包括多烯类抗生素、两性霉素 B、制霉菌素和非多烯类抗生素如灰黄霉素，其中两性霉素 B 抗真菌活性最强，是唯一可用于治疗深部和皮下真菌感染的多烯类药物。其他多烯类只限于局部应用治疗浅表真菌感染。

唑类抗真菌药可分为咪唑类和三唑类。咪唑类包括酮康唑、咪康唑等，可作为治疗浅表真菌感染首选药。三唑类包括伊曲康唑、氟康唑等，可作为治疗深部真菌感染首选药。

氟康唑是广谱抗真菌药，抗菌谱与酮康唑相近似，体外抗真菌作用不及酮康唑，但其体内抗真菌作用比酮康唑强。主要用于念珠菌病与隐球菌病，是隐球菌性脑膜炎的首选药。不良反应在本类药中最低。

（二）抗病毒药

1. 抗人类免疫缺陷病毒（human immunodeficiency virus，HIV）药：主要有核苷反转录酶抑制剂、非核苷反转录酶抑制剂和蛋白酶抑制剂三类。核苷反转录酶抑制剂是第一类临床用于治疗 HIV 阳性患者的药物，包括嘧啶衍生物如齐多夫定、扎西他滨、司他夫定和拉米夫定等和嘌呤衍生物如去羟肌苷和阿巴卡韦，其中齐多夫定是第一个上市的抗 HIV 药。

2. 抗疱疹病毒药：阿昔洛韦为核苷类广谱抗 DNA 病毒药，能选择性地抑制病毒 DNA 多聚酶，是目前治疗 1 和 2 型单纯疱疹病毒感染的首选药。对水痘－带状疱疹病毒、EB 病毒、乙肝病毒也有效。

3. 抗流感病毒药：奥司他韦是流感病毒神经氨酸酶抑制剂，是目前治疗流感最常用的药物之一，也是抗禽流感、甲型 H1N1 病毒最有效的药物之一。

4. 抗肝炎病毒：干扰素是一类具有抗病毒、抗肿瘤等作用的糖蛋白，分为 IFNα、IFNβ

和 IFNγ 三种。IFNα 具有广谱抗病毒作用，是美国食品与药品管理局批准的第一个抗肝炎病毒药物，是我国公认的治疗慢性肝炎的抗病毒药，与利巴韦林联合应用效果好。

5. 广谱抗病毒药：利巴韦林，为广谱抗病毒药，对多种 RNA 和 DNA 病毒有效，包括甲型和丙型肝炎病毒。利巴韦林也有抗腺病毒、疱疹病毒和呼吸道合胞病毒的作用。对急性甲型和丙型肝炎有一定疗效，治疗呼吸道合胞病毒性肺炎和支气管炎效果最佳。

三、自测试题

Ⅰ 单选题（A1、A2 型题）

1. 下列哪种药物主要用于治疗阴道、胃肠道和口腔的念珠菌病 （ ）

A. 制霉菌素　　　　　　　B. 灰黄霉素　　　　　　　C. 碘化物

D. 两性霉素 B　　　　　　E. 利福平

2. 静脉滴注用于治疗深部真菌感染的药物是 （ ）

A. 灰黄霉素　　　　　　　B. 两性霉素 B　　　　　　C. 制霉菌素

D. 酮康唑　　　　　　　　E. 克霉唑

3. 不良反应最小的咪唑类抗真菌药是 （ ）

A. 克霉唑　　　　　　　　B. 咪康唑　　　　　　　　C. 酮康唑

D. 甲巯咪唑　　　　　　　E. 氟康唑

4. 对浅表和深部真菌感染都有较好疗效的药物是 （ ）

A. 酮康唑　　　　　　　　B. 灰黄霉素　　　　　　　C. 两性霉素 B

D. 制霉菌素　　　　　　　E. 克拉霉素

5. 下列抗真菌药物中含有三氮唑结构的药物是 （ ）

A. 伊曲康唑　　　　　　　B. 布康唑　　　　　　　　C. 噻康唑

D. 益康唑　　　　　　　　E. 硫康唑

6. 治疗艾滋病患者隐球菌性脑膜炎的首选药是 （ ）

A. 特比萘芬　　　　　　　B. 伊曲康唑　　　　　　　C. 灰黄霉素

D. 制霉菌素　　　　　　　E. 氟康唑

7. 关于抗真菌药的叙述正确的是 （ ）

A. 两性霉素 B 仅对深部真菌感染有效

B. 灰黄霉素可治疗真菌性脑膜炎

C. 酮康唑是三唑类抗真菌药

D. 制霉菌素比两性霉素毒性大

E. 氟康唑体外抗真菌作用较酮康唑强

8. 抑制 HIV 病毒的药物是 （ ）

A. 碘苷　　　　　　　　　B. 利巴韦林　　　　　　　C. 阿昔洛韦

D. 齐多夫定　　　　　　　E. 阿糖腺苷

9. 属于嘌呤类核苷反转录酶抑制剂的是（　　）

A. 齐多夫定　　　　　　B. 扎西他滨　　　　　　C. 司他夫定

D. 拉米夫定　　　　　　E. 去羟肌苷

10. 能抑制病毒 DNA 多聚酶的抗病毒药是（　　）

A. 沙奎那韦　　　　　　B. 金刚烷胺　　　　　　C. 阿昔洛韦

D. 金刚乙烷　　　　　　E. 奥司他韦

11. 对阿昔洛韦不敏感的病毒是（　　）

A. 带状疱疹病毒　　　　B. 单纯疱疹病毒　　　　C. 艾滋病并发带状疱疹

D. RNA 病毒　　　　　　E. 生殖器疱疹病毒

12. 治疗单纯疱疹性脑炎一般选用（　　）

A. 拉米夫定　　　　　　B. 利巴韦林　　　　　　C. 齐多夫定

D. 阿昔洛韦　　　　　　E. 金刚烷胺

13. 能抑制流感病毒神经氨酸酶的药物是（　　）

A. 金刚烷胺　　　　　　B. 金刚乙烷　　　　　　C. 利巴韦林

D. 阿昔洛韦　　　　　　E. 奥司他韦

Ⅱ 共用题干单选题（A3、A4 型题）

（14～15 题共用题干）

患者，男，35 岁。左手掌角化、鳞屑，手背红斑、丘疹、鳞屑，皮损边缘清晰。真菌镜检：（＋）。诊断为手癣。

14. 治疗手癣的首选药物是（　　）

A. 灰黄霉素　　　　　　B. 两性霉素 B　　　　　C. 制霉菌素

D. 酮康唑　　　　　　　E. 氟康唑

15. 属于非多烯类抗生素抗真菌药的是（　　）

A. 灰黄霉素　　　　　　B. 两性霉素 B　　　　　C. 制霉菌素

D. 酮康唑　　　　　　　E. 氟康唑

（16～17 题共用题干）

患者，女，42 岁，患慢性乙肝 5 年。肝功检查：谷丙转氨酶 230U，大三阳，乙肝病毒 DNA 3.4×10^6；血常规正常。给予干扰素治疗。

16. 关于干扰素的说法错误的是（　　）

A. 为广谱抗病毒药　　　B. 为一类糖蛋白　　　　C. 第一个抗肝炎病毒药

D. 有 α、β 和 γ 三种　　　E. 临床仅用于治疗慢性肝炎

17. 下列哪个药物常与干扰素联合治疗慢性肝炎（　　）

A. 奥司他韦　　　　　　B. 利巴韦林　　　　　　C. 齐多夫定

D. 拉米夫定　　　　　　E. 阿昔洛韦

Ⅲ 共用备选答案单选题（B 型题）

(18 ~ 19 题共用备选答案)

A. 灰黄霉素　　　　　　B. 两性霉素 B　　　　　　C. 制霉菌素

D. 酮康唑　　　　　　　E. 氟康唑

18. 可作为治疗浅表真菌感染首选药的是（　　）

19. 可作为治疗深部真菌感染首选药的是（　　）

(20 ~ 23 题共用备选答案)

A. 奥司他韦　　　　　　B. 干扰素　　　　　　　　C. 齐多夫定

D. 拉米夫定　　　　　　E. 阿昔洛韦

20. 用于治疗流感的药物是（　　）

21. 第一个上市的抗 HIV 药是（　　）

22. 为广谱抗病毒药，亦用于抗肿瘤的药物是（　　）

23. 用于治疗单纯疱疹病毒所致的各种感染和带状疱疹的药物是（　　）

四、自测试题答案

1. D　　2. B　　3. E　　4. A　　5. A　　6. E　　7. D　　8. D　　9. E　　10. C

11. D　　12. D　　13. E　　14. D　　15. A　　16. E　　17. B　　18. D　　19. E　　20. A

21. C　　22. B　　23. E

（丁 扬）

第四十一章　抗寄生虫药

一、学习目标

（一）掌握氯喹、青蒿素、伯氨喹、乙胺嘧啶、甲硝唑的应用。

（二）熟悉常用抗肠虫药的应用。

（三）了解其他抗寄生虫药的应用。

二、学习要点

（一）抗疟药

主要用于控制症状的药物　代表药为氯喹、奎宁、甲氟喹、青蒿素等，均能杀灭红细胞内期裂殖体，控制症状发作和预防性抑制疟疾症状发作。

主要用于控制远期复发和传播的药物　代表药为伯氨喹，能杀灭肝脏中休眠子，控制疟疾的复发，并能杀灭各种疟原虫的配子体，控制疟疾传播。

主要用于病因预防的药物　代表药为乙胺嘧啶，能杀灭红细胞外期的子孢子，发挥病因性预防作用。乙胺嘧啶为二氢叶酸还原酶抑制药。

（二）抗阿米巴、血吸虫及其他寄生虫药

1. 阿米巴病是由阿米巴原虫引起的肠道内和肠道外感染。目前的治疗药物主要有甲硝唑、二氯尼特等。甲硝唑原用于抗滴虫故又称灭滴灵，后发现对阿米巴原虫、贾第鞭毛虫和厌氧菌均有强大杀灭作用。本药常见胃肠道反应，可干扰乙醇代谢，用药期间应禁酒。二氯尼特是最有效的杀包囊药。

2. 血吸虫病严重危害人类健康，药物治疗是消灭该病的重要措施之一。吡喹酮是广谱抗吸虫药和驱绦虫药，安全有效、使用方便，是当前治疗血吸虫病的首选药物。

3. 肠道蠕虫有线虫、绦虫和吸虫，我国以线虫（蛔虫、蛲虫、钩虫等）感染最为普遍。治疗药物有甲苯达唑、阿苯达唑、哌嗪、噻嘧啶、氯硝柳胺等。

三、自测试题

Ⅰ 单选题（A1、A2 型题）

1. 某间日疟患者，为了根治最好选用（　　）
A. 氯喹 + 伯氨喹　　　　B. 奎宁 + 乙胺嘧啶　　　　C. 伯氨喹 + 乙胺嘧啶
D. 青蒿素 + 伯氨喹　　　E. 氯喹 + 奎宁

2. 由我国学者首先研制出来的抗疟药是（　　）
A. 奎宁　　　　　　　　B. 伯氨喹　　　　　　　　C. 氯喹
D. 青蒿素　　　　　　　E. 乙胺嘧啶

3. 抑制疟原虫二氢叶酸还原酶发挥作用的药物是（　　）
A. 伯氨喹　　　　　　　B. 奎宁　　　　　　　　　C. 乙胺嘧啶
D. 青蒿素　　　　　　　E. 氯喹

4. 可引起金鸡纳反应的药物是（　　）
A. 奎宁　　　　　　　　B. 伯氨喹　　　　　　　　C. 氯喹
D. 青蒿素　　　　　　　E. 乙胺嘧啶

5. 治疗血吸虫病常首选（　　）
A. 吡喹酮　　　　　　　B. 甲硝唑　　　　　　　　C. 乙胺嗪
D. 吡喹酮　　　　　　　E. 奎宁

6. 治疗蛔虫和钩虫混合感染的药物是（　　）
A. 甲苯达唑　　　　　　B. 氯硝柳胺　　　　　　　C. 乙胺嗪
D. 依米丁　　　　　　　E. 氯喹

7. 甲硝唑的作用不包括（　　）
A. 抗滴虫　　　　　　　B. 抗阿米巴　　　　　　　C. 抗厌氧菌
D. 抗菌　　　　　　　　E. 抗贾第鞭毛虫

8. 甲硝唑最常见的不良反应是（　　）
A. 白细胞减少　　　　　B. 致畸　　　　　　　　　C. 恶心
D. 肢体麻木　　　　　　E. 溶血性贫血

9. 海南省某农村妇女，发热，体温 39℃，寒战，恶心，每隔一日高热一次，诊断为间日疟。应用哪种药物控制症状（　　）
A. 乙胺嘧啶　　　　　　B. 甲硝唑　　　　　　　　C. 甲苯达唑
D. 伯氨喹　　　　　　　E. 氯喹

10. 患儿，男，8 岁，剑突下突然出现阵发性钻顶样疼痛，大环淋漓，但腹部体征不明显，经急诊处理后好转，为了防止再复发，应用下列哪种药物治疗（　　）
A. 氯硝柳胺　　　　　　B. 吡喹酮　　　　　　　　C. 乙胺嗪
D. 依米丁　　　　　　　E. 阿苯达唑

Ⅱ共用题干单选题（A3、A4型题）

（11~12题共用题干）

患者，男，36岁，记者，因采访任务需进入疟原虫发病疫区。

11. 可用作病因性疟疾预防的首选药是（　）

A. 奎宁　　　　　　　B. 氯喹　　　　　　　C. 乙胺嘧啶

D. 青蒿素　　　　　　E. 伯氨喹

12. 疟疾患者要控制其症状，首选药物是（　）

A. 奎宁　　　　　　　B. 伯氨喹　　　　　　C. 氯喹

D. 青蒿素　　　　　　E. 乙胺嘧啶

Ⅲ共用备选答案单选题（B型题）

（13~15题共用备选答案）

A. 氯喹　　　　　　　B. 青蒿素　　　　　　C. 乙胺嘧啶

D. 伯氯喹　　　　　　E. 奎宁

13. 治疗疟疾近期复发率高的药物是（　）

14. 可治疗阿米巴肝脓肿，又可控制疟疾症状的药物是（　）

15. 防止疟疾复发和传播的药物是（　）

（16~18题共用备选答案）

A. 甲硝唑　　　　　　B. 吡喹酮　　　　　　C. 二氯尼特

D. 依米丁　　　　　　E. 氯喹

16. 阴道滴虫病的首选药是（　）

17. 用于治疗无症状阿米巴排包囊者的药物是（　）

18. 治疗急性阿米巴痢疾和阿米巴肝脓肿的首选药是（　）

四、自测试题答案

1. A　　2. D　　3. C　　4. A　　5. A　　6. A　　7. D　　8. C　　9. E　　10. E
11. C　　12. C　　13. B　　14. A　　15. D　　16. A　　17. C　　18. A

（丁　扬）

第四十二章　抗恶性肿瘤药

一、学习目标

（一）掌握抗肿瘤药物的分类及常用抗恶性肿瘤药的作用特点。

（二）熟悉常用抗肿瘤药的应用及不良反应。

（三）了解抗恶性肿瘤药的作用机制。

二、学习要点

（一）抗恶性肿瘤药概述

1. 抗恶性肿瘤药分类

根据药物对肿瘤细胞增殖周期的敏感性不同，可将其分成细胞周期非特异性药物（如烷化剂、抗肿瘤抗生素类、铂类配合物等）和细胞周期特异性药物（如抗代谢药作用于 S 期、长春碱类作用于 M 期）。

2. 抗恶性肿瘤药的不良反应

目前临床常用的抗恶性肿瘤药多为细胞毒类药物，选择性低，在杀伤肿瘤细胞的同时，也损伤正常组织细胞，毒性较大。抗恶性肿瘤药的毒性反应可分为近期毒性和远期毒性。近期毒性可分为共有的毒性如骨髓抑制、消化道反应、脱发和特有的毒性反应，如多柔比星的心脏毒性、大剂量环磷酰胺引起出血性膀胱炎、长春新碱引起外周神经病变、博来霉素引起间质性肺炎和肺纤维化等。远期毒性包括第二原发恶性肿瘤、不育和致畸。

（二）常用抗恶性肿瘤药

常用抗恶性肿瘤药分类及临床应用（表42-1）。

表42-1　常用抗恶性肿瘤药分类及临床应用

分类		代表药	临床应用
影响核酸生物合成的药物	二氢叶酸还原酶抑制剂	甲氨蝶呤	儿童急性白血病，绒毛膜上皮癌
	胸苷酸合成酶抑制剂	氟尿嘧啶	消化系统癌，乳腺癌
	嘌呤核苷酸互变抑制剂	巯嘌呤	急性淋巴细胞白血病
	核苷酸还原酶抑制剂	羟基脲	慢性粒细胞白血病

续表

分类		代表药	临床应用
影响核酸生物合成的药物	DNA 多聚酶抑制剂	阿糖胞苷	成人急性粒细胞性白血病或单核细胞白血病
影响 DNA 结构与功能的药物	烷化剂	氮芥、环磷酰胺	霍奇金病、非霍奇金淋巴瘤等抗瘤谱广，目前广泛应用的烷化剂。对恶性淋巴瘤疗效显著
	破坏 DNA 的铂类配合物	顺铂	对非精原细胞性睾丸瘤最有效
	破坏 DNA 的抗生素类	丝裂霉素	抗瘤谱广，胃癌、肺癌、慢粒等
	拓扑异构酶抑制剂	喜树碱类 鬼臼毒素衍生物	胃癌、绒毛膜上皮癌、恶性葡萄胎等 肺癌、睾丸肿瘤等
干扰转录过程和阻止 RNA 合成的药物		放线菌素	抗菌谱较窄，恶性葡萄胎、绒毛膜上皮癌、肾母细胞瘤、神经母细胞瘤
抑制蛋白质合成与功能的药物	微管蛋白合成抑制剂	长春碱类 紫杉醇类	长春碱主要治疗急性白血病、恶性淋巴瘤及绒毛膜上皮癌；长春新碱对儿童急性淋巴细胞白血病疗效好 对乳腺癌和卵巢癌有独特疗效
	干扰核蛋白体功能的药物	三尖杉生物碱类	对急性粒细胞白血病疗效较好
	影响氨基酸供应的药物	L-门冬酰胺酶	主要用于急性淋巴细胞白血病
调节体内激素水平的药物		雌激素类	前列腺癌
		雄激素类	晚期乳腺癌

三、自测试题

Ⅰ 单选题（A1、A2 型题）

1. 主要作用于 M 期的抗肿瘤药是（　）

A. 更新霉素　　　　　B. 长春新碱　　　　　C. 环磷酰胺

D. 巯嘌呤　　　　　E. 阿糖胞苷

2. 抑制细胞有丝分裂的抗肿瘤药是（　）

A. 丝裂霉素　　　　　B. 巯嘌呤　　　　　C. 长春新碱

D. 羟基脲　　　　　E. 甲氨蝶呤

3. 环磷酰胺的不良反应不包括（　）

A. 肺纤维化　　　　　B. 恶心、呕吐　　　　　C. 脱发

D. 骨髓抑制 　　　　　　　　E. 出血性膀胱炎

4. 氟尿嘧啶抗消化道肿瘤的作用机制是抑制（　　）

A. DNA 合成酶 　　　　B. 二氢叶酸还原酶 　　　　C. 核苷酸还原酶

D. 脱氧胸苷酸合成酶 　　　E. mRNA 合成

5. 大多数抗肿瘤药物共有的不良反应是（　　）

A. 肾脏损害 　　　　　　　B. 高尿酸血症 　　　　　　C. 骨髓抑制

D. 肺纤维化 　　　　　　　E. 心脏毒性

6. 易进入脑脊液中发挥抗肿瘤作用的药物是（　　）

A. 甲氨蝶呤 　　　　　　　B. 环磷酰胺 　　　　　　　C. 氟尿嘧啶

D. 巯嘌呤 　　　　　　　　E. 博来霉素

7. 阿糖胞苷抗肿瘤作用的主要机制是（　　）

A. 渗入 DNA 中干扰其复制 　　　　B. 阻止脱氧尿苷酸转变为脱氧胸苷酸

C. 阻止肌苷酸转变为腺苷酸和鸟苷酸 　　　D. 阻止四种脱氧核苷酸聚合成 DNA 链

E. 阻止胞苷酸转变为脱氧胞苷酸

8. 具有抗雌激素作用而无男性化不良反应的药物是（　　）

A. 泼尼松 　　　　　　　　B. 雌激素 　　　　　　　　C. 氨鲁米特

D. 地塞米松 　　　　　　　E. 他莫昔芬

9. 环磷酰胺抗肿瘤作用的特点是（　　）

A. 在体内外均有活性 　　　　　　　　　B. 干扰有丝分裂

C. 在体外有抑杀癌细胞作用 　　　　　　D. 干扰转录过程

E. 在体内代谢为醛磷酰胺后有抗肿瘤作用

10. 下述何种药物属于周期特异性抗肿瘤药（　　）

A. 丝裂霉素 　　　　　　　B. 阿糖胞苷 　　　　　　　C. 环磷酰胺

D. 白消安 　　　　　　　　E. 顺铂

11. 以下抗恶性肿瘤药物中，破坏 DNA 的药物不包括（　　）

A. 环磷酰胺 　　　　　　　B. 丝裂霉素 　　　　　　　C. 顺铂

D. 博来霉素 　　　　　　　E. 阿糖胞苷

12. 下列药物通过干扰核酸生物合成的抗肿瘤药是（　　）

A. 环磷酰胺 　　　　　　　B. 丝裂霉素 　　　　　　　C. 长春新碱

D. 他莫昔芬 　　　　　　　E. 甲氨蝶呤

Ⅱ 共用题干单选题（A3、A4 型题）

（13～15 题共用题干）

拟用甲氨蝶呤治疗儿童急性白血病。

13. 甲氨蝶呤的作用机制是（　　）

A. 抑制二氢叶酸还原酶 　　　B. 抑制胸苷酸合成酶 　　　C. 抑制核苷酸还原酶

D. 抑制 DNA 多聚酶 　　　　E. 破坏 DNA 结构

14. 应用甲氨蝶呤最突出的不良反应是（　　）

A. 恶心　　　　　　B. 脱发　　　　　　C. 骨髓抑制

D. 腹泻　　　　　　E. 便血

15. 为了减轻甲氨蝶呤的毒性反应所用的救援剂是（　　）

A. 叶酸　　　　　　B. 维生素 D　　　　C. 硫酸亚铁

D. 亚叶酸钙　　　　E. 维生素 C

Ⅲ共用备选答案单选题（B 型题）

(16～20 题共用备选答案)

A. 心肌退行性病变和心肌间质水肿　　　　B. 肺纤维化

C. 肝脏毒性　　　　　　　　　　　　　　D. 出血性膀胱

E. 外周神经毒性

16. 长春新碱可引起（　　）

17. 博来霉素可引起（　　）

18. 环磷酰胺可引起（　　）

19. 多柔比星可引起（　　）

20. 放线菌素可引起（　　）

(21～24 题共用备选答案)

A. 环磷酰胺　　　　B. 博来霉素　　　　C. 氟尿嘧啶

D. 放线菌素　　　　E. 巯嘌呤

21. 对恶性淋巴瘤有显效的是（　　）

22. 对儿童急性淋巴细胞白血病有较好疗效的是（　　）

23. 对胃癌有较好疗效的是（　　）

24. 对绒毛膜上皮癌疗效明显的是（　　）

(25～27 题共用备选答案)

A. 阿糖胞苷　　　　B. 环磷酰胺　　　　C. L－门冬酰胺酶

D. 拓扑特肯　　　　E. 喷司他丁

25. 属于 DNA 多聚酶抑制剂的是（　　）

26. 与 DNA 联结而破坏 DNA 结构和功能的药物是（　　）

27. 属于拓扑异构酶抑制剂的是（　　）

四、自测试题答案

1. **B**　2. **C**　3. **A**　4. **D**　5. **C**　6. **C**　7. **D**　8. **E**　9. **E**　10. **B**

11. **E**　12. **E**　13. **A**　14. **C**　15. **D**　16. **E**　17. **B**　18. **D**　19. **A**　20. **C**

21. **A**　22. **E**　23. **C**　24. **D**　25. **A**　26. **B**　27. **D**

（柳　宁）

第四十三章　影响免疫功能的药物

一、学习目标

（一）掌握常用的免疫抑制药和免疫增强药的主要适应证。

（二）熟悉免疫抑制药和免疫增强药的常见不良反应。

（三）了解免疫抑制药和免疫增强药的作用机制。

二、学习要点

（一）免疫抑制药

免疫抑制药是一类具有免疫抑制作用的药物。临床主要用于治疗自身免疫性疾病和器官移植的排斥反应。但该类药缺乏特异性，对正常和异常的免疫反应均有抑制作用，长期应用易致感染、肿瘤、抑制骨髓造血功能、不育、畸胎等。临床常用的免疫抑制药有环孢素、他克莫司、糖皮质激素、烷化剂（如环磷酰胺）、抗代谢药（如硫唑嘌呤）、单克隆抗体等。他克莫司抗移植排斥反应较环孢素优。环孢素最常见的不良反应是肾毒性。

（二）免疫增强药

免疫增强药是一类能增强机体免疫功能的物质，主要用于免疫缺陷病、慢性感染性疾病和肿瘤的辅助治疗。该类药种类繁多，包括卡介苗、干扰素、左旋咪唑、胸腺素、转移因子、白细胞介素 -2、异丙肌苷等。卡介苗主要用于肿瘤的辅助治疗。左旋咪唑是一种口服有效的免疫调节药。胸腺素用于治疗胸腺依赖性免疫缺陷疾病等。

三、自测试题

Ⅰ 单选题（A1、A2 型题）

1. 下列药物无免疫抑制作用的是（　　）

A. 干扰素　　　　　　　　B. 左旋咪唑　　　　　　　C. 硫唑嘌呤

D. 糖皮质激素　　　　　　E. 环孢素

2. 地塞米松不用于（　　）

A. 痛风　　　　　　　　　B. 系统性红斑狼疮　　　　C. 血小板减少性紫癜

D. 肾病综合征　　　　　　E. 类风湿性关节炎

3. 既可抑制白细胞介素 - 2 生成，又可抑制干扰素产生的药物是（　　）

A. 糖皮质激素　　　　　　B. 烷化剂　　　　　　　　C. 抗代谢药

D. 左旋咪唑　　　　　　　E. 环孢素

4. 异丙肌苷的主要作用是（　　）

A. 增强 NK 细胞活性

B. 增强巨噬细胞活性

C. 促进分裂原诱发的淋巴细胞增殖反应

D. 增加脾 IgM 和 IgG 抗体形成细胞数

E. 以上都不是

5. 属于免疫增强药的是（　　）

A. 硫唑嘌呤　　　　　　　B. 卡介苗　　　　　　　　C. 环孢素

D. 肾上腺皮质激素类　　　E. 环磷酰胺

6. 既有抗病毒又有抗肿瘤作用的免疫调节剂是（　　）

A. 硫唑嘌呤　　　　　　　B. 环磷酰胺　　　　　　　C. 干扰素

D. 阿昔洛韦　　　　　　　E. 2′ - 脱氧肌苷

Ⅱ 共用题干单选题（A3、A4 型题）

(7 ~ 8 题共用题干)

患者因慢性肾功能衰竭做了肾脏移植。

7. 为防止发生移植排斥反应，应预防使用下列哪个药物（　　）

A. 左旋咪唑　　　　　　　B. 胸腺素　　　　　　　　C. 异丙肌苷

D. 他克莫司　　　　　　　E. 转移因子

8. 上述所选药物的作用是（　　）

A. 抑制 T 细胞　　　　　　B. 抑制 B 细胞　　　　　　C. 抑制巨噬细胞

D. 抑制 NK 细胞　　　　　E. 抑制中性粒细胞

Ⅲ 共用备选答案单选题（B 型题）

(9 ~ 12 题共用备选答案)

A. 黑色素瘤　　　　　　　B. 病毒感染　　　　　　　C. 获得性免疫缺陷病

D. 胸腺依赖性细胞免疫缺陷病

E. 糖皮质激素不能耐受的自身免疫性疾病

9. 环磷酰胺主要用于（　　）

10. 卡介苗主要用于（　　）

11. 干扰素主要用于（　　）

12. 胸腺素主要用于（　　）

四、自测试题答案

1. **B**　　2. **A**　　3. **E**　　4. **C**　　5. **B**　　6. **C**　　7. **D**　　8. **A**　　9. **E**　　10. **A**

11. **B**　　12. **D**

（柳　宁）

第四十四章　解毒药

一、学习目标

（一）掌握有机磷酸酯类中毒常用的解毒药。

（二）熟悉金属、类金属、氰化物中毒的解毒药。

（三）了解其他解毒药的临床应用。

二、学习要点

（一）金属、类金属中毒的解毒药

多种金属和类金属进入机体内，与细胞内巯基等活性基团结合，干扰和破坏酶等大分子的功能，导致机体中毒。常用的解毒药大多为络合剂，与金属或类金属离子形成无毒或低毒的可溶性络合物随尿排出体外（表44-1）。

表44-1　主要（类）金属中毒解毒药

药物	主要（类）金属	其他
二巯丁二钠	锑	汞、砷、铅、铜、镉、钴、镍
二巯丙磺钠	汞、砷	铬、铋、铜、锑
依地酸二钠	无机铅	钴、铜、铬、镉、锰、镭、钚、铀、钍等
青霉胺		铜、汞、铅、砷
去铁胺	铁	铝

（二）氰化物中毒的解毒药

氰化物在体内释放 CN^-，CN^- 与细胞色素氧化酶形成氰化细胞色素氧化酶，使该酶失去传递电子的功能，使呼吸链中断，导致细胞窒息，严重者迅速死亡。

氰化物中毒解救必须联合使用高铁血红蛋白形成剂和供硫剂。首先给予亚硝酸钠或大剂量亚甲蓝，使血红蛋白氧化成高铁血红蛋白，后者与游离 CN^- 结合或夺取氰化细胞色素氧化酶中的 CN^-，生成氰化高铁血红蛋白，使细胞色素氧化酶复活。然后给予硫代硫酸钠，与氰化高铁血红蛋白中的 CN⁻ 及游离的 CN⁻ 结合，生成无毒的硫氰酸盐由尿排出，并还原高铁血红蛋白，达到彻底解毒目的。

（三）有机磷酸酯类中毒的解毒药

【中毒机制及表现】

有机磷酸酯类与胆碱酯酶的结合牢固，生成难以水解的磷酰化胆碱酯酶，结果使胆碱酯酶失去水解乙酰胆碱的能力，造成乙酰胆碱在体内大量积聚，引起一系列中毒症状。

1. 急性毒性　轻者以 M 样症状为主，中度者可同时有 M 样症状和 N 样症状，严重中毒者除外周 M 样症状和 N 样症状外，还出现中枢神经系统症状。

2. 慢性毒性　其主要症状有神经衰弱症候群和腹胀、多汗、偶有肌束颤动及瞳孔缩小。

【中毒防治】

1. 消除毒物。

2. 对症治疗　采取吸氧、人工呼吸、补液等处理。

3. 解毒药物

（1）阿托品：阿托品能迅速解除 M 样症状。早期、足量、反复地注射阿托品，直至 M 受体兴奋症状消失或出现阿托品轻度中毒症状（阿托品化）。但对 N 样症状无效，且对相应的中枢症状效果较差。对中度或重度中毒患者，阿托品与乙酰胆碱酯酶复活药合用。

（2）胆碱酯酶复活药：应及时、足量使用胆碱酯酶复活药以恢复胆碱酯酶活性。能迅速解除有机磷酸酯类中毒的 N 样症状，但对 M 样症状效果差。

（四）其他解毒药

1. 乙酰胺　又名解氟灵，为剧毒杀虫灭鼠药氟乙酰胺和氟乙酸中毒的解毒药。

2. 巯乙胺　又名半胱胺，临床用于预防和治疗 X 射线或其他放射能引起的放射病综合征，亦可治疗金属中毒。

3. 硫酸钠　主要用于钡盐中毒的解救。

4. 精制抗蛇毒血清　包括抗蝮蛇毒血清、抗眼镜蛇毒血清、抗银环蛇毒血清和抗五步蛇毒血清，是相应毒蛇咬伤中毒的特异性解毒药。

三、自测试题

Ⅰ 单选题（A1、A2 型题）

1. 依地酸二钠对下列哪种重金属中毒效果较好（　　）

A. 汞中毒　　　　　　　　B. 砷中毒　　　　　　　　C. 铜中毒

D. 铅中毒　　　　　　　　E. 镍中毒

2. 以下解决中毒措施中，正确的药物拮抗是（　　）

A. 二巯丙醇拮抗青霉胺　　　　　　B. 依地酸二钠可"驱铅"

C. 阿托品拮抗颠茄碱类中毒　　　D. 口服氯化铵促使苯丙胺排泄

E. 毛果芸香碱拮抗有机磷中毒

3. 解救有机磷中毒过程中，如果阿托品过量应立即给予（　）

A. 烟碱　　　　　　　　　B. 颠茄碱　　　　　　　C. 伪麻黄碱

D. 毒扁豆碱　　　　　　　E. 毛果芸香碱

4. 下列药物中，解救氰化物中毒的特效药是（　）

A. 亚甲蓝　　　　　　　　B. 维生素 K　　　　　　C. 维生素 A

D. 氟马西尼　　　　　　　E. 硫酸铜溶液

5. 氰化物中毒的特效解毒药不包括（　）

A. 亚硝酸异戊酯　　　　　B. 亚硝酸钠　　　　　　C. 硫代硫酸钠

D. 亚甲蓝（美蓝）　　　　E. 去铁胺

6. 若误食抗凝血灭鼠药，首选的解毒药是（　）

A. 解磷定　　　　　　　　B. 维生素 A　　　　　　C. 维生素 B

D. 维生素 C　　　　　　　E. 维生素 K

7. 苦杏仁中毒后，最有效的解毒药是（　）

A. 阿托品　　　　　　　　　　　　　　　　　B. 纳洛酮

C. 亚硝酸异戊酯 + 3% 亚硝酸钠 + 25% 硫代硫酸钠　　D. 亚甲蓝（美蓝）

E. 二巯丙磺钠

8. 阿托品对下列有机磷酸酯类中毒症状无效的是（　）

A. 瞳孔缩小　　　　　　　B. 流涎流汗　　　　　　C. 腹痛腹泻

D. 小便失禁　　　　　　　E. 骨骼肌震颤

9. 治疗氟乙酸钠中毒，解毒药应选用（　）

A. 乙酰胺　　　　　　　　B. 亚甲蓝　　　　　　　C. 氟马西尼

D. 二巯丙醇　　　　　　　E. 阿托品

Ⅱ 共用题干单选题（A3、A4 型题）

（10～11 题共用题干）

急性中毒的抢救原则基本一致，都以清除毒物，应用特殊解毒药和对症处理，加速排泄为主，特殊解毒药是指能够特异性解除毒物对机体损害的药物。

10. 地西泮中毒的特殊解毒药是（　）

A. 亚甲蓝　　　　　　　　B. 维生素 K　　　　　　C. 维生素 C

D. 氟马西尼　　　　　　　E. 硫酸铜溶液

11. 有机磷酯类轻度中毒的解毒药是（　）

A. 青霉胺　　　　　　　　B. 乙酰胺　　　　　　　C. 纳洛酮

D. 维生素 K　　　　　　　E. 硫酸阿托品

（12～13 题共用题干）

患者，女，26 岁，服敌百虫约 100mL 后咳嗽、出汗多，继之先咳白色泡沫痰后呈粉红色，抽搐，呼之不应。体检：呼吸 26 次/分，血压 14.7/10.7kPa（110/80mmHg），两侧瞳孔小似针尖大，两肺满布湿啰音，心率 80 次/分，律整。衣服上有呕吐物，大蒜样气味。

12. 本病例的抢救用药为（　）

A. 青霉胺　　　　　　　B. 阿托品　　　　　　　C. 氯解磷定

D. 阿托品 + 氯解磷定　　E. 亚甲蓝

13. 关于有机磷中毒解救药的说法不正确的是（　）

A. 阿托品可迅速解除 M 样症状

B. 氯解磷定解除 M 样症状效果差

C. 阿托品对 N 样症状无效

D. 氯解磷定能使被抑制的胆碱酯酶复活

E. 阿托品能使被抑制的胆碱酯酶复活

Ⅲ 共用备选答案单选题（B 型题）

（14 ~ 16 题共用备选答案）

A. 青霉胺　　　　　　　B. 乙酰胺　　　　　　　C. 纳洛酮

D. 维生素 K　　　　　　E. 硫酸阿托品

14. 有机磷中毒的特效解毒剂是（　）

15. 氟乙酰胺中毒的特效解毒剂是（　）

16. 香豆素类杀鼠药中毒的特效解毒剂是（　）

（17 ~ 20 题共用备选答案）

A. 二巯丁二钠　　　　　B. 二巯丙醇　　　　　　C. 青霉胺

D. 亚甲蓝　　　　　　　E. 硫代硫酸钠

17. 锑中毒疗效佳的解毒药是（　）

18. 汞中毒疗效佳的解毒药是（　）

19. 对铜中毒疗效明显的解毒药是（　）

20. 治疗高铁血红蛋白血症的药物是（　）

四、自测试题答案

1. D　　2. B　　3. E　　4. A　　5. E　　6. E　　7. C　　8. E　　9. A　　10. D

11. E　　12. D　　13. E　　14. E　　15. B　　16. D　　17. A　　18. B　　19. C　　20. D

（罗　岚）

第四十五章　盐类及酸碱调节平衡药

一、学习目标

1. 熟悉常用盐类及酸碱调节平衡药的作用、应用。
2. 了解常用盐类及酸碱调节平衡药的不良反应。

二、学习要点

（一）盐类

氯化钠具有维持血容量及细胞外液渗透压、维持组织细胞和神经肌肉正常生理功能、调节体内酸碱平衡的作用。临床主要用于治疗脱水、低血容量性休克、低氯性碱中毒等，还可外用洗眼和冲洗伤口。本药可引起水钠潴留，心、脑、肾功能不全者慎用。

氯化钾对维持细胞内渗透压、调节酸碱平衡起到重要作用，钾离子是维持细胞兴奋性的必要离子。临床主要用于治疗低钾血症，还用于治疗强心苷中毒引起的快速型心律失常，但传导阻滞者禁用。本药有一定的刺激性，静滴速度宜慢，禁止静脉注射。

（二）酸碱调节平衡药

碳酸氢钠是纠正酸血症药，可迅速降低体内氢离子浓度，是治疗代谢性酸中毒的首选药。它能够碱化尿液，可用于解救弱酸性药物中毒、防止磺胺类药物肾损害等。本药可治疗高钾血症。本药有局部刺激性，过量可引起碱血症。

氯化铵是纠正碱血症药，可酸化体液和尿液，用于治疗代谢性碱血症。本药还有祛痰作用。该药常见胃肠道反应，过量可致高氯性酸血症。

三、自测试题

I 单选题（A1、A2 型题）

1. 不符合静脉补钾原则的是（　　）
A. 尿量须在 40mL/h 以上　　　B. 输液中氯化钾浓度 <0.3%　　　C. 滴速 <60 滴/min

D. 每日补充钾总量 <6 ~ 8g　　E. 可先静脉推注少量 10% 氯化钾

2. 高渗性脱水的治疗一般用（　　）

A. 单用等渗盐水　　　　　B. 等渗盐水和氯化钾　　　C. 5% 葡萄糖等渗溶液水

D. 1.4% 碳酸氢钠溶液　　　E. 1.84% 乳酸钠溶液

3. 关于补钾，不正确的是（　　）

A. 最好口服补钾　　　　　B. 保持尿量 >30mL/h

C. 根据血清钾值调整补钾量　　D. 严重缺钾应静脉推注 10% KCl

E. 每日生理需要量氯化钾 2 ~ 3g

Ⅱ 共用题干单选题（A3、A4 型题）

（4 ~ 6 题共用题干）

患者，女，40 岁，因肠梗阻反复呕吐，并自觉口渴、乏力、厌食、头晕。查血清钠在正常范围，皮肤弹性减退，尿少且比重升高，考虑为等渗性脱水，脱水程度为中度。

4. 该患者若不及时采取治疗措施将转变为（　　）

A. 高渗性脱水　　　　　　B. 低渗性脱水　　　　　　C. 低钠血症

D. 低钾血症　　　　　　　E. 水中毒

5. 纠正代谢性酸中毒首选（　　）

A. 11.2% 乳酸钠　　　　　B. 5% 碳酸氢钠　　　　　C. 3.6% 三羟甲基氨基甲烷

D. 0.9% 氯化钠　　　　　　E. 5% 葡萄糖溶液 + 氯化钾

6. 高钾血症患者出现心律失常时，首先应给予（　　）

A. 5% 碳酸氢钠溶液　　　　B. 5% 葡萄糖加胰岛素　　　C. 10% 葡萄糖酸钙

D. 高渗盐水　　　　　　　E. 透析疗法

Ⅲ 共用备选答案单选题（B 型题）

（7 ~ 10 题共用备选答案）

A. 氯化钾　　　　　　　　B. 碳酸氢钠　　　　　　　C. 50% 高渗葡萄糖

D. 碳酸氢钠　　　　　　　E. 氯化铵

7. 巴比妥类药物中毒的解救药是（　　）

8. 与甘露醇合用可以治疗脑水肿的是（　　）

9. 既可以祛痰又可以酸化血液和尿液的是（　　）

10. 能组成极化液的药物是（　　）

四、自测试题答案

1. E　　**2. C**　　**3. D**　　**4. A**　　**5. B**　　**6. C**　　**7. D**　　**8. C**　　**9. E**　　**10. A**

（罗　岚）

第四十六章　消毒防腐药

一、学习目标

（一）熟悉常用消毒防腐药的作用特点、临床应用及注意事项。
（二）了解消毒防腐药的作用机制及应用方法。

二、学习要点

消毒防腐药是用化学方法达到抑菌、灭菌或防腐的目的，两者无严格界限（表46-1）。主要作用机制有：①使细菌蛋白质变性、沉淀；②增加细菌细胞膜通透性；③干扰或破坏细菌的酶系统；④吸附于细菌表面，影响其正常生理过程。本类药物一般毒性大，选择性低，通常不用于体内，只用于体表、环境、排泄物等处理消毒。

表46-1　消毒防腐药代表药物及临床应用

分类	代表药物	临床应用
酚类	苯酚、甲酚	环境消毒，手术器械、排泄物等
醇类	乙醇	皮肤、手术器械消毒，不宜皮肤破损和黏膜消毒
醛类	甲醛、戊二醛	房屋器械消毒；固定生物标本及保存疫苗。对皮肤黏膜刺激大
酸类	过氧乙酸、硼酸、乳酸	环境器械消毒
卤素类	碘酊	皮肤黏膜消毒
	次氯酸钠	环境消毒
氧化剂	高锰酸钾	皮肤黏膜消毒，如蛇咬伤、阴道冲洗
表面活性剂	苯扎溴铵（新洁尔灭）	皮肤黏膜消毒，如阴道冲洗。显效快，刺激性小
染料类	依沙吖啶（雷佛奴尔）	皮肤黏膜消毒，外科创伤、皮肤黏膜糜烂
重金属化合物	硝酸银	皮肤黏膜。卤素或碱性物质可使之失效

三、自测试题

Ⅰ 单选题（A1、A2 型题）

1. 杀菌作用强、无刺激性的消毒防腐药是（ ）

A. 酚类   B. 卤素类   C. 表面活性剂

D. 醇类   E. 醛类

2. 碘对皮肤有刺激性，故皮肤涂碘酊后要用什么脱碘（ ）

A. 乙酸   B. 高锰酸钾   C. 乙醇

D. 过氧化氢   E. 氯已定

3. 消毒防腐药的作用机制不包括（ ）

A. 使蛋白质变性沉淀   B. 干扰病原体的酶系统   C. 氧化菌体内活性部分

D. 降低微生物膜的通透性   E. 使细胞分裂或溶解

4. 以下哪类药物不能用作皮肤黏膜的消毒药（ ）

A. 碘伏   B. 碘酊   C. 乙醇

D. 新洁尔灭   E. 福尔马林

5. 下列哪个药物不用于阴道（ ）

A. 新洁尔灭   B. 碘伏   C. 高锰酸钾

D. 乳酸   E. 戊二醛

6. 对黏膜刺激性小的消毒防腐药物（ ）

A. 过氧乙酸   B. 碘伏   C. 甲醛

D. 乙醇   E. 戊二醛

7. 84 消毒液的主要成分属于哪类（ ）

A. 酚类   B. 卤素类   C. 醛类

D. 酸类   E. 醇类

8. 下述药物不属于消毒防腐药的是（ ）

A. 酚甘油   B. 麻黄碱   C. 过氧化氢

D. 硼酸   E. 碳酸氢钠

9. 乙醇杀菌力最强的浓度是（ ）

A. 20%   B. 50%   C. 75%

D. 90%   E. 99%

Ⅱ 共用备选答案单选题（B 型题）

（10～13 题共用备选答案）

A. 高锰酸钾   B. 碘酊   C. 苯酚

D. 硼酸   E. 苯扎溴铵

10. 属于酚类的药物是（　　）

11. 属于酸类的药物是（　　）

12. 属于表面活性剂的是（　　）

13. 属于氧化剂的是（　　）

（14～16 题共用备选答案）

A. 过氧化氢　　　　　B. 依沙吖啶　　　　　　C. 苯扎溴铵

D. 甲酚　　　　　　　E. 碘酊

14. 称为雷夫奴尔的是（　　）

15. 称为新洁尔灭的是（　　）

16. 称为双氧水的是（　　）

四、自测试题答案

1. C　　2. C　　3. D　　4. E　　5. E　　6. E　　7. B　　8. B　　9. C　　10. C

11. D　　12. E　　13. A　　14. B　　15. C　　16. A

（易　娟）

第四十七章　维生素及酶类制剂

一、学习目标

（一）熟悉维生素类的临床应用。
（二）了解酶类制剂的临床应用。

二、学习要点

（一）维生素类

维生素可分为水溶性维生素和脂溶性维生素两大类，临床上主要用于防治各种维生素缺乏症及作为某些疾病的辅助治疗。大剂量滥用维生素可引起毒性反应，应注意合理应用（表47-1）。

表47-1　维生素分类及临床应用

水溶性维生素	临床应用	脂溶性维生素	临床应用
维生素 B_1	维生素 B_1 缺乏症（如脚气病）；多种疾病的辅助治疗，如神经炎、心肌炎、营养不良、高热、甲亢等	维生素 A	维生素 A 缺乏症，如夜盲症、干眼症、角膜软化症和皮肤粗糙等
维生素 B_2	维生素 B_2 缺乏症，如口角炎、舌炎、视神经炎等	维生素 D	佝偻病、骨软化症、骨质疏松、婴儿手足搐搦症、甲状旁腺功能减退症和老年骨折的辅助治疗
维生素 B_6	维生素 B_6 缺乏症，如脂溢性皮炎、异烟肼的神经系统症状等；止呕；辅助治疗动脉粥样硬化等	维生素 E	习惯性或先兆性流产、不育症、进行性肌营养不良、更年期综合征、溶血性贫血
维生素 C	维生素 C 缺乏症（俗称坏血病）；辅助治疗感染性疾病、肝胆疾病等		
维生素 PP	糙皮病；调血脂		

（二）酶类制剂

常用的酶类制剂有胰蛋白酶、糜蛋白酶、菠萝蛋白酶、玻璃酸酶等。胰蛋白酶能消化、溶解变性的蛋白质抗炎，可用于消除脓胸、血胸、外科炎症等产生的局部水肿、血肿、脓肿等。该类药物喷雾吸入治疗呼吸道疾病。该类药物还可治疗毒蛇咬伤。

三、自测试题

Ⅰ 单选题（A1、A2 型题）

1. 维生素 D 的活性形式是（　　）

A. $25 - (OH) D_3$　　　　B. $1, 25 - (OH)_2 D_3$　　　　C. $1, 24, 25 - (OH)_3 D_3$

D. $24, 25 - (OH)_2 D_3$　　　　E. $1, 24 - (OH)_2 D_3$

2. 维生素 D 缺乏时可引起（　　）

A. 佝偻病　　　　B. 呆小症　　　　C. 痛风症

D. 夜盲症　　　　E. 肾结石

3. 维生素 A 缺乏时可能发生（　　）

A. 夜盲症　　　　B. 色盲症　　　　C. 白内障

D. 软骨病　　　　E. 白化病

4. 维生素 K 缺乏时发生（　　）

A. 凝血因子合成障碍症　　　　B. 血友病　　　　C. 贫血

D. 溶血　　　　E. 红细胞增多症

5. 脚气病由于缺乏下列哪种维生素所致（　　）

A. 钴胺素　　　　B. 硫胺素　　　　C. 生物素

D. 遍多酸　　　　E. 叶酸

Ⅱ 共用题干单选题（A3、A4 型题）

（6~7 题共用题干）

患者，女，50 岁，因骨质疏松入院。

6. 该患者可选用什么药物治疗（　　）

A. 维生素 K　　　　B. 维生素 B_{12}　　　　C. 维生素 E

D. 维生素 C　　　　E. 维生素 D

7. 该药作用错误的是（　　）

A. 促进钙、磷吸收　　　　B. 利于骨盐沉积，形成新骨

C. 与甲状旁腺素、降钙素一起调节血清钙、磷浓度

D. 长期或过量应用可致高钙血症

E. 长期或过量应用可致低钙血症

Ⅲ 共用备选答案单选题（B 型题）

（8～10 题共用备选答案）

A. 维生素 K   B. 维生素 B_{12} C. 维生素 E

D. 维生素 C   E. 维生素 A

8. 吸收时需要有内因子协助的维生素 （　）

9. 与合成视紫红质有关 （　）

10. 与生育有关 （　）

（11～14 题共用备选答案）

A. 维生素 B_1 B. 维生素 B_{12} C. 维生素 C

D. 维生素 D   E. 维生素 E

11. 缺乏可引起坏血病的维生素是 （　）

12. 缺乏可引起脚气病的维生素是 （　）

13. 缺乏可引起恶性贫血的维生素是 （　）

14. 缺乏可引起佝偻病的维生素是 （　）

四、自测试题答案

1. **B**　　2. **A**　　3. **A**　　4. **A**　　5. **B**　　6. **E**　　7. **E**　　8. **B**　　9. **E**　　10. **C**

11. **C**　　12. **A**　　13. **B**　　14. **D**

（罗　岚）

综合练习自测试卷与答案（一）

Ⅰ 单选题（A1、A2 型题）

1. 某患者因上呼吸道感染，经皮试无过敏现象后，给予青霉素加生理盐水静脉点滴，其目的是（　　）

A. 治疗　　　　　　　　B. 诊断　　　　　　　　C. 预防

D. 镇痛　　　　　　　　E. 安慰剂

2. 某支气管哮喘患者，服用麻黄碱，哮喘症状明显缓解，但自诉服药以来数日夜间难以入眠，此失眠现象是麻黄碱的（　　）

A. 过敏反应　　　　　　B. 毒性反应　　　　　　C. 副作用

D. 后遗效应　　　　　　E. 继发反应

3. 患者因肺门淋巴结核，给予异烟肼 + 链霉素 + 乙胺丁醇治疗联合化疗，2 个月后出现耳鸣，听力下降症状，出现了什么不良反应（　　）

A. 副作用　　　　　　　B. 毒性反应　　　　　　C. 后遗效应

D. 过敏反应　　　　　　E. 继发反应

4. 某患者，因失眠医嘱地西泮睡前口服，第二天早晨出现乏力、困倦，属于（　　）

A. 耐受性　　　　　　　B. 后遗效应　　　　　　C. 变态反应

D. 过敏反应　　　　　　E. 停药反应

5. 患者因心绞痛医生给予硝酸甘油，并特别嘱其要舌下含服，而不采用口服，这是因为（　　）

A. 可使毒性反应降低　　B. 可使副作用减小　　　C. 防止耐药性产生

D. 避开首关消除　　　　E. 防止耐受性产生

6. 药物肝肠循环主要影响（　　）

A. 显效快慢　　　　　　B. 吸收程度　　　　　　C. 作用的强弱

D. 作用持续时间　　　　E. 药物分布

7. 弱碱性药物在碱性尿液中（　　）

A. 解离多，再吸收多，排泄慢　　　B. 解离多，再吸收少，排泄快

C. 解离少，再吸收多，排泄慢　　　D. 解离少，再吸收少，排泄快

E. 呈解离型，再吸收障碍

8. 首次剂量加倍的原因（　　）

A. 为了使血药浓度迅速达到稳态血药浓度　　　B. 为了使血药浓度维持高水平

C. 为了增强药理作用　　　　　　　　D. 为了延长半衰期

E. 为了提高生物利用度

9. 影响药物血浆半衰期长短的主要因素是（　　）

A. 药物的剂型　　　　　B. 肝、肾功能　　　　　C. 给药途径

D. 给药速度　　　　　E. 给药次数

10. 影响生物利用度较大的因素是（　　）

A. 给药次数　　　　　　B. 给药时间　　　　　C. 给药剂量

D. 给药途径　　　　　　E. 给药间隔

11. 毛果芸香碱对眼的作用是激动哪个受体（　　）

A. β_2　　　　　　　B. β_1　　　　　　　C. N

D. M　　　　　　　　E. α_2

12. 患者，男，55 岁，经常头晕、眼胀痛，伴头晕、头痛，晚上看光觉得有红彩光圈笼罩，诊断为青光眼，应给该患者以下何药滴眼（　　）

A. 阿托品　　　　　　B. 毛果芸香碱　　　　　C. 乐果

D. 卡巴胆碱　　　　　E. 新斯的明

13. 抢救有机磷酸酯类农药中毒时，除用解磷定进行对因治疗外，需合用下列哪个对症解毒药（　　）

A. 新斯的明　　　　　B. 毛果芸香碱　　　　　C. 毒扁豆碱

D. 阿托品　　　　　　E. 琥珀胆碱

14. 阿托品对以下哪种平滑肌的作用最强（　　）

A. 胃肠　　　　　　　B. 胆管　　　　　　　C. 尿道和膀胱

D. 子宫　　　　　　　E. 输尿管和支气管

15. 肾上腺素禁用于（　　）

A. 支气管哮喘急性发作　　B. 甲状腺功能亢进　　　C. 过敏性休克

D. 心脏骤停　　　　　E. 局部止血

16. 患者感染性休克伴有尿量减少，抗休克时应考虑用何种药物（　　）

A. 肾上腺素　　　　　B. 阿托品　　　　　　C. 多巴胺

D. 异丙肾上腺素　　　E. 654 - 2

17. 禁用于皮下和肌内注射的拟肾上腺素药物是（　　）

A. 肾上腺素　　　　　B. 间羟胺　　　　　　C. 去甲肾上腺素

D. 麻黄碱　　　　　　E. 去氧肾上腺素

18. 关于异丙肾上腺素的描述正确的是（　　）

A. 明显激动外周的 α 受体　　B. 支气管哮喘者长期使用可产生耐受性

C. 减慢心率　　　　　　D. 升高舒张压

E. 减慢房室传导

19. 患者，女，29 岁，诊断为血栓闭塞性脉管炎，采用防寒保暖等措施外，还可给予下述何种药物治疗（　　）

A. 酚妥拉明   B. 多巴胺   C. 阿托品

D. 麻黄碱   E. 普萘洛尔

20. 患者，女，36 岁，感冒出现心慌、胸闷、不安，睡眠差，心电图示窦性心动过速。应选用的抗心律失常药为（ ）

A. 利多卡因   B. 苯妥英钠   C. 普萘洛尔

D. 维拉帕米   E. 普罗帕酮

21. 患者，男，48 岁，有支气管哮喘和高血压病史。近日来上呼吸道感染，医生除给予抗感染及平喘治疗外，考虑给予降压药，选择一种 β 肾上腺素受体阻断药，最合适的是（ ）

A. 普萘洛尔   B. 噻吗洛尔   C. 吲哚洛尔

D. 纳多洛尔   E. 美托洛尔

22. 可用于治疗室性心律失常的局麻药是（ ）

A. 普鲁卡因   B. 丁卡因   C. 利多卡因

D. 丁哌卡因   E. 罗哌卡因

23. 患者，男，20 岁，癫痫大发作后持续处于痉挛、抽搐和昏迷状态，诊断为癫痫持续状态，宜选用何药治疗（ ）

A. 口服地西泮   B. 口服艾司唑仑   C. 静注地西泮

D. 口服阿普唑仑 E. 口服劳拉西泮

24. 苯妥英钠抗癫痫作用机制是（ ）

A. 抑制 Na^+ 内流，抑制癫痫灶异常高频放电的扩散

B. 抑制脑干网状结构

C. 稳定周围正常脑细胞，降低其兴奋性

D. 抑制骨骼肌的持续痉挛

E. 增强中枢抑制功能

25. 卡马西平最适用于治疗的癫痫是（ ）

A. 局限性发作   B. 精神运动性发作   C. 小发作

D. 大发作   E. 癫痫持续状态

26. 患者，男，24 岁，精神分裂症，一直服用氯丙嗪，原来的激动不安、幻觉妄想已消失，近来有明显手指颤动，请选一组药物代替氯丙嗪（ ）

A. 氯丙嗪＋左旋多巴 B. 氯丙嗪＋卡比多巴 C. 氯氮平＋苯海索

D. 丙米嗪＋阿托品   E. 氯丙嗪＋丙米嗪

27. 丙米嗪主要用于治疗（ ）

A. 躁狂症   B. 抑郁症   C. 精神分裂症

D. 焦虑症   E. 神经症

28. 患者，男，55 岁，一小时前因右侧腰背部剧烈疼痛，难以忍受，出冷汗，急诊入院，尿常规检查可见红细胞。B 型超声波检查示肾结石。宜用何药（ ）

A. 阿托品   B. 吗啡   C. 哌替啶＋阿托品

D. 罗通定　　　　　　　　　E. 以上均可

29. 解热镇痛药解热作用的特点是（　　）

A. 仅能降低正常人体温

B. 仅能降低发热患者的体温

C. 解热作用受环境温度的影响明显

D. 既能降低正常人体温，又能降低发热患者的体温

E. 以上都不是

30. 阿司匹林预防血栓形成的机理是（　　）

A. 降低血液中凝血酶活性　　　　　　　　B. 加强维生素 K 促凝血的作用

C. 使环氧化酶失活，减少血栓素 A_2 生成　　D. 直接对抗血小板聚集

E. 激活抗凝血酶

31. 对乙酰氨基酚的药理作用特点是（　　）

A. 抗炎作用强，而解热镇痛作用弱

B. 解热镇痛作用强，抗炎抗风湿作用弱

C. 抑制血栓形成

D. 对环氧化酶 – 2 的抑制作用比环氧化酶 – 1 强

E. 大剂量可减少肾小管对尿酸盐的吸收

32. 通过阻滞细胞 Ca^{2+} 内流而治疗高血压的药物是（　　）

A. 哌唑嗪　　　　　　　　B. 氢氯噻嗪　　　　　　　　C. 氨氯地平

D. 普萘洛尔　　　　　　　E. 卡托普利

33. 患者，男，56 岁，头痛 1 个月，查体发现血压 170/95mmHg，下肢浮肿并伴有窦性心动过速，可选用下列哪组药物（　　）

A. 氢氯噻嗪 + 普萘洛尔　　B. 氢氯噻嗪 + 可乐定　　　C. 硝苯地平 + 哌唑嗪

D. 硝苯地平 + 卡托普利　　E. 硝苯地平 + 氯沙坦

34. 胺碘酮的药理作用是（　　）

A. 增加心肌耗氧量　　　　B. 明显延长心肌有效不应期　C. 增加心肌的自律性

D. 加快心肌传导　　　　　E. 收缩冠状动脉

35. 急性心肌梗死引起的室性心律失常宜首选（　　）

A. 苯妥英钠　　　　　　　B. 利多卡因　　　　　　　　C. 地高辛

D. 胺碘酮　　　　　　　　E. 地西泮

36. 卡托普利治疗充血性心力衰竭时不具有的特点是（　　）

A. 增加外周血管阻力

B. 减少醛固酮生成，进而减轻水钠潴留

C. 抑制心肌及血管重构，改善心功能

D. 心输出量增加

E. 肾血流量增加

37. 治疗慢性心功能不全和逆转心肌肥厚并能降低病死率的药物是（　　）

A. 强心苷 　　　　　　B. 哌唑嗪 　　　　　　C. 硝酸甘油

D. 酚妥拉明 　　　　　E. 卡托普利

38. 地高辛最适合用于（　　）

A. 心律失常 　　　　　　　B. 心房颤动伴有快速心室率的心功能不全

C. 急性心力衰竭 　　　　　D. 肺源性心脏病

E. 心肌严重缺血

39. 治疗慢性心衰"黄金搭档"的药物是指（　　）

A. ACEI + β受体阻断药 　B. ACEI + ARB 　　　　C. ACEI + 醛固酮拮抗药

D. ACEI + 利尿药 　　　　E. ACEI + 强心苷

40. 患者，男，50岁，在夜间睡眠中突然发生胸骨后部压榨性疼痛，并向左上臂内侧放射，确诊为变异型心绞痛，最好服用下列哪种药物进行缓解（　　）

A. 普萘洛尔 　　　　　B. 硝苯地平 　　　　　C. 硝酸异山梨酯

D. 硝酸甘油 　　　　　E. 大剂量阿司匹林

41. 患儿，8岁，因高热、头痛、喷射状呕吐入院就诊。经相关检查诊断为乙型脑炎，首选何药降低颅内压（　　）

A. 呋塞米 　　　　　　B. 甘露醇 　　　　　　C. 螺内酯

D. 氢氯噻嗪 　　　　　E. 氨苯蝶啶

42. 他汀类药物的药理作用为（　　）

A. 抑制体内胆固醇氧化酶 　　B. 阻断 HMG – CoA 转化为甲羟戊酸

C. 使肝脏 LDL 受体表达减弱 　D. 具有促进细胞分裂作用

E. 具有增强细胞免疫作用

43. 患者，女，35岁，近2天家里装修后出现鼻痒、鼻塞、流清水鼻涕、打喷嚏，入院就诊，检查后诊断为过敏性鼻炎，可用下列哪个药物缓解症状（　　）

A. 雷尼替丁 　　　　　B. 肾上腺素 　　　　　C. 氯苯那敏

D. 氯丙嗪 　　　　　　E. 阿托品

44. 对支气管哮喘和心源性哮喘均有效的药物是（　　）

A. 吗啡 　　　　　　　B. 哌替啶 　　　　　　C. 氨茶碱

D. 异丙肾上腺素 　　　E. 沙丁胺醇

45. 奥美拉唑抑制胃酸分泌的机制是（　　）

A. 阻断 H_2 受体 　　　B. 抑制胃壁细胞 H^+ 泵的功能 　　C. 阻断 M 受体

D. 阻断胃泌素受体 　　E. 直接抑制胃酸分泌

46. 小剂量用于催产，大剂量用于产后止血的是（　　）

A. 缩宫素 　　　　　　B. 麦角胺 　　　　　　C. 利托君

D. 硫酸镁 　　　　　　E. 麦角新碱

47. 患者，男，62岁，近3个月反复发生恶心、呕吐。近5天加重并伴有头晕、心悸、肢体麻木发凉、四肢无力。入院检查后诊断为恶性贫血，应给患者补充（　　）

A. 铁制剂　　　　　　　　B. 维生素 B$_{12}$　　　　　　C. 叶酸

D. 四氢叶酸　　　　　　　E. 以上都不对

48. 肝素过量引起的出血可选用（　　）

A. 氨甲苯酸　　　　　　　B. 维生素 C　　　　　　　C. 维生素 K

D. 鱼精蛋白　　　　　　　E. 垂体后叶素

49. 患者，38 岁，患有结核性脑膜炎，伴有高烧不退、呕吐、意识模糊，使用糖皮质激素治疗，哪项不是其目的（　　）

A. 抑制结核分枝杆菌生长　　B. 减轻炎症渗出　　　　　C. 退热

D. 防止脑膜粘连和瘢痕形成　E. 减轻中毒症状

50. 长期服用糖皮质激素不产生下列哪种副作用（　　）

A. 肾上腺皮质萎缩　　　　B. 高血钾　　　　　　　　C. 溃疡或出血穿孔

D. 满月脸　　　　　　　　E. 糖尿病倾向

51. 患者，女，50 岁，近 3 个月来出现多饮、多尿、多食、体重减轻，2 天前出现高热、咳嗽、咳黄色脓痰，今晨患者感到极度口渴、厌食、恶心、呕吐、呼吸急促、呼气中呈烂苹果味，随即进入昏迷状态，急诊入院。首先应给予的处理措施为（　　）

A. 应用呼吸兴奋剂　　　　　　　B. 应用洋地黄类药物

C. 迅速输液，静脉滴入胰岛素　　D. 静脉注射 10% 葡萄糖

E. 应用大剂量抗生素

52. 患者因出现多饮、多尿等症状就诊，查空腹血糖和餐后血糖均高于正常，诊断为轻型 2 型糖尿病，体型肥胖，宜选用（　　）

A. 格列本脲　　　　　　　B. 二甲双胍　　　　　　　C. 罗格列酮

D. 甲苯磺丁脲　　　　　　E. 胰岛素

53. 对阿莫西林的叙述，以下错误的是（　　）

A. 对肺炎球菌有效　　　　B. 胃肠道吸收良好　　　　C. 抗菌谱较氨苄西林窄

D. 不耐酶　　　　　　　　E. 可有过敏反应

54. 患者，女，18 岁，上呼吸道感染，高热，青霉素皮试阳性，宜选用下列何药治疗（　　）

A. 红霉素　　　　　　　　B. 羧苄西林　　　　　　　C. 阿莫西林

D. 卡那霉素　　　　　　　E. 头孢氨苄

55. 不属于克林霉素的抗菌特点是（　　）

A. 对耐青霉素的金葡菌有效　　B. 对溶血性链球菌、草绿色链球菌有效

C. 对肺炎球菌有效　　　　　　D. 对大多数厌氧菌有效

E. 对多数革兰阴性菌有效

56. 氯霉素在临床应用受限的主要原因是（　　）

A. 抗菌活性弱　　　　　　B. 血药浓度低　　　　　　C. 细菌易耐药

D. 易致过敏反应　　　　　E. 严重损害造血系统

57. 患者，女，主诉外阴瘙痒、白带增多，取阴道分泌物镜检可见滴虫活动，该患者应选用下列哪种药治疗（　　）

A. 青霉素 　　　　　　B. 环丙沙星 　　　　　　C. 庆大霉素

D. 磺胺嘧啶 　　　　　E. 甲硝唑

58. 有关异烟肼的描述，下列选项错误的是（　　）

A. 抗结核杆菌作用强 　B. 穿透力强 　　　　　　C. 单用易抗药

D. 无肝毒性 　　　　　E. 抑制分枝菌酸的合成

59. 阿昔洛韦不用于下列哪种感染（　　）

A. 单纯疱疹 　　　　　B. 生殖器疱疹 　　　　　C. 带状疱疹

D. 流感病毒 　　　　　E. 水痘

60. 防止疟疾复发的药物是（　　）

A. 吡喹酮 　　　　　　B. 乙胺嘧啶 　　　　　　C. 氯喹

D. 伯氨喹 　　　　　　E. 奎宁

Ⅱ共用题干单选题（A3、A4 型题）

（61～62 题共用题干）

一肝癌患者，疼痛难忍，连续使用吗啡一周后，停药次日患者出现烦躁不安、精神萎靡、流泪、出汗、腹痛、腹泻。

61. 根据患者的表现症状，此时考虑为（　　）

A. 急性中毒 　　　　　B. 耐受性 　　　　　　　C. 习惯性

D. 成瘾性 　　　　　　E. 高敏性

62. 为减轻患者痛苦，又不能让其继续使用吗啡，可以选用下列哪个药物暂时替代后逐渐戒断（　　）

A. 哌替啶 　　　　　　B. 可待因 　　　　　　　C. 美沙酮

D. 罗通定 　　　　　　E. 喷他佐辛

（63～64 题共用题干）

患儿，男，7 岁，扁桃体摘除手术麻醉时，医生误将 1% 丁卡因当作 1% 普鲁卡因应用，扁桃体周围注射 12mL 以后，患者很快出现烦躁不安、面色苍白，随即出现阵发性强烈惊厥、呼吸浅促、口唇发绀、心率减慢、血压下降等症状。

63. 该患者出现的反应可能是（　　）

A. 过敏性休克 　　　　B. 患者精神紧张而致晕厥 　C. 药物的毒性反应

D. 药物的副作用 　　　E. 药物的继发反应

64. 如不及时抢救，致死的首发原因是（　　）

A. 血压下降 　　　　　B. 心率减慢 　　　　　　C. 惊厥

D. 呼吸麻痹 　　　　　E. 心肌收缩力减弱

（65～66 题共用题干）

患者，男，55 岁，近日感觉头痛、头晕、心悸、眼花、耳鸣、失眠、乏力等症状，血压为 162/104mmHg。

65. 根据患者病情的临床表现，可诊断为 （ ）

A. 心律失常 　　　　　B. 冠心病 　　　　　C. 高血压

D. 心力衰竭 　　　　　E. 低血压

66. 医生建议服用卡托普利，该治疗药物属于 （ ）

A. ARB 　　　　　B. ACEI 　　　　　C. 利尿剂

D. β 受体阻断剂 　　　　　E. 钙通道阻滞剂

(67 ~ 68 题共用题干)

风湿性心脏病患者，现出现心慌气短、下肢浮肿、不能平卧，诊断为心功能不全。

67. 应给予下列哪种药物治疗 （ ）

A. 强心苷 　　　　　B. 硝普钠 　　　　　C. 硝苯地平

D. 肾上腺素 　　　　　E. 哌唑嗪

68. 服用强心苷后，症状一度好转，近日来出现室性早搏，应 （ ）

A. 停用强心苷，改用利尿剂 　　　B. 继续服强心苷 　　　C. 减少强心苷剂量

D. 减少强心苷剂量，加服奎尼丁 　　　E. 停用强心苷，改服利多卡因

(69 ~ 70 题共用题干)

患者，女，67 岁，与丈夫发生口角时突感心前区闷痛不适，经休息 3 分钟后不能缓解。

69. 该患者首先应 （ ）

A. 立即舌下含服硝酸甘油 　　　　　B. 立即口服止痛药物

C. 立即停止争吵，坐下安静休息 　　　　　D. 立即舌下含服速效救心丸

E. 立即进食糖水

70. 对该患者的用药指导，下列错误的是 （ ）

A. 长期服用硝酸甘油

B. 硝酸甘油应存放在棕色玻璃瓶或金属容器内

C. 采用减少用药次数、小剂量以及间歇给药方法可预防耐受性的产生

D. 避免寒冷刺激

E. 随身携带硝酸甘油

(71 ~ 72 题共用题干)

患者，女，45 岁，心悸、气短 4 年，病情加重伴下肢水肿 1 年，过劳自觉心悸、气短，休息可缓解，可胜任一般工作，近 1 年来反复出现下肢水肿。

71. 患者可能出现的疾病是 （ ）

A. 肾炎 　　　　　B. 胆囊炎 　　　　　C. 慢性充血性心力衰竭

D. 支气管哮喘 　　　　　E. 肝硬化

72. 为消除患者的水肿不能应用的药物 （ ）

A. 甘露醇 　　　　　B. 氢氯噻嗪 　　　　　C. 螺内酯

D. 呋塞米 　　　　　E. 环戊噻嗪

（73～75 题共用题干）

患者，女，35 岁。头痛、发热、咳嗽、痰多、呼吸急促，经有关检查被确诊为大叶性肺炎，医嘱给予青霉素 G 静脉滴注治疗。护士遵医嘱做青霉素皮肤过敏试验，皮试过程中患者突感胸闷、心慌、冷汗淋漓、脸色苍白、脉搏细弱。

73. 该患者出现上述症状应首选的抢救药物是（ ）

A. 肾上腺素   B. 去甲肾上腺素   C. 异丙肾上腺素

D. 间羟胺   E. 多巴胺

74. 该药物缓解上述症状的原因是（ ）

A. 激动多巴胺受体，扩张肾血管

B. 阻断多巴胺受体，增加血流量

C. 激动 α、β 受体，收缩血管升高血压及扩张支气管

D. 激动 M 受体，扩张支气管

E. 激动 N 受体，增强骨骼肌收缩力

75. 除上述药物外，你认为还可使用下列哪种药物抢救（ ）

A. 阿托品   B. 地塞米松   C. 苯巴比妥

D. 阿司匹林   E. 普萘洛尔

（76～77 题共用题干）

患者，女，28 岁，确诊暴发型流行性脑脊髓膜炎，青霉素皮试呈阳性。

76. 该患者应选下列哪个药物治疗（ ）

A. 磺胺嘧啶   B. 红霉素   C. 头孢氨苄

D. 四环素   E. 链霉素

77. 用药期间，该患者加用碳酸氢钠的理由在于（ ）

A. 减少对胃肠道的刺激性   B. 增强抗菌效果   C. 防止代谢性酸中毒

D. 预防过敏反应发生   E. 减少肾脏损害

（78～80 题共用题干）

患者，男，23 岁。发热、咳嗽、咳痰，血压 80/50mmHg，临床诊断为中毒性肺炎。

78. 首选以下处理（ ）

A. 大量输液   B. 冬眠疗法   C. 足量有效抗感染药物

D. 肾上腺皮质激素   E. 肾上腺素

79. 症状未见好转，应及早使用（ ）

A. 氢化可的松   B. 输血   C. 补充维生素

D. 脂肪乳剂   E. 抗病毒药物

80. 病情缓解后应立即（ ）

A. 停用抗菌药   B. 停用肾上腺皮质激素   C. 加用镇咳药物

D. 使用阿司匹林类药物   E. 以上都行

Ⅲ 共用备选答案单选题（B 型题）

（81～84 题共用备选答案）

A. 阿奇霉素   B. 克林霉素   C. 氨苄西林

D. 庆大霉素   E. 多西环素

81. 属于大环内酯类抗生素的是（   ）

82. 属于青霉素类抗生素的是（   ）

83. 属于氨基糖苷类抗生素的是（   ）

84. 属于四环素类抗生素的是（   ）

（85～88 题共用备选答案）

A. 阿司匹林   B. 尼美舒利   C. 布洛芬

D. 对乙酰氨基酚   E. 保泰松

85. 小剂量有抑制血栓形成作用的是（   ）

86. 广泛用于解热镇痛和抗炎抗风湿无水杨酸反应的是（   ）

87. 对环氧化酶 - 2 选择性抑制作用较高的是（   ）

88. 超量服用可引起急性中毒性肝损坏的药物是（   ）

（89～91 题共用选项）

A. 利多卡因   B. 苯妥英钠   C. 阿托品

D. 维拉帕米   E. 普萘洛尔

89. 窦性心动过速首选（   ）

90. 由强心苷中毒所致的快速型心律失常首选（   ）

91. 不用于快速型心律失常的药物是（   ）

（92～95 题共用选项）

A. 呋塞米   B. 氢氯噻嗪   C. 螺内酯

D. 甘露醇   E. 乙酰唑胺

92. 属于渗透性利尿药的是（   ）

93. 属于保钾利尿药的是（   ）

94. 属于中效利尿药的是（   ）

95. 属于高效利尿药的是（   ）

（96～100 题共用选项）

A. 地高辛   B. 卡托普利   C. 硝普钠

D. 米力农   E. 普萘洛尔

96. 过量引起严重心脏毒性的药物是（   ）

97. 常在用药 1 周后出现刺激性干咳的药物是（   ）

98. 严重心动过缓、支气管哮喘者禁用的药物是（   ）

99. 降低心脏前、后负荷，对急性心梗及高血压所致慢性心衰效果较好（   ）

100. 通过抑制磷酸二酯酶，升高 cAMP 水平，加强心肌收缩力的非苷类药物是（   ）

答案

1. A	2. C	3. B	4. B	5. D	6. D	7. C	8. A	9. B	10. D
11. D	12. B	13. D	14. A	15. B	16. C	17. C	18. B	19. A	20. C
21. E	22. C	23. C	24. A	25. B	26. C	27. B	28. C	29. B	30. C
31. B	32. C	33. A	34. B	35. B	36. A	37. E	38. B	39. A	40. B
41. B	42. B	43. C	44. C	45. B	46. A	47. B	48. D	49. A	50. B
51. C	52. B	53. C	54. A	55. E	56. E	57. E	58. D	59. D	60. D
61. D	62. C	63. C	64. D	65. C	66. B	67. A	68. E	69. A	70. A
71. C	72. A	73. A	74. C	75. B	76. A	77. E	78. C	79. A	80. B
81. A	82. C	83. D	84. E	85. A	86. C	87. B	88. D	89. E	90. B
91. C	92. D	93. C	94. B	95. A	96. A	97. B	98. E	99. C	100. D

（尹龙武　上官丹罡）

综合练习自测试卷与答案（二）

I 单选题（A1、A2 型题）

1. 药理学是研究（　　）

A. 药物代谢动力学　　　　B. 药物效应动力学　　　　C. 药物临床应用

D. 药物与机体相互作用规律及机制　　　　E. 药物对机体的效应

2. 临床最常用的给药途径是（　　）

A. 静脉注射　　　　　　B. 雾化吸入　　　　　　C. 口服给药

D. 肌肉注射　　　　　　E. 动脉给药

3. 治疗指数是（　　）

A. 治疗量与不正常反应率之比　　　　B. 治疗剂量与中毒剂量之比

C. LD_{50}/ED_{50}　　　　　　　　D. ED_{50}/LD_{50}

E. 药物适应证的数目

4. 有关药物引起的变态反应，以下哪项认识是错误的（　　）

A. 与异性蛋白引起的过敏反应相似

B. 药物不同，反应表现不同

C. 常用量或极小量都可发生

D. 可引起过敏性休克或其他严重反应

E. 它仅见于少数特异质的个体

5. 选择性低的药物，在临床治疗时往往（　　）

A. 毒性较大　　　　　　B. 副作用较多　　　　　　C. 过敏反应较剧烈

D. 成瘾较大　　　　　　E. 药理作用较弱

6. 药物与血浆蛋白结合后，药物表现为（　　）

A. 作用增强　　　　　　B. 代谢加快　　　　　　C. 排泄加快

D. 分布加快　　　　　　E. 暂时失去药理活性

7. 药物排泄的主要器官是（　　）

A. 肾脏　　　　　　　　B. 胆管　　　　　　　　C. 汗腺

D. 乳腺　　　　　　　　E. 胃肠道

8. 对半衰期的说法不正确的是（　　）

A. 药物的血浆浓度下降一半所需的时间

B. 药物的体内浓度下降一半所需的时间

C. 临床上常用消除半衰期来反映药物消除的快慢

D. 可以根据半衰期可以制定药物给药间隔时间

E. 一次给药后，经过 4～5 个半衰期体内药物已基本消除

9. 毛果芸香碱对眼的作用不包括 （　　）

A. 缩小瞳孔　　　　　　　B. 降低眼压　　　　　　C. 散大瞳孔

D. 睫状肌收缩　　　　　　E. 悬韧带放松

10. 阿托品能解除有机磷酸酯中毒时的 （　　）

A. M 样症状　　　　　　　B. 神经节兴奋症状　　　C. 部分中枢症状

D. N 样的肌肉震颤症状　　E. 胆碱酯酶抑制状态

11. 阿托品禁用于以下何种疾病的治疗 （　　）

A. 迷走神经过度兴奋所致的窦房传导阻滞、房室传导阻滞

B. 青光眼和前列腺肥大者

C. 内脏绞痛和遗尿症

D. 小儿中毒性痢疾

E. 有机磷酸酯类中毒

12. 酚妥拉明使血管舒张的主要机理是 （　　）

A. 阻断 α_2 受体　　　　　B. 兴奋 β_2 受体　　　　C. 兴奋 β_1 受体

D. 阻断 M 受体　　　　　　E. 阻断 α_1 受体

13. 普萘洛尔的禁忌证是 （　　）

A. 高血压　　　　　　　　B. 甲亢患者　　　　　　C. 心绞痛

D. 支气管哮喘　　　　　　E. 青光眼

14. 有支气管哮喘及机械性肠梗阻的患者应禁用 （　　）

A. 异丙肾上腺素　　　　　B. 新斯的明　　　　　　C. 山莨菪碱

D. 东莨菪碱　　　　　　　E. 后马托品

15. 对去甲肾上腺素最敏感的组织是 （　　）

A. 支气管平滑肌　　　　　B. 胃肠道平滑肌　　　　C. 冠状血管

D. 骨骼肌血管　　　　　　E. 皮肤、黏膜血管

16. 急性肾功能衰竭时，可与利尿剂合用来增加尿量的是 （　　）

A. 多巴胺　　　　　　　　B. 麻黄碱　　　　　　　C. 去甲肾上腺素

D. 异丙肾上腺素　　　　　E. 肾上腺素

17. 下述何药可诱发或加重支气管哮喘 （　　）

A. 肾上腺素　　　　　　　B. 普萘洛尔　　　　　　C. 妥拉唑林

D. 酚妥拉明　　　　　　　E. 甲氧明

18. 患者，40 岁，拟行阑尾切除术，在腰麻开始后不久，收缩压从麻醉前 110mmHg 下降至 80mmHg。应从静脉输液中加入下列何种药物 （　　）

A. 间羟胺　　　　　　　　B. 麻黄碱　　　　　　　C. 多巴胺

D. 肾上腺素　　　　　　　E. 去甲肾上腺素

19. 抗癫痫持续状态的首选药物是（　　）

A. 地西泮　　　　　　　　B. 氯氮平　　　　　　　　C. 苯妥英钠

D. 苯巴比妥　　　　　　　E. 水合氯醛

20. 治疗三叉神经痛可选用（　　）

A. 苯巴比妥　　　　　　　B. 地西泮　　　　　　　　C. 苯妥英钠

D. 乙琥胺　　　　　　　　E. 扑米酮

21. 丙米嗪的药理作用，不正确的是（　　）

A. 抑郁症患者用药后情绪提高，精神振奋

B. 抑制突触前膜对去甲肾上腺素与 5 - 羟色胺的再摄取

C. 治疗量不影响血压，不易引起心律失常

D. 阻断 α 受体，降低血压

E. 阻断 M 受体，引起阿托品样副作用

22. 氯丙嗪不能用于何种原因引起的呕吐（　　）

A. 尿毒症　　　　　　　　B. 癌症　　　　　　　　　C. 放射病

D. 强心苷中毒　　　　　　E. 晕动病

23. 患者，男，53 岁，两周前突发心前区压榨性疼痛而入院，诊断为心肌梗死，治疗后病情稳定。1 天前夜间突然发作剧烈咳嗽，并伴有气憋，平卧时气急难忍，不得采取坐位，咳出粉红色泡沫痰。急诊入院，诊断为急性左心衰竭。给予吸氧、强心、利尿、扩血管等治疗外，重要的治疗药物是（　　）

A. 罗通定　　　　　　　　B. 肝素　　　　　　　　　C. 阿司匹林

D. 吗啡　　　　　　　　　E. 可待因

24. 哌替啶最大的不良反应是（　　）

A. 便秘　　　　　　　　　B. 依赖性　　　　　　　　C. 腹泻

D. 心律失常　　　　　　　E. 呕吐

25. 急性吗啡中毒的解救药是（　　）

A. 尼莫地平　　　　　　　B. 纳洛酮　　　　　　　　C. 肾上腺素

D. 曲马多　　　　　　　　E. 喷他佐辛

26. 关于对乙酰氨基酚的叙述，下列哪项是错误的（　　）

A. 解热镇痛作用缓和持久　　B. 对中枢环氧化酶抑制作用弱　　C. 小儿首选解热镇痛药

D. 抗炎、抗风湿作用弱是因为对外周环氧化酶抑制弱　　　E. 无明显的胃肠刺激

27. 患者，女，39 岁，有哮喘病史。1 天前因发热服用阿司匹林 250mg，用药后 30 分钟哮喘严重发作，大汗，发绀，强迫坐位。以下哪种说法正确（　　）

A. 这是由于发热引发了哮喘

B. 这是由于阿司匹林诱发了哮喘

C. 这是阿司匹林中毒的表现

D. 可用肾上腺素治疗

E. 是以抗原－抗体反应为基础的过敏反应

28. 对环氧化酶 - 2 选择性抑制作用较高的是（　　）

A. 阿司匹林 　　　　　B. 塞来昔布 　　　　　C. 布洛芬

D. 对乙酰氨基酚 　　　E. 保泰松

29. 男性，70 岁。高血压病 3 年，血压 166/96mmHg，伴 2 型糖尿病。首选降压药物是（　　）

A. 利尿剂 　　　　　　B. β 受体阻滞剂 　　　　C. ACEI 类

D. 维拉帕米 　　　　　E. 利血平

30. 一线抗高血压药不包括下列哪一类（　　）

A. β 受体阻断药 　　　B. 利尿药 　　　　　　　C. 中枢性降压药

D. ACEI 　　　　　　　E. AT_1 受体阻断药

31. 能抑制血管紧张素转化酶的抗高血压药是（　　）

A. 酚妥拉明 　　　　　B. 依那普利 　　　　　　C. 硝酸甘油

D. 肼屈嗪 　　　　　　E. 硝酸异山梨酯

32. 能有效地防止和逆转心衰患者的心肌重构的药物是（　　）

A. 地高辛 　　　　　　B. 多巴酚丁胺 　　　　　C. 米力农

D. 氢氯噻嗪 　　　　　E. 依那普利

33. 下列对地高辛的描述，哪一项是正确的（　　）

A. 对正常及衰竭心脏均不影响心肌耗氧量

B. 对离体心脏能减少心肌耗氧量

C. 对正常人和心衰患者均能增加心肌耗氧量

D. 降低心衰患者心肌耗氧量

E. 降低正常人心肌耗氧量

34. 地高辛对下列哪种疾病引起的心力衰竭基本无效（　　）

A. 高血压诱发的心力衰竭

B. 先天性心脏病引起的心力衰竭

C. 瓣膜病引起的心力衰竭

D. 严重二尖瓣狭窄、缩窄性心包炎引起的心力衰竭

E. 以上均有效

35. 属于 I c 的抗心律失常药物是（　　）

A. 奎尼丁 　　　　　　B. 苯妥英钠 　　　　　　C. 胺碘酮

D. 普萘洛尔 　　　　　E. 普罗帕酮

36. 阵发性室性心动过速，宜选用的抗心律失常药物是（　　）

A. 维拉帕米 　　　　　B. 丙吡胺 　　　　　　　C. 苯妥英钠

D. 普萘洛尔 　　　　　E. 利多卡因

37. 患者，男，58 岁。劳累后短暂胸骨后闷痛 4 个月，近日与人生气，心情郁闷，饮酒后突感心前区闷痛，有窒息感，出冷汗，脸色苍白，应选下列何药治疗（　　）

A. 普萘洛尔 　　　　　B. 维拉帕米 　　　　　　C. 硝酸甘油

D. 氨茶碱
E. 地尔硫草

38. 硝酸酯类药物舒张血管的作用机制是（ ）

A. 阻断 β 受体
B. 直接作用于血管平滑肌
C. 促进前列环素的生成

D. 释放一氧化氮
E. 阻滞 Ca^{2+} 通道

39. 新生儿窒息最好选用下列哪个药物（ ）

A. 尼可刹米
B. 洛贝林
C. 咖啡因

D. 二甲弗林
E. 以上都不对

40. 患者，女，39 岁，患肾病多年，近日下肢水肿就诊，医嘱给予呋塞米静脉注射，出现眩晕、耳鸣等反应，此属何种情况（ ）

A. 耳毒性
B. 中枢神经系统毒性
C. 过敏反应

D. 肾毒性
E. 电解质紊乱

41. 治疗高胆固醇血症首选（ ）

A. 普罗布考
B. 考来烯胺
C. 洛伐他汀

D. 吉非贝齐
E. 烟酸

42. 患者，男，22 岁，在一次车祸中头部严重受伤，颅内出血，不宜选用的药物是（ ）

A. 呋塞米
B. 甘露醇
C. 螺内酯

D. 布美他尼
E. 依他尼酸

43. 与呋塞米合用可增强耳毒性的药物是（ ）

A. 四环素
B. 阿莫西林
C. 链霉素

D. 青霉素
E. 氯霉素

44. 第一代 H_1 受体阻断药最常见的不良反应是（ ）

A. 烦躁、失眠
B. 镇静、嗜睡
C. 消化道反应

D. 致畸
E. 荨麻疹

45. 下列哪个药物适用于催产和引产（ ）

A. 麦角毒
B. 缩宫素
C. 益母草

D. 麦角新碱
E. 麦角胺

46. 原因不明的哮喘急性发作首选（ ）

A. 氨茶碱
B. 麻黄碱
C. 乙酰胆碱

D. 肾上腺素
E. 地塞米松

47. 患者，男，28 岁，因外出春游，出现咳嗽、咳痰并伴喘息 2 天入院。体检：体温 36.5℃，脉搏 90 次/分，呼吸 28 次/分，血压 110/80mmHg，喘息貌，口唇发绀，肺部可闻及广泛的哮鸣音。诊断为支气管哮喘。下面哪种是控制症状的首选药（ ）

A. 氨茶碱
B. 特布他林
C. 色甘酸钠

D. 倍氯米松
E. 异丙托溴铵

48. 对组胺 H_2 受体具有阻断作用的药物是（ ）

A. 哌仑西平
B. 雷尼替丁
C. 雷贝拉唑

D. 西沙必利
E. 氯雷他定

49. 可以用来治疗卓－艾综合征的抗溃疡药是（　　）

    A. 乳酶生　　　　　　　　　B. 多潘立酮　　　　　　　　C. 硫糖铝

    D. 奥美拉唑　　　　　　　　E. 药用炭

50. 叶酸主要用于治疗的疾病是（　　）

    A. 缺铁性贫血　　　　　　　B. 慢性失血性贫血　　　　　C. 再生障碍性贫血

    D. 巨幼红细胞性贫血　　　　E. 地中海贫血

51. 长期使用糖皮质激素可使下列疾病或症状加重，哪一种除外（　　）

    A. 胃溃疡　　　　　　　　　B. 高血压　　　　　　　　　C. 浮肿

    D. 系统性红斑狼疮　　　　　E. 糖尿病

52. 糖尿病患者术后早期宜选用下列哪种降血糖药物（　　）

    A. 胰岛素　　　　　　　　　B. 那格列奈　　　　　　　　C. 阿卡波糖

    D. 氯磺丙脲　　　　　　　　E. 格列齐特

53. 患者，女，45 岁，身高 160cm，体重 75kg，多食、消瘦、多尿 2 个月。检查发现尿糖（＋＋＋），随机血糖 11.5mmol/L。最佳的处理措施是（　　）

    A. 控制饮食＋运动　　　　　B. 控制饮食＋磺脲类药物　　C. 控制饮食＋双胍类药物

    D. 控制饮食＋阿卡波糖　　　E. 控制饮食＋胰岛素

54. 与青霉素相比，阿莫西林（　　）

    A. 对革兰阳性细菌的抗菌作用强　　B. 对革兰阴性杆菌作用强

    C. 对 β－内酰胺酶稳定　　　　　　D. 对耐药金葡菌有效

    E. 对绿脓杆菌有效

55. 庆大霉素的抗菌谱是（　　）

    A. 链球菌　　　　　　　　　B. 革兰阴性杆菌　　　　　　C. 立克次体

    D. 衣原体　　　　　　　　　E. 螺旋体

56. 异烟肼不具备的优点是（　　）

    A. 疗效高　　　　　　　　　B. 口服方便　　　　　　　　C. 性质稳定

    D. 毒性小　　　　　　　　　E. 无肝毒性

57. 患者，男，18 岁，确诊为金黄色葡萄球菌引起的急性骨髓炎，最佳选药应是（　　）

    A. 红霉素　　　　　　　　　B. 庆大霉素　　　　　　　　C. 青霉素 G

    D. 四环素　　　　　　　　　E. 克林霉素

58. 阿昔洛韦主要适用的疾病是（　　）

    A. 细菌性痢疾　　　　　　　B. 结核病　　　　　　　　　C. 白色念珠菌感染

    D. 疱疹病毒感染　　　　　　E. 血吸虫病

59. 控制复发和阻止传播的首选抗疟药物是（　　）

    A. 氯喹　　　　　　　　　　B. 青蒿素　　　　　　　　　C. 奎宁

    D. 伯氨喹　　　　　　　　　E. 乙胺嘧啶

60. 氟喹诺酮类药物的抗菌作用机制是（　　）

    A. 抑制细菌细胞壁的合成　　B. 抗叶酸代谢　　　　　　　C. 影响胞质膜通透性

D. 抑制 DNA 回旋酶，阻止 DNA 合成　　　　E. 抑制蛋白质合成

Ⅱ 共用题干单选题（A3、A4 型题）

（61～62 题共用题干）

患者，男，53 岁。给苹果园喷洒农药后出现头晕、多汗、恶心、呕吐、腹痛及呼吸困难，并伴有神志模糊。

61. 临床可能的诊断为（　）

A. 脑出血　　　　　　　　B. 铅中毒　　　　　　　　C. 酮症酸中毒

D. 有机磷农药中毒　　　　E. 一氧化碳中毒

62. 可用于解救的药物是（　）

A. 毒扁豆碱　　　　　　　B. 新斯的明　　　　　　　C. 氯解磷定

D. 毛果芸香碱　　　　　　E. 尼古丁

（63～65 题共用题干）

患者，男，58 岁。体检时 B 超显示肝部有肿块，血化验发现癌胚抗原升高，诊断为肝癌早期，后出现右肋部偶发间歇性钝痛。

63. 关于疼痛的处理措施，正确的是（　）

A. 尽早使用吗啡、哌替啶、美沙酮等镇痛药物

B. 不需用药

C. 选用苯妥英钠、卡马西平

D. 可选用阿司匹林、吲哚美辛、对乙酰氨基酚等药物

E. 使用氯丙嗪、氯氮平、氟哌啶醇

64. 随着时间推移，疼痛逐渐加重，持续时间延长，原用药物不能很好地缓解疼痛，最好选用（　）

A. 哌替啶　　　　　　　　B. 可待因　　　　　　　　C. 苯妥英钠

D. 布洛芬　　　　　　　　E. 氯丙嗪

65. 患者肝区疼痛加重，发作时剧烈难忍，大汗淋漓，伴有消瘦、乏力，以及不明原因的发热、腹水、黄疸，提示肝癌晚期，可以选用的镇痛药物是（　）

A. 哌替啶　　　　　　　　B. 可待因　　　　　　　　C. 苯妥英钠

D. 布洛芬　　　　　　　　E. 氯丙嗪

（66～67 题共用题干）

患者，男，30 岁。确诊哮喘入院治疗 3 周，经正规治疗病情缓解，仅偶有胸闷。现欲出院维持治疗，在为其指导合理用药时应注意以下几点。

66. 提示患者应严禁用以下哪种药物（　）

A. β 受体激动剂　　　　　B. β 受体阻断剂　　　　　C. 抗胆碱能药物

D. 钙通道阻滞剂　　　　　E. 白三烯受体拮抗剂

67. 为巩固疗效，建议患者继续应用哪种药物控制气道炎症（　）

A. 二丙酸倍氯米松气雾剂　　B. 沙丁胺醇气雾剂　　　　C. 特布他林气雾剂

D. 孟鲁司特　　　　　　　E. 氨茶碱

（68～69 题共用题干）

患者，男，56 岁。有糖尿病史 15 年，近日并发肺炎，呼吸 35 次/分，心率 105 次/分，血压 160/90mmHg，呼出气体有丙酮味，意识模糊，尿酮呈强阳性，血糖 12.5mmol/L。

68. 治疗药物应选用（　　）

A. 三碘甲状腺原氨酸　　　B. 珠蛋白锌胰岛素　　　C. 正规胰岛素

D. 格列齐特　　　　　　　E. 低精蛋白锌胰岛素

69. 此药的给药途径是（　　）

A. 口服　　　　　　　　　B. 皮下注射　　　　　　C. 静脉注射

D. 舌下含服　　　　　　　E. 灌肠

（70～74 题共用题干）

患者，男，40 岁，近 1 年来上腹部疼痛反复发作，伴反酸、嗳气，幽门螺杆菌阳性，诊断为胃溃疡。

70. 下列哪种药物不能用于胃溃疡的治疗（　　）

A. 奥美拉唑　　　　　　　B. 西咪替丁　　　　　　C. 甲氧氯普胺

D. 枸橼酸铋钾　　　　　　E. 米索前列醇

71. 在治疗胃溃疡时可引起口腔、舌、粪便染黑的药物是（　　）

A. 三硅酸镁　　　　　　　B. 奥美拉唑　　　　　　C. 西咪替丁

D. 硫糖铝　　　　　　　　E. 枸橼酸铋钾

72. 治疗胃溃疡会加重嗳气的是（　　）

A. 碳酸氢钠　　　　　　　B. 三硅酸镁　　　　　　C. 氢氧化铝

D. 氧化镁　　　　　　　　E. 氢氧化镁

73. 抑制胃壁细胞 $H^+ - K^+ - ATP$ 酶，减少胃酸分泌药是（　　）

A. 奥美拉唑　　　　　　　B. 哌仑西平　　　　　　C. 丙谷胺

D. 硫糖铝　　　　　　　　E. 三硅酸镁

74. 该患者除了要使用抑酸药，还需加用何种药物（　　）

A. 降糖药　　　　　　　　B. 激素　　　　　　　　C. 抗菌药

D. 护肝药　　　　　　　　E. 强心药

（75～76 题共用题干）

患者，男，35 岁。发现血压增高两年，自述头昏、头胀痛，血压 150/95mmHg，胸片呈主动脉型心，诊断为高血压病。

75. 根据目前情况，采用（　　）

A. 不作特殊处理，继续观察　B. 服用噻嗪类利尿剂　　C. 服用利血平

D. 服用可乐定　　　　　　E. 硝普钠注射

76. 进一步检查发现，患者患有痛风和支气管哮喘，此时应（　　）

A. 不需换药，继续原来治疗

B. 改用钙拮抗剂或 β 受体阻滞剂

C. 改厕血管紧张素转换酶抑制剂或钙拮抗剂

D. 改厕利尿剂或利血平

E. B 和 D 均可

(77 ~ 78 题共用题干)

患者,男,48 岁,工人。近一个月来感到伸舌不灵、饮食呛咳,四肢无力。其症状一般清晨比较轻,活动和疲劳后加重,休息后好转。检查见患者双眼睑下垂,声音低下伴发音不清,肌疲劳试验阳性,诊断为重症肌无力。

77. 该患者宜选用 ( )

A. 毒扁豆碱   B. 烟碱   C. 阿托品

D. 新斯的明   E. 毛果芸香碱

78. 该药属于 ( )

A. M 受体激动药   B. α 受体激动药   C. β 受体激动药

D. 胆碱酯酶抑制剂   E. 胆碱酯酶复活剂

(79 ~ 80 题共用题干)

患者,男,2 岁,发热伴咳嗽 24 小时,自测体温 39.7℃,半小时前突发抽搐,伴神经不清,遂来院就诊,诊断为高热惊厥。

79. 为及时消除惊厥,可给予 ( )

A. 地西泮静脉注射   B. 尼可刹米肌肉注射   C. 硫喷妥钠静脉注射

D. 硫酸镁口服   E. 硫酸镁静脉注射

80. 给药抽搐停止,但患儿出现呼吸减慢、脉搏细速,可采用的拮抗药物是 ( )

A. 氟马西尼   B. 阿托品   C. 肾上腺素

D. 洛贝林   E. 咖啡因

Ⅲ 共用备选答案单选题 (B 型题)

(81 ~ 85 题共用备选答案)

A. 患者服治疗量的伯氨喹所致的溶血反应

B. 强心苷所致的心律失常

C. 四环素和氯霉素所致的二重感染

D. 阿托品在治疗量解除胃肠痉挛时所致的口干、心悸

E. 巴比妥类药物所致的次晨宿醉现象

81. 属于副作用的是 ( )

82. 属于特异质反应的是 ( )

83. 属于继发反应的是 ( )

84. 属于后遗效应的是 ( )

85. 属于毒性反应的是 ( )

(86 ~ 90 题共用备选答案)

A. 水、钠潴留   B. 抑制蛋白质合成   C. 促进胃酸分泌

D. 抑制免疫功能　　　　　　E. 兴奋中枢神经

86. 糖皮质激素治疗暴发性流脑必须合用足量有效的抗生素是因为糖皮质激素（　）

87. 糖皮质激素禁用于精神病是因为（　）

88. 糖皮质激素禁用于胃溃疡是因为（　）

89. 糖皮质激素禁用于创伤修复期是因为（　）

90. 糖皮质激素禁用于高血压是因为（　）

(91～95题共用备选答案)

A. 二甲双胍　　　　　　B. 氯磺丙脲　　　　　　C. 胰岛素

D. 罗格列酮　　　　　　E. 阿卡波糖

91. 对餐后血糖显著升高的2型糖尿病患者可选用（　）

92. 尤其适用于胰岛素抵抗的2型糖尿病患者的是（　）

93. 合并严重感染的中度糖尿病患者宜选用（　）

94. 轻症伴有肥胖的糖尿病患者宜选用（　）

95. 尿崩症患者宜选用（　）

(96～100题共用备选答案)

A. 氨茶碱　　　　　　B. 特布他林　　　　　　C. 异丙托溴铵

D. 倍氯米松　　　　　　E. 色甘酸钠

96. 具有抗炎、抗过敏作用的平喘药是（　）

97. 阻断M胆碱受体的平喘药是（　）

98. 可阻断腺苷受体的平喘药是（　）

99. 选择性激动 β_2 受体的平喘药是（　）

100. 用于预防哮喘的是（　）

答案

1. D	2. C	3. C	4. B	5. B	6. E	7. A	8. B	9. C	10. A
11. B	12. E	13. D	14. B	15. E	16. A	17. B	18. B	19. A	20. C
21. C	22. E	23. D	24. B	25. B	26. B	27. B	28. B	29. C	30. C
31. B	32. E	33. D	34. D	35. B	36. E	37. C	38. D	39. B	40. A
41. C	42. B	43. C	44. B	45. B	46. A	47. B	48. B	49. D	50. D
51. D	52. A	53. C	54. B	55. B	56. E	57. B	58. B	59. B	60. D
61. D	62. C	63. D	64. B	65. A	66. B	67. A	68. C	69. C	70. C
71. E	72. A	73. A	74. C	75. B	76. C	77. D	78. D	79. A	80. A
81. D	82. A	83. C	84. E	85. B	86. D	87. E	88. C	89. B	90. A
91. E	92. D	93. C	94. A	95. B	96. D	97. C	98. A	99. B	100. E

（上官丹罡　尹龙武）

综合练习自测试卷与答案（三）

I 单选题（A1、A2 型题）

1. 药物效应动力学是研究（　　）

A. 药物对机体的作用及作用机制

B. 机体对药物的处置的科学

C. 药物临床用量

D. 药物作用原理

E. 机体对药物的反应

2. 药物在治疗剂量时出现的与治疗目的无关的作用称（　　）

A. 副作用　　　　　　　B. 毒性反应　　　　　　　C. 变态反应

D. 精神依赖　　　　　　E. 特异质反应

3. 药物在体内的消除速度决定药物（　　）

A. 作用起效的快慢　　　B. 作用持续时间　　　　　C. 不良反应的大小

D. 过敏反应发生快慢　　E. 药物排出时间

4. 有关药物引起的变态反应，下列哪项认识是错误的（　　）

A. 与异性蛋白引起的过敏反应相似　　B. 药物不同，反应表现不同

C. 常用量或极小量都可发生　　　　　D. 可引起过敏性休克或其他严重反应

E. 它仅见于少数特异质的个体

5. 庆大霉素导致听力下降属于（　　）

A. 毒性反应　　　　　　B. 过敏反应　　　　　　　C. 后遗作用

D. 继发反应　　　　　　E. 撤药反应

6. 有关药物排泄的描述，下列错误的是（　　）

A. 极性大、水溶性大的药物在肾小管重吸收少，易排泄

B. 酸性药在碱性尿中解离少，重吸收多，排泄慢

C. 脂溶性高的药物在肾小管重吸收多，排泄慢

D. 解离度大的药物重吸收少，易排泄

E. 药物自肾小管的重吸收可影响药物在体内存留的时间

7. 按一级动力学消除的药物有关稳态血药浓度的描述，下列错误的是（　　）

A. 增加剂量能升高稳态血药浓度

B. 剂量大小可影响稳态血药浓度到达时间

C. 首次剂量加倍，按原间隔给药可迅速达稳态血药浓度

C. 首次剂量加倍，按原间隔给药可迅速达稳态血药浓度

D. 定时恒量给药必须经 4~6 个半衰期才可达稳态血药浓度

E. 定时恒量给药达稳态血药浓度的时间与清除率有关

8. 药物的首关消除可能发生于（　　）

A. 舌下给药后　　　　　　　B. 吸入给药后　　　　　　　C. 口服给药后

D. 静脉注射后　　　　　　　E. 皮下给药后

9. 毛果芸香碱缩瞳的机制是（　　）

A. 直接激动 M 受体　　　　　B. 抑制胆碱酯酶的活性　　　C. 激动 N 受体

D. 阻断 M 受体　　　　　　　E. 阻断 N 受体

10. 解磷定治疗有机磷酸酯类中毒的机制是（　　）

A. 与胆碱受体结合，阻止乙酰胆碱的作用

B. 与磷酰化胆碱酯酶结合成复合物，进一步水解游离出胆碱酯酶

C. 与乙酰胆碱结合，阻止其过度作用

D. 与体内游离的毒物结合，促进其排泄

E. 促进乙酰胆碱合成

11. 阿托品阻断以下哪种受体（　　）

A. α　　　　　　　　　　　　B. N　　　　　　　　　　　　C. β

D. M　　　　　　　　　　　　E. DA

12. 帮助诊断嗜铬细胞瘤引起的高血压可用（　　）

A. 肾上腺素　　　　　　　　B. 普萘洛尔　　　　　　　　C. 酚妥拉明

D. 阿托品　　　　　　　　　E. 多巴酚丁胺

13. 去甲肾上腺素的常用给药方法是（　　）

A. 口服　　　　　　　　　　B. 皮下注射　　　　　　　　C. 静脉滴注

D. 静脉注射　　　　　　　　E. 肌内注射

14. 可用于治疗支气管哮喘的药物是（　　）

A. 间羟胺　　　　　　　　　B. 去甲肾上腺素　　　　　　C. A 和 B

D. 去氧肾上腺素　　　　　　E. 肾上腺素

15. 异丙肾上腺素治疗哮喘剂量过大或过于频繁易出现的不良反应是（　　）

A. 中枢兴奋症状　　　　　　B. 体位性低血压　　　　　　C. 舒张压升高

D. 心悸或心动过速　　　　　E. 急性肾功能衰竭

16. 选择性受体阻断药是（　　）

A. 普萘洛尔　　　　　　　　B. 拉贝洛尔　　　　　　　　C. 噻吗洛尔

D. 美托洛尔　　　　　　　　E. 吲哚洛尔

17. 患者，男，50 岁，静滴去甲肾上腺素治疗早期神经性休克，用药过程中发现滴注部位苍白、发凉，此时，除更换注射部位、热敷外，还应给予何种药物治疗（　　）

A. 多巴胺　　　　　　　　　B. 阿托品　　　　　　　　　C. 酚妥拉明

D. 普萘洛尔　　　　　　　　E. 拉贝洛尔

18. 应避免与磺胺类药同时应用的药物是（　　）

A. 普鲁卡因　　　　　　B. 丁卡因　　　　　　　C. 利多卡因

D. 丁哌卡因　　　　　　E. 罗哌卡因

19. 焦虑引起的失眠症宜用（　　）

A. 巴比妥　　　　　　　B. 苯妥英钠　　　　　　C. 水合氯醛

D. 地西泮　　　　　　　E. 氯丙嗪

20. 对癫痫大发作、小发作和精神运动性发作均有效的药物是（　　）

A. 苯巴比妥　　　　　　B. 乙琥胺　　　　　　　C. 卡马西平

D. 苯妥英钠　　　　　　E. 丙戊酸钠

21. 下列关于利多卡因特点的描述不正确的是（　　）

A. 安全范围大　　　　　B. 引起过敏反应　　　　C. 有抗心律失常作用

D. 可用于各种局麻给药　E. 可穿透黏膜，作用比普鲁卡因快、强、持久

22. 氯丙嗪引起的锥体外系反应不包括（　　）

A. 迟发型运动障碍　　　B. 肌张力降低　　　　　C. 急性肌张力障碍

D. 静坐不能　　　　　　E. 帕金森综合征

23. 吗啡急性中毒致死的主要原因是（　　）

A. 呼吸麻痹　　　　　　B. 昏迷　　　　　　　　C. 瞳孔极度缩小

D. 支气管哮喘　　　　　E. 血压降低

24. 下列哪种药对胃肠道刺激较轻微（　　）

A. 对乙酰氨基酚　　　　B. 阿司匹林　　　　　　C. 布洛芬

D. 吲哚美辛　　　　　　E. 保泰松

25. 关于阿司匹林，下列错误的是（　　）

A. 为类风湿性关节炎的首选药

B. 阿司匹林哮喘可用 β 受体激动药缓解

C. 小剂量可用于防止血栓形成

D. 可引起胎儿异常

E. 可增强磺脲类药物的作用

26. 患者，男，61 岁。患有高血压，同时伴有 2 型糖尿病，尿蛋白（+），降压药物最佳选择为（　　）

A. 利尿剂　　　　　　　B. 钙拮抗剂　　　　　　C. ACEI

D. α 受体阻滞剂　　　　E. β 受体阻滞剂

27. 高血压合并支气管哮喘的患者不宜用（　　）

A. β 受体阻断药　　　　B. α₁ 受体阻断药　　　　C. 利尿药

D. 扩血管药　　　　　　E. 钙拮抗剂

28. 能够引起刺激性干咳和高血钾的抗高血压药物是（　　）

A. 硝苯地平　　　　　　B. 氢氯噻嗪　　　　　　C. 普萘洛尔

D. 卡托普利　　　　　　E. 维拉帕米

29. 强心苷类药物增强心肌收缩力有关的是（　　）

A. 兴奋心脏 β₁ 受体

B. 抑制 $Na^+ - K^+ - ATP$ 酶的活性，使心肌细胞内 Ca^{2+} 增加

C. 使心肌细胞内 K^+ 增加

D. 使心肌细胞内 Na^+ 增加

E. 兴奋心脏 α 受体

30. 患者，女，51 岁，患有风湿性心脏病、心功能不全。给予地高辛治疗一个月后，病情缓解，但出现恶心、呕吐等症状。心电图提示房室传导阻滞。诊断为地高辛中毒。除立即停药，还应采用下列哪种药物治疗（　　）

A. 利多卡因　　　　　B. 阿托品　　　　　C. 苯妥英钠

D. 普萘洛尔　　　　　E. 奎尼丁

31. 不可用于心力衰竭的药物是（　　）

A. 肾素 - 血管紧张素 - 醛固酮系统抑制药　　　　B. 利尿药

C. β 受体阻断药　　　D. 正性肌力药　　　　E. 血管收缩药

32. 关于利多卡因，哪项是错误的（　　）

A. 促进复极相 K^+ 外流，APD 缩短

B. 抑制 4 相 Na^+ 内流，降低自律性

C. 加快缺血心肌的传导速度

D. 主要作用于心室肌和浦肯野纤维

E. 治疗室性心律失常

33. 关于胺碘酮的描述，不正确的是哪一项（　　）

A. 是广谱抗心律失常药　　B. 选择性延长 APD　　C. 能阻断 Na^+ 通道

D. 能阻断 K^+ 通道　　　E. 对 Ca^{2+} 通道无影响

34. 关于 HMG - CoA 还原酶抑制剂叙述，下列不正确的是（　　）

A. 降低 LDL - C 的作用最强　　B. 具有良好的调血脂作用　　C. 主要用于高脂蛋白血症

D. 改善血管内皮功能　　　E. 促进血小板聚集和减低纤溶活性

35. 患者，男，48 岁，患者白天活动、工作无任何不适，但夜间常有胸闷、胸骨后疼痛，醒后开窗深吸气能自行缓解，心电图未见心肌缺血图像。近几日夜间发作加重，有时被痛醒，难以自行缓解，诊断为变异型心绞痛，该患者不能用（　　）

A. 硝酸甘油　　　　　B. 维拉帕米　　　　　C. 普萘洛尔

D. 硝苯地平　　　　　E. 硝酸异山梨酯

36. 硝酸酯类与 β 受体阻断药联合应用抗心绞痛的药理依据是（　　）

A. 作用机制不同产生协同作用　　B. 消除反射性心率加快

C. 降低室壁肌张力　　　D. 缩短射血时间

E. 以上都是

37. 硝苯地平对稳定型心绞痛治疗受限的原因是（　　）

A. 能增加心肌的耗氧量　　B. 此类患者对本药吸收差　　C. 可能导致心衰

D. 能促进血小板聚集　　　　E. 能增加发作次数

38. 急性肺水肿首选 （　　）

A. 甘露醇　　　　　　B. 螺内酯　　　　　　C. 氢氯噻嗪

D. 呋塞米　　　　　　E. 氯噻酮

39. 拮抗醛固酮而引起利尿作用的药物是 （　　）

A. 布美他尼　　　　　B. 氢氯噻嗪　　　　　C. 螺内酯

D. 氨苯蝶啶　　　　　E. 阿米洛利

40. 易引起低血钾的利尿药是 （　　）

A. 山梨醇　　　　　　B. 阿米洛利　　　　　C. 氢氯噻嗪

D. 氨苯蝶啶　　　　　E. 螺内酯

41. 呋塞米的利尿作用机制是 （　　）

A. 抑制 $K^+ - Na^+ - 2Cl^-$ 共同转运系统

B. 抑制 $Na^+ - Cl^-$ 转运系统

C. 抑制碳酸酐酶的活性

D. 拮抗醛固酮受体

E. 抑制远曲小管对 Na^+ 的吸收

42. 某驾驶员患有过敏性鼻炎，工作期间最宜使用 （　　）

A. 苯海拉明　　　　　B. 异丙嗪　　　　　　C. 赛庚啶

D. 氯雷他定　　　　　E. 氯苯那敏

43. 缩宫素对子宫平滑肌作用的特点，以下描述错误的是 （　　）

A. 小剂量可引起节律性收缩

B. 雌激素提高子宫对缩宫素敏感性

C. 大剂量引起强直性收缩

D. 孕激素降低子宫对缩宫素敏感性

E. 缩宫素可以收缩血管，升高血压

44. 麦角新碱不用于催产和引产的原因是 （　　）

A. 作用较弱

B. 对于子宫体和颈的兴奋作用无明显的差别

C. 妊娠子宫对其敏感性低

D. 使血压升高

E. 起效缓慢

45. 伴有冠心病的支气管哮喘发作应首选 （　　）

A. 麻黄碱　　　　　　B. 氨茶碱　　　　　　C. 特布他林

D. 异丙肾上腺素　　　E. 肾上腺素

46. 具有镇咳作用的药物是 （　　）

A. 右美沙芬　　　　　B. 酮替芬　　　　　　C. 溴己胺

D. 乙酰半胱氨酸　　　E. 氨茶碱

47. 具有成瘾性的镇咳药是（　　）

A. 可待因　　　　　　　B. 右美沙芬　　　　　　C. 喷托维林

D. 苯丙哌嗪　　　　　　E. 苯佐那酯

48. 肝素的抗凝作用特点是（　　）

A. 作用缓慢　　　　　　B. 体内、体外均有效　　　C. 仅在体外有效

D. 仅在体内有效　　　　E. 必须有维生素 K 辅助

49. 硫酸亚铁的适应证是（　　）

A. 恶性贫血　　　　　　B. 产后大出血　　　　　　C. 缺铁性贫血

D. 巨幼红细胞性贫血　　E. 再生障碍性贫血

50. 糖皮质激素联合抗菌药物治疗感染目的是（　　）

A. 增强机体对疾病的防御能力　　　B. 增强抗菌药物的抗菌活性

C. 增强机体的应激性　　　　　　　D. 避免感染灶扩散

E. 对抗抗生素的副作用

51. 哪种情况需要用胰岛素治疗（　　）

A. 糖尿病的肥胖症患者

B. 胰岛功能未全部丧失的糖尿病患者

C. 轻症糖尿病患者

D. 糖尿病患者合并酮症酸中毒

E. 中度糖尿病患者

52. 青霉素最常见和最应警惕的不良反应是（　　）

A. 过敏反应　　　　　　B. 恶心、呕吐　　　　　　C. 听力减退

D. 二重感染　　　　　　E. 肝、肾损害

53. 下列哪种抗结核病药既可用于治疗又可用于接触结核患者的预防（　　）

A. 异烟肼　　　　　　　B. 链霉素　　　　　　　　C. 乙胺丁醇

D. 利福平　　　　　　　E. 对氨基水杨酸

54. 患儿，女，6 岁。受凉后感乏力、咽痛，咳嗽、发热，X 线检查显示肺部多种形态的浸润影，呈阶段性分布，以肺下野多见。诊断为肺炎支原体肺炎。首选的治疗药物是（　　）

A. 青霉素　　　　　　　B. 四环素　　　　　　　　C. 万古霉素

D. 罗红霉素　　　　　　E. 链霉素

55. 下列关于阿昔洛韦说法正确的是（　　）

A. 具有较强抗绿脓杆菌作用

B. 主要用于金葡菌引起的骨与关节感染

C. 为支原体肺炎首选药物

D. 具有抗 DNA 病毒的作用

E. 对念珠菌有强大抗菌作用

56. 对厌氧菌有强大杀灭作用的药物是（　　）

A. 青霉素 G
B. 头孢唑啉
C. 甲硝唑

D. 呋喃唑酮
E. 万古霉素

57. 关于喹诺酮类药物的特点，下列选项错误的是（　　）

A. 抗菌谱广，抗菌力强
B. 口服吸收好
C. 组织浓度高

D. 与其他抗菌药物有交叉耐药性
E. 不良反应较少

58. 用于控制疟疾发作的最佳抗疟药是（　　）

A. 氯喹
B. 奎宁
C. 伯氨喹

D. 青蒿素
E. 乙胺嘧啶

59. 氨基糖苷类药物的不良反应不含（　　）

A. 耳毒性
B. 肝毒性
C. 肾毒性

D. 神经肌肉阻断作用
E. 过敏反应

60. 阿米卡星的突出优点是（　　）

A. 对结核分枝杆菌有作用

B. 抗菌谱为氨基苷类抗生素中最广者

C. 不易被乙酰转移酶所破坏

D. 对免疫缺陷患者的感染也有效

E. 对铜绿假单胞菌产生的钝化酶稳定

Ⅱ 共用题干单选题（A3、A4 型题）

（61～62 题共用题干）

患者，男，48 岁。晨起时自觉心前区不适，胸骨后阵发性闷痛来院就诊，心电图无异常。

61. 入院后，休息时再次出现胸骨后闷痛，心电图显示 ST 段抬高，应首选的抗心绞痛药是（　　）

A. 硝酸异山梨酯
B. 硝酸甘油
C. 普萘洛尔

D. 硝苯地平
E. 维拉帕米

62. 请问下述药物不宜选用的是（　　）

A. 硝酸异山梨酯
B. 硝酸甘油
C. 普萘洛尔

D. 硝苯地平
E. 维拉帕米

（63～64 题共用题干）

患者，男，49 岁，近日胸闷、眩晕、失眠。入院检查：BP 155/92mmHg，HR 93 次/分，血脂：LDL 4.1mmol/L，TG 2.0mmol/L，TC 6.03mmol/L，HDL 1.16mmol/L，诊断为混合性高脂血症，医嘱给予洛伐他汀治疗。

63. 洛伐他汀治疗高脂血症的作用机制是（　　）

A. 抑制 HMG－CoA 还原酶
B. 抑制小肠吸收胆固醇
C. 促进胆固醇的分解

D. 促进胆固醇的合成
E. 激活 HMG－CoA 还原酶

64. 该药连续应用潜在的严重不良反应是（ ）

A. 血压下降 B. 惊厥 C. 心率减慢

D. 横纹肌溶解 E. 便秘

（65～66 题共用题干）

患者，女，30 岁。以肺结核收治入院，给予抗结核治疗，链霉素肌注后，10 分钟后患者出现头晕、耳鸣、乏力、呼吸困难等症状，继而出现意识模糊、晕倒、血压下降、心律失常等症状。

65. 患者出现上述症状的可能原因是（ ）

A. 链霉素引起的神经毒性 B. 链霉素引起的神经肌肉阻滞作用

C. 链霉素引起的肾毒性 D. 链霉素引起的过敏性休克

E. 患者突发心肌梗死

66. 应该给予的药物是（ ）

A. 葡萄糖 B. 葡萄糖酸钙 C. 胺碘酮

D. 利多卡因 E. 肝素

（67～68 题共用题干）

患者，女，40 岁，上呼吸道感染服用磺胺嘧啶。

67. 同时还可加用的药物是（ ）

A. 维生素 B_6 B. 碳酸氢钠 C. 碳酸钙

D. 维生素 C E. 氯化铵

68. 加服此药物的目的是（ ）

A. 增强抗菌疗效 B. 加快药物吸收速度 C. 防止过敏反应

D. 防止药物排泄过快 E. 使尿偏碱性，增加药物溶解度

（69～71 题共用题干）

患者，男，29 岁，阴茎头部出现下疳两个月就诊。有不洁性接触史。临床诊断为梅毒。立即给予青霉素注射治疗，十分钟后患者出现心慌气短、全身皮疹、呼吸急促，查体：血压 85/60mmHg，脉率 110 次/分。

69. 该患者目前发生了（ ）

A. 特异质反应 B. 过敏反应 C. 反跳现象

D. 赫氏反应 E. 心血管不良反应

70. 患者出现上述表现的原因最可能是（ ）

A. 药物剂量过大 B. 给药方式错误 C. 未做皮肤过敏试验

D. 使用药物缺乏针对性 E. 患者体质特殊

71. 下一步的处理，最重要的是（ ）

A. 减少药物剂量 B. 给予糖皮质激素 C. 吸氧，给予普萘洛尔

D. 给予肾上腺素 E. 换用头孢类药物

（72～74 题共用题干）

患者，女，67 岁，与丈夫发生口角时突感心前区闷痛不适，经休息 3 分钟后不能缓解。

72. 该患者首先应（　　）

A. 立即舌下含服硝酸甘油　　　　B. 立即口服止痛药物

C. 立即停止争吵，坐下安静休息　　D. 立即舌下含服速效救心丸

E. 立即进食糖水

73. 该药的作用是（　　）

A. 抑制心肌收缩力

B. 心率减慢，心脏舒张期相对延长

C. 扩张小动脉，小静脉和较大的冠状血管

D. 扩张小静脉，外周阻力降低

E. 扩张小动脉，回心血量减少，心室容积减少，心肌耗氧量降低

74. 该药治疗心绞痛的缺点是（　　）

A. 室壁张力降低　　　　B. 心室压力降低　　　　C. 外周阻力下降

D. 心肌耗氧量降低　　　E. 心率加快

（75～76 题共用题干）

患者，女，72 岁，患糖尿病 5 年，注射普通胰岛素后 50 分钟未进餐，此时出现头昏、心悸、多汗、饥饿感。

75. 应首先考虑患者发生了（　　）

A. 血容量不足　　　　B. 胰岛素过敏　　　　C. 低血糖反应

D. 酮症酸中毒早期　　E. 高渗性昏迷先兆

76. 患者出现上述不良反应的主要原因是（　　）

A. 注射胰岛素过量　　　　　　　B. 老年人肝脏功能减退

C. 注射胰岛素后较长时间未进餐　D. 老年人胰岛素作用时间缩短

E. 老年人对胰岛素的灭活能力降低

（77～78 题共用题干）

患者，男，28 岁，因外出春游，出现咳嗽、咳痰并伴喘息 2 天入院。体检：体温 36.5℃，脉搏 90 次/分，呼吸 28 次/分，血压 110/80mmHg，喘息貌，口唇发绀，肺部可闻及广泛的哮鸣音。诊断为支气管哮喘。

77. 下面哪种是控制症状的首选药（　　）

A. 氨茶碱　　　　　　B. 特布他林　　　　　　C. 色甘酸钠

D. 倍氯米松　　　　　E. 异丙托溴铵

78. 对患者采取的护理措施，以下错误的是（　　）

A. 每日饮水量应在 2000mL 以上　B. 在病室内摆放鲜花　　C. 遵医嘱给予祛痰药物

D. 遵医嘱给予糖皮质激素　　　　E. 避免食用鱼、虾等食物

（79～80 题共用题干）

张某，女，30 岁，患有精神分裂症，一直服用氯丙嗪，躁动不安幻觉妄想等症状明显控制，但目前又出现明显震颤、流涎等症状。

79. 患者出现的此症状属于（　　）

A. 帕金森综合征　　　B. 静坐不能　　　C. 急性肌张力障碍

D. 共济失调　　　E. 迟发性运动障碍

80. 对抗此症状宜选用（　　）

A. 阿托品　　　B. 苯海索　　　C. 多巴胺

D. 肾上腺素　　　E. 地西泮

Ⅲ 共用备选答案单选题（B 型题）

（81~85 题共用选项）

A. 抑制细菌细胞壁的合成　　　B. 抑制菌体蛋白质的合成　　　C. 影响细菌胞浆膜通透性

D. 干扰细菌 DNA 合成　　　E. 影响叶酸代谢

81. 喹诺酮类药物的抗菌机制是（　　）

82. 红霉素的抗菌机制是（　　）

83. 青霉素的抗菌机制是（　　）

84. 磺胺类药物的抗菌机制是（　　）

85. 庆大霉素的抗菌机制是（　　）

（86~89 题共用选项）

A. 血管紧张素 Ⅱ 受体阻断剂　　　B. 钙通道阻滞剂

C. 血管紧张素转化酶抑制剂　　　D. β 受体阻断剂

E. 直接血管扩张剂

86. 阿替洛尔属于（　　）

87. 氯沙坦属于（　　）

88. 氨氯地平属于（　　）

89. 卡托普利属于（　　）

（90~92 题共用选项）

A. 氢氧化铝　　　B. 哌仑西平　　　C. 雷尼替丁

D. 奥美拉唑　　　E. 丙谷胺

90. 阻断 H_2 受体（　　）

91. 抑制 $H^+ - K^+ - ATP$ 酶活性（　　）

92. 中和胃酸（　　）

（93~96 题共用选项）

A. 多巴胺　　　B. 异丙肾上腺素　　　C. 沙丁胺醇

D. 吗啡　　　E. 麻黄碱

93. 支气管哮喘患者禁用的药物是（　　）

94. 可使肾血管扩张，肾血流量增加，且有排钠利尿作用的药物是（　　）

95. 可用于治疗心源性哮喘的药物是（　　）

96. 可用于治疗心脏收缩力减弱的休克的药物是（　　）

(97～100 题共用选项)

A. 链霉素　　　　　　　　B. 对氨基水杨酸　　　　　　C. 利福平

D. 乙胺丁醇　　　　　　　E. 异烟肼

97. 视神经炎为主要毒性反应的是（　　）

98. 需与维生素 B_6 合用以预防外周神经炎的是（　　）

99. 抑制细菌依赖于 DNA 的 RNA 聚合酶，阻碍 mRNA 合成的是（　　）

100. 抑制分枝菌酸的合成，使结核菌死亡的是（　　）

答案

1. A	2. A	3. B	4. B	5. A	6. B	7. A	8. C	9. A	10. B
11. D	12. C	13. C	14. E	15. D	16. D	17. C	18. A	19. D	20. E
21. B	22. B	23. A	24. C	25. B	26. C	27. A	28. D	29. B	30. B
31. E	32. A	33. E	34. E	35. C	36. E	37. A	38. D	39. C	40. C
41. A	42. D	43. E	44. B	45. C	46. A	47. A	48. D	49. C	50. D
51. D	52. A	53. A	54. D	55. D	56. C	57. D	58. A	59. B	60. B
61. D	62. C	63. A	64. D	65. D	66. B	67. B	68. E	69. B	70. C
71. D	72. A	73. C	74. E	75. C	76. C	77. B	78. B	79. A	80. B
81. D	82. B	83. A	84. E	85. B	86. D	87. A	88. B	89. C	90. C
91. D	92. A	93. D	94. A	95. D	96. A	97. D	98. E	99. C	100. E

（尹龙武　上官丹罡）

综合练习自测试卷与答案（四）

Ⅰ 单选题（A1、A2 型题）

1. 药物是（　　）

A. 能干扰细胞代谢活动的化学物质

B. 是具有滋补营养、保健康复作用的物质

C. 可改变或阐明机体的生理功能及病理状态，以防治及诊断疾病的化学物质

D. 能影响机体生理功能的物质

E. 所有作用都是有益于人体的物质

2. 副作用的产生是由于（　　）

A. 患者的特异性体质　　　B. 患者的肝肾功能不良　　　C. 患者的遗传变异

D. 药物作用的选择性低　　　E. 药物的安全范围小

3. 药物的血浆 $t_{1/2}$ 是指（　　）

A. 药物的稳态血液浓度下降一半的时间

B. 药物的有效血浆浓度下降一半的时间

C. 药物的组织浓度下降一半的时间

D. 药物血浆浓度下降一半的时间

E. 药物的血浆蛋白结合率下降一半的时间

4. 激动剂的特点是（　　）

A. 对受体无亲和力，有内在活性　　　B. 对受体有亲和力，有内在活性

C. 对受体有亲和力，无内在活性　　　D. 对受体无亲和力，无内在活性

E. 促进传出神经末梢释放递质

5. 药物不良反应中的后遗效应是指（　　）

A. 药物在治疗剂量时，与治疗目的无关的药理作用所引起的反应

B. 因药物剂量过大或用药时间过长而对机体产生有害的作用

C. 停药后血药水平降低到最低有效浓度以下后遗留的效应

D. 反复应用某种药物后，如果停药可出现一系列综合征

E. 由药物引起的一类遗传学性异常反应

6. 关于生物利用度的叙述，下列选项不正确的是（　　）

A. 是评价药物消除程度的一个重要指标

B. 常被用来作为制剂的质量评价

C. 相对生物利用度主要用于比较两种制剂的吸收情况

D. 是制剂的质量控制标准

E. 分为相对生物利用度和绝对生物利用度

7. 酸化尿液时，可以使弱碱性药物经肾排泄时（　　）

A. 解离多，再吸收多，排出慢　　　　　B. 解离少，再吸收多，排出慢

C. 解离少，再吸收少，排出快　　　　　D. 解离多，再吸收少，排出快

E. 解离多，再吸收少，排出慢

8. 患者，男，40 岁，不慎从约 1.5 米高楼梯上侧身摔下，发生右胸肋骨多处骨折 30 分钟，急送医院急诊室。查体：痛苦面容，呼吸急促，诉剧痛，右胸饱满，胸廓触痛明显，血压 95/60mmHg，不稳定。迅即给予输液和哌替啶处置，其目的是（　　）

A. 对因治疗　　　　　　　　B. 预防　　　　　　　　C. 术前准备

D. 兴奋心脏提升血压　　　　E. 缓解疼痛避免休克的对症治疗

9. 治疗青光眼宜选（　　）

A. 毛果芸香碱　　　　　　　B. 阿托品　　　　　　　C. 山莨菪碱

D. 东莨菪碱　　　　　　　　E. 托吡卡胺

10. 阿托品用于解救有机磷酸酯类农药中毒（　　）

A. 必须足量、反复使用，必要时使患者达到"阿托品"化

B. 只在严重中毒时才使用

C. 单独使用无效

D. 能迅速制止骨骼肌震颤

E. 合用氯磷定时，应调整阿托品的剂量

11. 阿托品用于全麻前给药的目的是（　　）

A. 增强麻醉效果　　　　　　B. 减少麻醉药用量　　　　C. 减少呼吸道腺体分泌

D. 预防心动过缓　　　　　　E. 辅助骨骼肌松弛

12. 新斯的明最强的作用是（　　）

A. 兴奋胃肠道平滑肌　　　　B. 兴奋膀胱平滑肌　　　　C. 兴奋骨骼肌

D. 缩小瞳孔　　　　　　　　E. 增加腺体分泌

13. 不属于 β 受体阻断药适应证的是（　　）

A. 心绞痛　　　　　　　　　B. 快速型心律失常　　　　C. 高血压

D. 房室传导阻滞　　　　　　E. 甲状腺功能亢进

14. 可翻转肾上腺素升压效应的药物是（　　）

A. 阿托品　　　　　　　　　B. 美托洛尔　　　　　　　C. 甲氧明

D. 酚苄明　　　　　　　　　E. 毒扁豆碱

15. 多巴胺使肾和肠系膜的血管舒张是由于（　　）

A. 选择性兴奋多巴胺受体　　B. 直接作用于血管平滑肌　　C. 兴奋 β 受体

D. 选择性阻断 α 受体　　　　E. 促进组胺释放

16. 可用于支气管哮喘的治疗药物是（　　）

A. 毛果芸香碱　　　　　　B. 去甲肾上腺素　　　　　C. 吗啡

D. 阿替洛尔　　　　　　　E. 麻黄碱

17. 溺水、麻醉意外引起的心脏骤停应选用（　　）

A. 去甲肾上腺素　　　　　B. 肾上腺素　　　　　　　C. 麻黄碱

D. 多巴胺　　　　　　　　E. 地高辛

18. 普鲁卡因一般不用于（　　）

A. 蛛网膜下腔麻醉　　　　B. 硬膜外麻醉　　　　　　C. 传导麻醉

D. 浸润麻醉　　　　　　　E. 表面麻醉

19. 地西泮不具有下列哪项作用（　　）

A. 镇静、催眠、抗焦虑作用　B. 抗抑郁作用　　　　　　C. 抗惊厥作用

D. 对快动眼睡眠影响小　　　E. 中枢性肌肉松弛作用

20. 氯丙嗪治疗精神失常疗效最好的是（　　）

A. 躁狂症　　　　　　　　B. 精神分裂症　　　　　　C. 抑郁症

D. 神经官能症　　　　　　E. 焦虑症

21. 治疗癫痫小发作首选的药物是（　　）

A. 卡马西平　　　　　　　B. 乙琥胺　　　　　　　　C. 地西泮

D. 丙戊酸钠　　　　　　　E. 扑米酮

22. 患儿，男，4岁，因急性扁桃体炎而致体温升高到39.5℃，时有惊厥出现，此时除抗菌治疗外，还应对症首选何药抗惊厥（　　）

A. 地西泮　　　　　　　　B. 硫喷妥钠　　　　　　　C. 水合氯醛

D. 氯丙嗪　　　　　　　　E. 苯巴比妥

23. 不宜使用吗啡治疗慢性钝痛的主要原因是（　　）

A. 易成瘾　　　　　　　　B. 可致便秘　　　　　　　C. 对钝痛效果差

D. 治疗量可抑制呼吸　　　E. 可引起直立性低血压

24. 吗啡中毒最主要的特征是（　　）

A. 循环衰竭　　　　　　　B. 瞳孔缩小　　　　　　　C. 恶心、呕吐

D. 中枢兴奋　　　　　　　E. 血压降低

25. 下列哪项不属于阿司匹林的不良反应（　　）

A. 瑞氏综合征　　　　　　B. 水杨酸反应　　　　　　C. "阿司匹林哮喘"

D. 恶心、呕吐、胃出血　　E. 大剂量长期服用可刺激凝血酶原形成

26. 对乙酰氨基酚的药理作用特点是（　　）

A. 抗炎作用强，而解热镇痛作用弱

B. 解热镇痛作用强，抗炎抗风湿作用弱

C. 抑制血栓形成

D. 对环氧化酶-2的抑制作用比环氧化酶-1强

E. 大剂量可减少肾小管对尿酸盐的吸收

27. 阿司匹林抗血栓形成的机制是（　　）

A. 直接对抗血小板聚集

B. 环氧酶失活，减少血栓素 A_2 生成，产生抗血栓形成作用

C. 降低凝血酶活性

D. 激活抗凝血酶

E. 增强维生素 K 的作用

28. 患者，男，54 岁，有糖尿病史，近几年因工作紧张患高血压，血压 160/90mmHg。最好选用哪种降压药（　　）

  A. 氢氯噻嗪   B. 可乐定   C. 氯沙坦

  D. 硝苯地平   E. 利血平

29. 硝普钠主要用于（　　）

  A. 高血压危象   B. 中度高血压   C. 轻度高血压

  D. 肾型高血压   E. 原发性高血压

30. 血管紧张素转换酶抑制剂最适用的临床情况是（　　）

  A. 高血压伴主动脉瓣狭窄   B. 妊娠期高血压   C. 高血压伴左心室肥厚

  D. 高血压伴高钾血症   E. 高血压伴双侧肾动脉狭窄

31. 下列哪项不是强心苷的不良反应（　　）

  A. 室性早搏   B. 胃肠道反应   C. 尿量增多

  D. 室早二联率   E. 黄视、绿视症

32. 关于强心苷临床应用的描述，不正确的说法是哪一项（　　）

A. 对瓣膜病引起的慢性心功能不全疗效良好

B. 对高血压引起的慢性心功能不全效果良好

C. 对继发于严重贫血的慢性心功能不全效果良好

D. 对甲亢引起的慢性心功能不全疗效较差

E. 对肺源性心脏病引起的慢性心功能不全疗效差

33. 患者，女，57 岁，高血压病史 20 年，伴慢性心功能不全，给予地高辛每日维持量治疗，突然出现窦性心动过缓，宜选用的治疗药物是（　　）

  A. 肾上腺素   B. 阿托品   C. 维拉帕米

  D. 普萘洛尔   E. 奎尼丁

34. 利多卡因对哪种心律失常无效（　　）

  A. 心肌梗死致心律失常   B. 强心苷中毒致室性心律失常   C. 心室纤颤

  D. 室上性心律失常   E. 室性早搏

35. 胺碘酮抗心律失常的作用机制是（　　）

A. 提高窦房结和浦肯野纤维的自律性

B. 加快浦肯野纤维和窦房结的传导速度

C. 缩短心房和浦肯野纤维的动作电位时程、有效不应期

D. 阻滞心肌细胞 Na^+、K^+、Ca^{2+} 通道

E. 激动 α 及 β 受体

36. 患者，女，49 岁。胸闷、气短反复发作 3 月余，休息时突发胸骨后压榨性疼痛。心电图检查示 ST 段抬高，诊断为变异型心绞痛。应首选的药物是（　　）

 A. 普萘洛尔   B. 氢氯噻嗪   C. 硝苯地平

 D. 吗啡   E. 哌替啶

37. 硝酸酯类药物临床应用应注意的是（　　）

 A. 对急性大发作应用超大剂量

 B. 为预防发作，可采取经皮肤不间断给药

 C. 为减少不良反应，应避免与含巯基药物合用

 D. 应限制用量，以免降压过度

 E. 因可降低心输出量，伴心衰患者禁用

38. 患者，男，59 岁，高血压病史 12 年，伴有下列哪种疾病时可选用普萘洛尔治疗（　　）

 A. 支气管哮喘   B. 房室传导阻滞   C. 心绞痛

 D. 心动过缓   E. 窦性心动过缓

39. 中枢兴奋药过量引起的共同不良反应是（　　）

 A. 血压升高   B. 心动过速   C. 惊厥

 D. 心律失常   E. 通气过度

40. 患者，男，60 岁，患有冠心病，高脂血症（TC 较高），请选择理想的治疗药物（　　）

 A. 考来烯胺   B. 烟酸   C. 氯贝丁酯

 D. 洛伐他汀   E. 非诺贝特

41. 患者，女，30 岁，农民，夜间房间靠一煤炉取暖，次日晨起发现昏迷伴口唇樱桃红色 2h。急诊入院，确诊为一氧化碳中毒。此时兴奋呼吸最好选用下列哪个药物（　　）

 A. 咖啡因   B. 二甲弗林   C. 洛贝林

 D. 尼可刹米   E. 以上均可以

42. 患者，女，22 岁，在一次车祸中头部严重受伤，颅压升高。治疗方案中包括选用利尿药，不宜选用的药物是（　　）

 A. 呋塞米   B. 甘露醇   C. 螺内酯

 D. 布美他尼   E. 依他尼酸

43. 长期使用治疗高血压病的利尿药是（　　）

 A. 呋塞米   B. 氢氯噻嗪   C. 氨苯蝶啶

 D. 螺内酯   E. 乙酰唑胺

44. 不引起中枢镇静作用的 H_1 受体阻断药是（　　）

 A. 苯海拉明   B. 异丙嗪   C. 氯雷他定

 D. 曲吡那敏   E. 氯苯那敏

45. 对麦角新碱的叙述，以下哪一项是错误的（　　）

 A. 对子宫兴奋作用强而持久

 B. 剂量稍大即引起子宫强直性收缩

C. 适用于子宫出血及产后子宫复原

D. 临产时的子宫对本药敏感性下降

E. 对子宫体和子宫颈的兴奋作用无明显差别

46. 氨茶碱不宜用于 （ ）

A. 口服治疗慢性哮喘 　　　　B. 口服治疗心性或肾性水肿

C. 静脉注射治疗哮喘急性发作 　　D. 治疗心源性哮喘

E. 伴有冠心病的支气管哮喘

47. 属于 β 受体激动药的平喘药是 （ ）

A. 地塞米松 　　　　B. 酮替芬 　　　　C. 色甘酸钠

D. 特布他林 　　　　E. 布地奈德

48. 下列哪种药物服药后易引起舌、大便颜色黑染 （ ）

A. 三硅酸镁 　　　　B. 兰索拉唑 　　　　C. 枸橼酸铋钾

D. 硫糖铝 　　　　E. 西咪替丁

49. 长期应用糖皮质激素治疗的患者饮食宜 （ ）

A. 低盐、高糖、高蛋白饮食 　　B. 低盐、低糖、高蛋白饮食

C. 高盐、高糖、高蛋白饮食 　　D. 低盐、低糖、低蛋白饮食

E. 高盐、低糖、低蛋白饮食

50. 患者，男，56 岁。有糖尿病史 15 年，近日并发肺炎，呼吸 35 次/分，心率 105 次/分，血压 160/90mmHg，呼出气体有丙酮味，意识模糊，尿酮呈强阳性，血糖 12.5mmol/L。处治药物应选用 （ ）

A. 三碘甲状腺原氨酸 　　B. 珠蛋白锌胰岛素 　　C. 正规胰岛素

D. 格列齐特 　　　　E. 低精蛋白锌胰岛素

51. 青霉素的抗菌作用机制是 （ ）

A. 与细菌胞浆膜结合，破坏胞浆膜结构

B. 抑制细胞壁合成

C. 抑制 DNA 多聚酶，影响 DNA 的合成

D. 与转肽酶结合，阻止细胞壁粘肽合成

E. 抑制菌体蛋白的合成

52. 异烟肼与维生素 B_6 合用的目的是 （ ）

A. 延续耐药性的反应 　　B. 防治异烟肼的不良反应 　　C. 减慢异烟肼的排泄

D. 减少异烟肼的代谢 　　E. 增加异烟肼的疗效

53. 下列哪种药是治疗军团病的首选药 （ ）

A. 四环素 　　　　B. 氯霉素 　　　　C. 红霉素

D. 克林霉素 　　　　E. 链霉素

54. 以下为广谱抗病毒药的是 （ ）

A. 金刚烷胺 　　　　B. 利巴韦林 　　　　C. 碘苷

D. 氟胞嘧啶 　　　　E. 齐多夫定

55. 左氧氟沙星用于治疗（　　）

A. 伤寒、副伤寒　　　　　B. 布鲁菌病　　　　　　C. 鼠疫、土拉菌病

D. 钩端螺旋体病　　　　　E. 百日咳

56. 有明显肾毒性的药物是（　　）

A. 青霉素　　　　　　　　B. 庆大霉素　　　　　　C. 诺氟沙星

D. 四环素　　　　　　　　E. 氯霉素

57. 下列关于多西环素的叙述错误的是（　　）

A. 是半合成的长效四环素类抗生素　　B. 是衣原体和螺旋体感染的首选药

C. 口服吸收量少且不规则　　　　　　D. 与四环素的抗菌谱相似

E. 抗菌活性比四环素强

58. 氟喹诺酮类抗菌作用机制是（　　）

A. 抑制细菌细胞壁的合成　　B. 抗叶酸代谢　　　　　C. 影响胞浆膜通透性

D. 抑制 DNA 回旋酶，阻止 DNA 合成　　　　　E. 抑制蛋白质合成

59. 头孢噻肟是（　　）

A. 第一代头孢菌素　　　　B. 第二代头孢菌素　　　C. 第三代头孢菌素

D. 第四代头孢菌素　　　　E. 第五代头孢菌素

60. 为防止细菌产生耐药性，下列何种措施是错误的（　　）

A. 合理使用抗菌药物　　　　B. 小剂量的联合用药及预防应用

C. 轮换供药　　　　　　　　D. 开发新的抗菌药物

E. 足够的剂量与疗程

Ⅱ 共用题干单选题（A3、A4 型题）

(61～63 题共用题干)

患者，女，74 岁。以"间断性腹胀 1 个月"之主诉入院，患者 1 个月前无明显诱因出现腹胀，既往有乙肝病史 14 年。诊断：肝硬化失代偿期；腹水（大量）。医嘱：螺内酯片和呋塞米片口服。

61. 患者联合使用螺内酯和呋塞米的目的是（　　）

A. 预防低钾　　　　　　　B. 预防低钠　　　　　　C. 预防低镁

D. 预防耳毒性　　　　　　E. 预防高尿酸血症

62. 下列不属于呋塞米适应证的是（　　）

A. 充血性心力衰竭　　　　B. 预防急性肾衰竭　　　C. 高钾血症

D. 高钠血症　　　　　　　E. 急性药物中毒

63. 长期服用螺内酯可导致（　　）

A. 高血钠　　　　　　　　B. 碱中毒　　　　　　　C. 高血钾

D. 高血镁　　　　　　　　E. 骨质疏松

(64～65 题共用题干)

患者，女，56 岁，近日经常头晕，眼胀痛。起初就诊疑似高血压，服用降压药。几天

后，不仅没有缓解症状，眼内涩痛、眼胀症状加重，伴头晕、头痛，晚上看光觉得有红彩光圈笼罩，再次因剧烈的头痛而呕吐就诊，诊断为青光眼。

64. 应给该患者以下何药滴眼（　　）

A. 阿托品　　　　　　　B. 毛果芸香碱　　　　　　C. 乐果

D. 卡巴胆碱　　　　　　E. 新斯的明

65. 该药的治疗青光眼的作用机制是（　　）

A. 激动 β_2 受体　　　　B. 激动 β_1 受体　　　　C. 激动 N 受体

D. 激动 M 受体　　　　　E. 激动 α_2 受体

（66~67 题共用题干）

患者，女，45 岁，肥胖多年，BMI＝30，自觉口渴、乏力 5 个月，尿糖阳性，空腹血糖 8.9mmol/L，临床检查诊断为 2 型糖尿病。

66. 该患者应首选下列哪种药物治疗（　　）

A. 双胍类降糖药　　　　B. 磺脲类降糖药　　　　C. α – 葡萄糖苷酶抑制剂

D. 胰岛素　　　　　　　E. 噻唑烷二酮类胰岛素增敏剂

67. 首选药物的最严重的不良反应为（　　）

A. 肝功异常　　　　　　B. 心力衰竭　　　　　　C. 头痛

D. 体重增加　　　　　　E. 乳酸性酸中毒

（68~70 题共用题干）

患者，男，39 岁，经诊断为肢端动脉痉挛症，医嘱予酚妥拉明治疗。

68. 酚妥拉明治疗该疾病的原因是（　　）

A. 阻断 α 受体，扩张血管　　　　B. 阻断 β 受体，扩张血管

C. 激动多巴胺受体，扩张血管　　　D. 激动 M 受体，扩张血管

E. 激动 N 受体，扩张血管

69. 酚妥拉明在治疗疾病期间，该患者出现直立性低血压、眩晕、心悸等，该用何药对抗（　　）

A. 肾上腺素　　　　　　B. 去甲肾上腺素　　　　C. 多巴胺

D. 麻黄碱　　　　　　　E. 普萘洛尔

70. 酚妥拉明可以逆转下列哪个药物的引起的血压升高（　　）

A. 肾上腺素　　　　　　B. 去甲肾上腺素　　　　C. 异丙肾上腺素

D. 多巴胺　　　　　　　E. 麻黄碱

（71~73 题共用题干）

患者，女，55 岁，是个搬运工，搬运物体时经常发生胸骨后压榨样疼痛，持续数分钟，搬运休息后缓解，有时左肩背部也有疼痛。诊断为稳定型心绞痛。

71. 患者发作时可使用的药物是（　　）

A. 硝酸甘油　　　　　　B. 阿司匹林　　　　　　C. 卡托普利

D. 辛伐他汀　　　　　　E. 美托洛尔

72. 患者首次服用上述药物，应提醒患者可能发生（　　）

A. 干咳　　　　　　　　　B. 胃肠道反应　　　　　　　C. 直立性低血压

D. 肌损伤　　　　　　　　E. 支气管哮喘

73. 患者服用上述药物的剂量是（　　）

A. 5～10mg　　　　　　　B. 5mg　　　　　　　　　　C. 0.25～0.5mg

D. 75～150mg　　　　　　E. 300mg

（74～76 题共用题干）

患者，男，30 岁，既往健康，胸片示右上浸润型肺结核，痰菌（＋），应用常规量异烟肼、利福平、乙胺丁醇口服，链霉素肌注。

74. 肺结核病的化疗原则是（　　）

A. 早期、联合、适量、规律、半程　　　B. 早期、联合、适量、规律、全程

C. 早期、联合、足量、规律、全程　　　D. 早期、适量、规律、全程

E. 联合、适量、规律、全程

75. 治疗一段时间后，患者四肢感觉异常，有肌肉痉挛的症状，经医生诊断为周围神经病，是服用哪种药物的原因（　　）

A. 异烟肼　　　　　　　　B. 利福平　　　　　　　　　C. 链霉素

D. 乙胺丁醇　　　　　　　E. 以上都不是

76. 乙胺丁醇的典型不良反应是（　　）

A. 周围神经病　　　　　　B. 排泄物呈橘红色　　　　　C. 前庭和耳蜗毒性

D. 球后神经炎　　　　　　E. 药物热

（77～78 题共用题干）

患者，女，32 岁，3 年来月经量多，乏力、心悸。检查面色较苍白，血红蛋白 80g/L，呈小细胞低色素性贫血，白细胞 7×10^9/L，血小板 120×10^9/L，血清铁 300μg/L，经医生诊断为中度缺铁性贫血。

77. 该患者的治疗首选（　　）

A. 输血　　　　　　　　　B. 维生素 B_{12} 肌内注射　　　C. 硫酸亚铁口服

D. 右旋糖酐铁肌注　　　　E. 骨髓移植

78. 关于铁剂，下列说法正确的为（　　）

A. 正常人维持体内铁平衡需要每天从食物摄铁 2～2.5mg

B. 四环素可促进铁的吸收

C. 钙剂可促进铁剂吸收

D. 碳酸氢钠抑制铁剂吸收

E. 缺铁性贫血者铁剂的吸收率为 10%

（79～80 题共用题干）

患者，女，39 岁，2 年前患呼吸道感染，未及时治疗，半月后，双手指间疼痛红肿，肩关节僵硬，不能握拳，现双膝关节肿胀疼痛 5 个月。双手 X 线平片见软骨变薄，有缺损，关节间隙变窄。类风湿因子阳性。诊断为类风湿关节炎。

79. 该患者的治疗首选（ ）

A. 阿司匹林   B. 对乙酰氨基酚   C. 地塞米松

D. 头孢氨苄   E. 环磷酰胺

80. 用药 2 个月后患者出现上腹部疼痛、黑便，胃镜检查示十二指肠球部溃疡，说法不正确的是（ ）

A. 十二指肠球部溃疡为该药的不良反应

B. 应减量服用该药

C. 应停服该药并进行抗溃疡治疗

D. 溃疡治愈后改服选择性环氧化酶 – 2 抑制药

E. 该药不能阻止病情进展，需与改善病情药物合用

Ⅲ 共用备选答案单选题（B 型题）

（81～83 题共用选项）

A. 主要选择性作用于 β_1 受体   B. 主要选择性作用于 β_2 受体

C. 主要选择性作用于 M 受体   D. 主要选择性作用于 N 受体

E. A 和 B

81. 异丙肾上腺素作用于（ ）

82. 沙丁胺醇作用于（ ）

83. 多巴酚丁胺作用于（ ）

（84～88 题共用选项）

A. 叶酸   B. 肝素   C. 硫酸亚铁

D. 华法林   E. 维生素 B_{12}

84. 口服预防血栓形成的药物是（ ）

85. 治疗弥散性血管内凝血的药物是（ ）

86. 治疗恶性贫血的药物是（ ）

87. 治疗小细胞低色素性贫血的药物是（ ）

88. 治疗巨幼红细胞性贫血的药物是（ ）

（89～91 题共用选项）

A. 抗菌药   B. 抗生素   C. 抑菌药

D. 杀菌药   E. 抗菌谱

89. 某些微生物产生的具有抗病原体作用和其他活性的物质（ ）

90. 对病原菌能抑制且杀灭的药物是（ ）

91. 抗菌药物的抗菌范围（ ）

（92～96 题共用选项）

A. 普萘洛尔   B. 硝苯地平   C. 氯沙坦

D. 卡托普利   E. 氢氯噻嗪

92. 降低血管壁细胞内 Na^+ 含量，使细胞内 Ca^{2+} 减少的药物是（ ）

93. 阻断 AT_1 受体的药物是（　　）

94. 阻断 β 受体，使心肌收缩力减弱的抗高血压药物是（　　）

95. 能降低血压但伴有反射性心率加快，易导致心肌缺血的药物是（　　）

96. 能抑制心血管重构的是（　　）

（97～100 题共用选项）

A. 依赖性	B. 首剂现象	C. 耐药性
D. 耐受性	E. 致敏性	

97. 反复使用吗啡会出现（　　）

98. 哌唑嗪具有（　　）

99. 反复使用某种抗生素，细菌可产生（　　）

100. 反复使用麻黄碱会产生（　　）

答案

1. C	2. D	3. D	4. B	5. C	6. A	7. D	8. E	9. A	10. A
11. C	12. A	13. D	14. D	15. A	16. E	17. B	18. E	19. B	20. B
21. B	22. A	23. A	24. B	25. E	26. B	27. D	28. C	29. A	30. C
31. C	32. C	33. B	34. D	35. D	36. C	37. D	38. C	39. A	40. D
41. C	42. C	43. B	44. C	45. D	46. E	47. D	48. C	49. B	50. C
51. B	52. B	53. C	54. B	55. A	56. B	57. C	58. D	59. C	60. B
61. A	62. D	63. C	64. B	65. D	66. A	67. E	68. A	69. B	70. A
71. A	72. C	73. C	74. B	75. A	76. D	77. C	78. D	79. A	80. B
81. E	82. B	83. A	84. D	85. B	86. E	87. C	88. A	89. B	90. D
91. E	92. E	93. C	94. A	95. B	96. D	97. A	98. B	99. C	100. D

（上官丹罡　尹龙武）

附录 2019 年临床助理医师《药理学》考试大纲

单元	细目	要点
一、总论	1. 药物效应动力学	(1) 治疗作用 (2) 副作用 (3) 毒性反应 (4) 超敏反应 (5) 后遗效应
	2. 药物代谢动力学	(1) 首关消除 (2) 体液的 pH 与药物的解离度 (3) 肝肠循环 (4) 稳态血浆药物浓度 (5) 半衰期 (6) 生物利用度
二、传出神经系统药	1. 胆碱受体激动药与胆碱酯酶抑制药	(1) 毛果芸香碱的药理作用及临床应用 (2) 有机磷酸酯类的毒理及中毒解救
	2. 胆碱受体阻断药	阿托品的药理作用、临床应用及不良反应
	3. 肾上腺素受体激动药	(1) 肾上腺素药的理作用、临床应用及不良反应 (2) 多巴胺的药理作用、临床应用及不良反应 (3) 去甲肾上腺素的药理作用、临床应用及不良反应 (4) 异丙肾上腺素的药理作用、临床应用及不良反应
	4. 肾上腺素受体阻断药	(1) 酚妥拉明的药理作用、临床应用及不良反应 (2) 普萘洛尔的药理作用及不良反应 (3) 美托洛尔的药理作用、临床应用及不良反应
三、局部麻醉药	1. 局部麻醉药的共性	(1) 局部麻醉药的作用 (2) 局部麻醉药的应用方法 (3) 局部麻醉药的应用注意事项
	2. 常用药物	(1) 普鲁卡因的药理作用及临床应用 (2) 利多卡因的药理作用及临床应用

单元	细目	要点
四、中枢神经系统药	1. 镇静催眠药	(1) 地西泮的药理作用、临床应用及不良反应 (2) 艾司唑仑的药理作用、临床应用及特点
	2. 抗癫痫药	(1) 苯妥英钠的药理作用、临床应用及不良反应 (2) 卡马西平的药理作用及临床应用 (3) 丙戊酸钠的药理作用及临床应用
	3. 抗精神失常药	(1) 氯丙嗪的药理作用、临床应用及不良反应 (2) 丙米嗪的药理作用、临床应用及不良反应 (3) 氟西汀的药理作用及临床应用
	4. 镇痛药	(1) 吗啡的药理作用、临床应用及不良反应 (2) 哌替啶的药理作用、临床应用及不良反应 (3) 纳洛酮的药理作用及临床应用
	5. 解热镇痛抗炎药	(1) 解热镇痛药的抗炎、镇痛、解热作用及常见不良反应 (2) 阿司匹林的药理作用、临床应用及不良反应 (3) 布洛芬的药理作用及临床应用 (4) 对乙酰氨基酚的药理作用、临床应用及不良反应
五、心血管系统药	1. 抗高血压药	(1) 氨氯地平的药理作用及临床应用 (2) 卡托普利的药理作用及临床应用 (3) 氯沙坦的药理作用及临床应用
	2. 抗心绞痛药	(1) 硝酸甘油的药理作用及临床应用 (2) 普萘洛尔的药理作用及临床应用 (3) 硝苯地平的药理作用及临床应用
	3. 调血脂药	他汀类的药理作用、临床应用、不良反应及常用药物名称
	4. 抗心律失常药	(1) 利多卡因的药理作用及临床应用 (2) 胺碘酮的药理作用及临床应用
	5. 抗慢性心功能不全药	(1) 卡托普利的药理作用及临床应用 (2) 普萘洛尔的临床应用及注意事项 (3) 地高辛的药理作用、临床应用、不良反应与防治
六、利尿药与脱水药	1. 利尿药	(1) 呋塞米的药理作用、临床应用及不良反应 (2) 氢氯噻嗪的药理作用、临床应用及不良反应 (3) 螺内酯的药理作用、临床应用及不良反应
	2. 脱水药	甘露醇的药理作用及临床应用

单元	细目	要点
七、抗过敏药	H₁ 受体阻断药	(1) 氯苯那敏的药理作用及临床应用 (2) 氯雷他定的药理作用及临床应用
八、呼吸系统药	1. 平喘药	(1) 氨茶碱的药理作用、作用机制及临床应用 (2) 特布他林的药理作用、作用机制及临床应用 (3) 异丙托溴铵、噻托溴铵的药理作用及临床应用
	2. 镇咳药	(1) 可待因的药理作用及临床应用 (2) 右美沙芬的药理作用及临床应用
九、消化系统药	1. 抗消化性溃疡药	(1) 雷尼替丁的药理作用及临床应用 (2) 奥美拉唑的药理作用及临床应用 (3) 枸橼酸铋钾的药理作用及临床应用
	2. 增强胃肠动力药	西沙必利的药理作用及临床应用
十、子宫平滑肌收缩药	常用药物	(1) 缩宫素的药理作用、临床应用、不良反应及注意事项 (2) 麦角新碱的药理作用、临床应用、不良反应及注意事项
十一、血液和造血系统药	1. 抗贫血药	(1) 铁制剂的药理作用、临床应用、不良反应及注意事项 (2) 叶酸的药理作用及临床应用 (3) 维生素 B₁₂的药理作用及临床应用
	2. 影响凝血过程药	(1) 维生素 K 的药理作用及临床应用 (2) 凝血酶的药理作用及临床应用 (3) 肝素的药理作用及临床应用
十二、激素类药及降血糖药	1. 糖皮质激素类药	(1) 药理作用 (2) 常用药物（氢化可的松、泼尼松、地塞米松）及临床应用 (3) 不良反应
	2. 胰岛素及口服降血糖药	(1) 胰岛素的药理作用及临床应用 (2) 双胍类药物的药理作用及临床应用 (3) 磺酰脲类药物的药理作用及临床应用

续表

单元	细目	要点
十三、抗微生物药	1. 抗生素	(1) 青霉素 G 的抗菌作用、临床应用及不良反应 (2) 氨苄西林的抗菌作用及临床应用 (3) 阿莫西林的抗菌作用及临床应用 (4) 头孢噻肟的抗菌作用及临床应用 (5) 红霉素的抗菌作用及临床应用 (6) 克林霉素的抗菌作用及临床应用 (7) 庆大霉素的抗菌作用及临床应用 (8) 妥布霉素的抗菌作用及临床应用 (9) 阿米卡星的抗菌作用及临床应用 (10) 多西环素的抗菌作用及临床应用 (11) 米诺环素的抗菌作用及临床应用
	2. 人工合成抗菌药	(1) 环丙沙星的抗菌作用及临床应用 (2) 左氧氟沙星的抗菌作用及临床应用 (3) 磺胺嘧啶、磺胺甲噁唑、复方新诺明的临床应用及不良反应 (4) 甲硝唑的药理作用及临床应用
	3. 用药原则	抗菌药合理应用的基本原则
	4. 抗结核药	(1) 异烟肼的药理作用、临床应用及药物相互作用 (2) 利福平的药理作用、临床应用及药物相互作用 (3) 乙胺丁醇的药理作用及临床应用
	5. 抗真菌药	氟康唑的药理作用及临床应用
	6. 抗病毒药	(1) 利巴韦林的药理作用及临床应用 (2) 阿昔洛韦的药理作用及临床应用
十四、抗寄生虫药	1. 抗疟药	(1) 氯喹的药理作用及临床应用 (2) 青蒿素的药理作用及临床应用 (3) 伯氨喹的药理作用、临床应用及不良反应 (4) 乙胺嘧啶的药理作用及临床应用
	2. 抗肠虫药	(1) 阿苯达唑的药理作用及临床应用 (2) 噻嘧啶的药理作用及临床应用 (3) 吡喹酮的药理作用及临床应用

参考文献

［1］王开贞，于天贵. 药理学［M］.7 版. 北京：人民卫生出版社，2014.

［2］杨宝峰，陈建国. 药理学［M］.9 版. 北京：人民卫生出版社，2018.

［3］朱依谆，殷明. 药理学［M］.8 版. 北京：人民卫生出版社，2016.

［4］梁荣生，阮耀. 药理学［M］. 北京：科学出版社，2018.